HYGIÈNE

DES

GENS DU MONDE

PAR

AL. DONNÉ

DOCTEUR EN MÉDECINE, RECTEUR DE L'ACADÉMIE DE MONTPELLIER
INSPECTEUR GÉNÉRAL HONORAIRE DES ÉCOLES DE MÉDECINE
OFFICIER DE LA LÉGION D'HONNEUR, ETC.

Je fais plus de cas de la santé que de la vie.

A mon éditeur. Utilité de l'hygiène.
Hygiène des saisons.
Exercice et voyages de santé.
Eaux minérales. Bains de mer. Hydrothérapie.
La fièvre. Hygiène des poumons.
Hygiène des dents. Hygiène de l'estomac.
Hygiène des yeux.
Hygiène des femmes nerveuses.
La toilette et la mode.
* * *

PARIS

J. B. BAILLIÈRE ET FILS

LIBRAIRES DE L'ACADÉMIE IMPÉRIALE DE MÉDECINE
19, rue Hautefeuille, près le boulevard St-Germain.

Londres	Madrid	New-York
HIPPOLYTE BAILLIÈRE	C. BAILLY-BAILLIÈRE	BAILLIÈRE BROTHERS.

1870

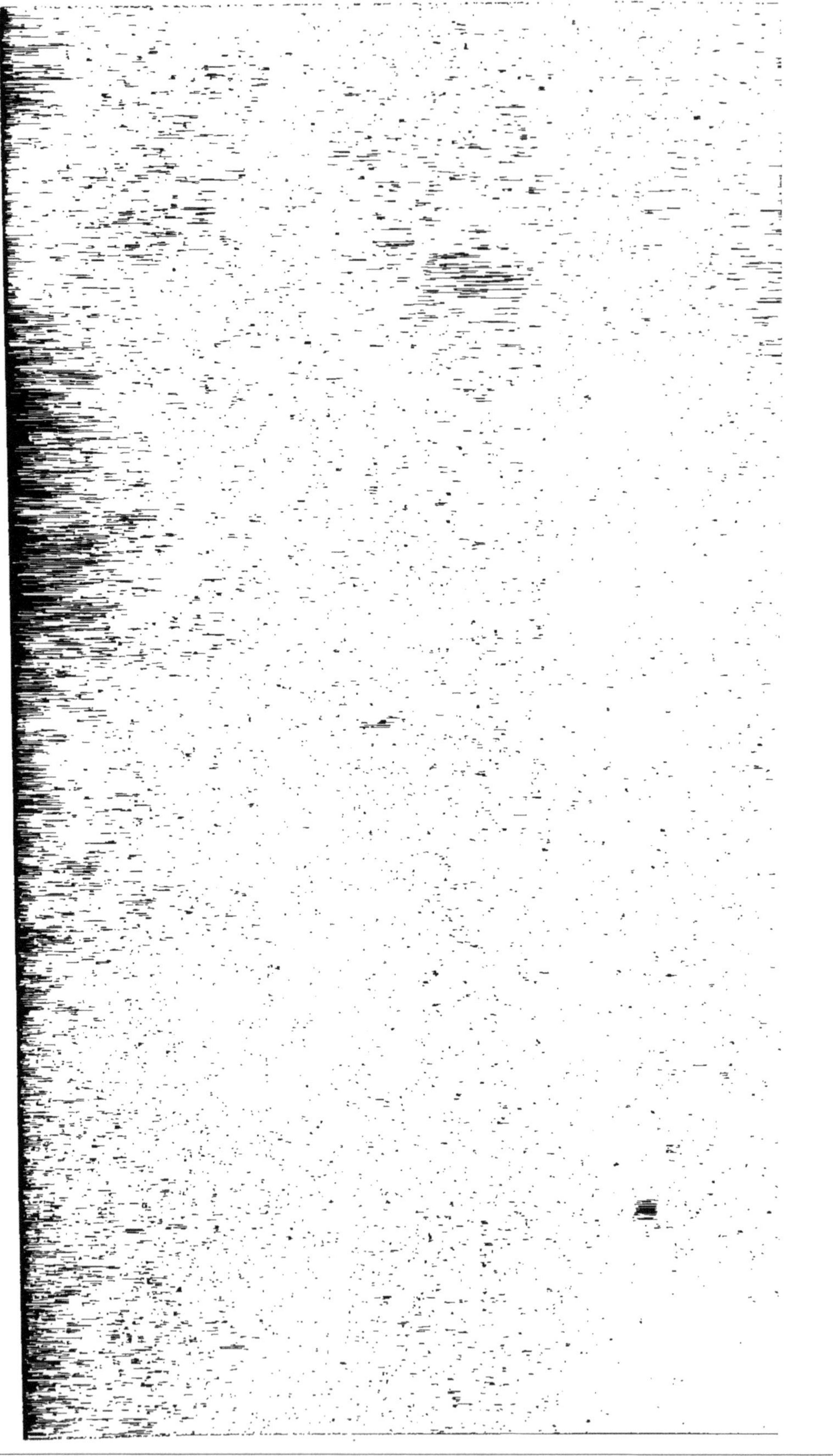

HYGIÈNE

DES

GENS DU MONDE

DU MÊME AUTEUR :

CONSEILS AUX MÈRES

Sur la manière d'élever les enfants nouveau-nés

QUATRIÈME ÉDITION, REVUE, CORRIGÉE ET AUGMENTÉE

Paris, 1869. 1 vol. in-18 jésus de 372 pages.... 3 fr.

Cours de microscopie complémentaire des études médicales : Anatomie microscopique et physiologie des fluides de l'économie. Paris, 1844. In-8 de 500 pages. 7 fr. 50

Atlas du Cours de microscopie, exécuté d'après nature au microscope-daguerréotype, par A. DONNÉ et LÉON FOUCAULT. Paris, 1846. In-folio de 20 planches, contenant 80 figures gravées avec le plus grand soin, avec un texte descriptif. 30 fr.

CORBEIL, typ. et stér. de CRÉTÉ FILS.

HYGIÈNE

DES

GENS DU MONDE

PAR

AL. DONNÉ

DOCTEUR EN MÉDECINE, RECTEUR DE L'ACADÉMIE DE MONTPELLIER
INSPECTEUR GÉNÉRAL HONORAIRE DES ÉCOLES DE MÉDECINE
OFFICIER DE LA LÉGION D'HONNEUR, ETC.

Je fais plus de cas de la santé que de la vie.

A mon éditeur. Utilité de l'hygiène.
Hygiène des saisons.
Exercice et voyages de santé.
Eaux minérales. Bains de mer. Hydrothérapie.
La fièvre. Hygiène des poumons.
Hygiène des dents. Hygiène de l'estomac.
Hygiène des yeux.
Hygiène des femmes nerveuses.
La toilette et la mode.
* * *

PARIS

J. B. BAILLIÈRE ET FILS

LIBRAIRES DE L'ACADÉMIE IMPÉRIALE DE MÉDECINE

19, rue Hautefeuille, près le boulevard St-Germain.

Londres	Madrid	New-York
Hippolyte Baillière	C. Bailly-Baillière	Baillière Brothers

1870

A MON ÉDITEUR

Depuis longtemps, mon cher Monsieur Henri, vous me demandiez un *Traité d'hygiène pour les gens du monde ;* cette demande était flatteuse et tentante.

D'une part, je sais combien le sentiment qu'avait votre père de ce qui pouvait être utile, a passé en vous, et combien vous avez hérité de son discernement ; vous le consultez au reste toujours, car la retraite où il se repose de son honorable et laborieuse carrière n'a pas émoussé la sûreté de son jugement.

D'un autre côté, en vous adressant à moi, vous me donniez un témoignage de confiance auquel j'étais fort sensible, votre appréciation étant de celles que je mets au premier rang, en raison de votre grande expérience et du tact avec lequel vous jugez les œuvres de l'esprit.

Vous pensiez qu'ayant été chargé pendant tant d'années d'initier les personnes du monde aux découvertes et aux progrès des sciences, je saurais traduire en langue vulgaire les principes de la médecine propres à servir de code aux hommes de loisir et d'intelligence pour diriger leur santé. Vous étiez d'avis qu'il était temps de faire un livre d'Hygiène pour les classes aisées de la société, pour celles qui ont le loisir de songer aux infirmités à venir, au soulagement des indispositions présentes.

Prêcher les soins et les bons régimes à ceux qui sont avant tout préoccupés des moyens de vivre, n'est-ce pas, en effet, une œuvre dérisoire? pour les déshérités de la fortune, quand on a recommandé la modération en toute chose, il ne reste que l'hygiène publique ou administrative, et Dieu merci, on est en bonne voie sous ce rapport; la médecine fait chaque jour des conquêtes qui se traduisent par l'amélioration de la santé générale et par l'allongement de la vie moyenne.

C'est donc aux gens du monde qu'il convient de donner des conseils, mais sous quelle forme les leur présenter?

Est-ce un traité méthodique et complet d'hygiène qu'il fallait composer pour eux? J'aurais eu peur de n'avoir pas grand succès par cette méthode. Chacun voulant trouver dans cette espèce de guide ce qui se rapporte à son état, à son âge, à sa disposition, à quoi bon prendre l'homme à sa naissance, le suivre dans son développement jusqu'à sa fin, et que voulez-vous que fasse de tout ce qui a trait à la direction des enfants, par exemple, l'homme du monde qui se sent fatigué, qui voit venir les infirmités et qui voudrait autant que possible les prévenir ou soulager une incommodité actuelle? Il y a lieu de craindre aussi qu'un traité proprement dit ne lui tombât bien vite des mains, faute par lui de pouvoir s'intéresser aux conséquences des excès de l'ivrognerie ou de toute autre passion dégradante.

Tout homme éclairé sait bien qu'il faut de la modération en tout, que l'abus de la table, des veillées, des plaisirs de toute sorte ou du travail de tête est nuisible ; ce qu'il faut lui apprendre, c'est comment il peut réparer les suites de ces abus, remédier au mal qu'il s'est fait, remettre sa santé en équilibre ou la fortifier quand elle est naturellement délicate et prédisposée à quelque infirmité précoce, employer des moyens auxquels il doit avoir recours.

Voyez les traités dogmatiques d'hygiène : la plupart des chapitres ne sont applicables ni aux riches, ni aux pauvres, ni aux hommes de loisir, ni aux travailleurs; tout ce qui tient aux métiers proprement dits n'intéresse pas directement les premiers, et ce qui touche ceux-ci n'est pas applicable aux ouvriers ; pour ces derniers, l'hygiène publique seule peut leur venir en aide ; aussi ne lit-on pas beaucoup dans le monde les ouvrages consacrés exclusivement à l'hygiène ; ils sont ou trop scientifiques, et plutôt faits pour les médecins que pour les ignorants, ou bien ils embrassent un point de vue trop général et ne conviennent qu'aux administrateurs.

Il n'en est pas de même des traités spéciaux, de ceux par exemple qui ont pour but la manière d'élever les enfants, de se diriger dans telle ou telle profession spéciale, comme la *Physiologie et Hygiène des hommes livrés aux travaux de l'esprit*, de Réveillé-Parise ; ceux-ci sont en faveur, et avec raison.

Il faut quelque chose de restreint d'une part, de très-peu scientifique et de général de l'autre, c'est-à-dire un livre dans lequel chacun puisse trouver quelque bon conseil pour les états de malaise ou d'infirmité les plus répandus.

Voilà, mon cher Monsieur Henri, ce qui m'a déterminé à suivre le plan que je vous ai proposé et que vous avez adopté.

Et puis, faut-il vous l'avouer, je me sens incapable de faire un traité complet d'hygiène ou de quoi que ce soit. Je ne sais parler que de ce que je connais par ma propre expérience. Je ne suis ni un érudit, ni un compilateur. Impossible à moi de faire un livre avec des livres, et je ne suis pas assez savant pour traiter à fond une branche quelconque des sciences. Il faut me borner à ce que j'ai pu expérimenter, éprouver ou observer par moi-même ; c'est pourquoi je n'entreprends de donner aux gens du monde que des conseils dont j'ai pu apprécier la justesse.

Je ne touche donc que quelques points, laissant à d'autres le soin de remplir le cadre entier de l'hygiène, ou de composer un tableau de tous les faits relatifs à cette science. Je m'attache surtout aux prescriptions qui conviennent au plus grand nombre des personnes du monde en état de les suivre, et applicables aux infirmités et aux dérangements les plus communs de la santé.

Et maintenant, quelle forme adopter pour mettre ces prescriptions à la portée des lecteurs éclairés, pour les intéresser et pour leur rendre la lecture de mon livre à la fois utile et agréable ?

Après réflexion, je suis revenu à l'idée que vous m'avez suggérée et que j'avais jusqu'ici repoussée.

J'ai publié dans le *Journal des Débats* une série d'articles sur des questions d'hygiène accessibles aux gens du monde. A mesure que les sujets se présentaient à moi ou que j'avais l'occasion d'appliquer mes principes à des personnes souffrantes, j'ai consigné les moyens que j'avais employés et les résultats obtenus dans des récits auxquels je donnais une forme pittoresque, afin de les faire accueillir par la classe à laquelle je m'adressais.

Vous m'aviez souvent proposé de recueillir mes articles et d'en faire un de ces livres si fort à la mode aujourd'hui, qu'on lit en chemin de fer, au coin du feu ou à la campagne, comme objet de distraction en même temps que d'instruction. Je ne suis guère partisan de ces compositions formées d'articles détachés, sur des objets divers, n'ayant souvent aucun lien entre eux et destinées primitivement à la lecture éphémère d'un journal. A moins d'être un penseur et un écrivain de premier ordre, un Sainte-Beuve ou un Sacy, un Saint-Marc Girardin ou un Cuvillier-Fleury, un Taine ou un Théophile Gautier, ces collections n'offrent qu'un léger bagage peu digne de la gravité d'un livre. Or, je suis loin de me mettre au rang de ces écrivains distingués, et je ne prétendrais pas à une durée sérieuse pour mon œuvre, si elle était purement littéraire; j'espère qu'elle se sauvera par le côté scientifique et pratique.

Enfin vous l'avez voulu, vous m'avez encouragé, flatté, et j'ai cédé.

Je commence par un exposé des principes généraux de l'*hygiène suivant les différentes saisons de l'année.*

Vient ensuite, sous le titre de *Exercice et voyages de santé*, le tableau des excursions que j'ai entreprises dans l'intérêt de quelques malades, afin de montrer les ressources qu'on peut tirer, au point de vue de la santé, des voyages exécutés dans de bonnes conditions; car les voyages sont la principale base de mon hygiène, celle sur laquelle je m'appuie surtout pour raffermir les constitutions ébranlées par la vie du monde. La plupart des affections que j'avais à traiter ou que je voulais soulager, se rattachaient à cette catégorie de maladies ou de prédispositions dont les déplacements et les voyages sont le principal remède.

Les principaux chapitres qui suivent, et dont une bonne partie est entièrement inédite, ont pour objet les *eaux minérales*, les *bains de mer*, l'*hydrothérapie*, la *fièvre*, l'*hygiène des poumons, de l'estomac, des yeux*, l'*hygiène des femmes nerveuses*, la *toilette et la mode;* un dernier fragment a dû être écrit en latin.

J'ai tâché de relier tous ces entretiens familiers et surtout de les compléter par la discussion de quelques points de doctrine controversés.

Puis je vous livre le tout, vous laissant la responsabilité de l'œuvre dans laquelle vous m'avez engagé et aidé de vos bons conseils.

Montpellier, 31 juillet 1869.

Dr AL. D.

TABLE DES MATIÈRES

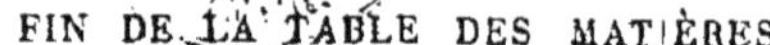

FIN DE LA TABLE DES MATIÈRES

HYGIÈNE

DES GENS DU MONDE

INTRODUCTION

On a mis quelquefois en doute l'utilité de la médecine ; on s'est demandé si, compensation faite entre le bien et le mal, l'humanité, en somme, ne gagnerait pas à être délivrée de cet art problématique, difficile à exercer, sujet à l'erreur, souvent entraîné dans une fausse voie, et s'il n'y aurait pas bénéfice pour le genre humain à être abandonné aux seules ressources de la nature ?

Mais si l'utilité de la médecine proprement dite à pu être contestée, il n'en est pas de même de ces principes et de ces règles dictées par l'expérience, ayant pour but la conservation de la santé, et constituant ce qu'on appelle l'*hygiène*. Les bases de cette science sont admises, ses prescriptions sont respectées. Or, on serait ingrat envers la médecine, si on ne se souvenait pas que non-seulement l'hygiène est une de ses branches les plus importantes, mais que les préceptes hygiéniques les mieux établis et les plus répandus, que toutes ces notions vulgaires qui dirigent les hommes sensés dans la conduite de leur vie, dans les soins de leur santé, qui font de la mère le premier médecin de son enfant ; que toutes les améliorations qui ont assaini les conditions de la vie et prolongé la moyenne de l'existence humaine chez les nations civilisées, sont en définitive des conquêtes de la médecine, le meilleur fruit de ses acquisitions, le résumé le plus précieux de ses découvertes, mis à la portée et à la disposition du public.

Telle pratique généralement adoptée aujourd'hui et qui paraît bien simple, comme d'observer la diète et de garder le repos, de se tenir chaudement quand on se sent du malaise et de la faiblesse, de ne pas chercher à relever les forces par de la nourriture prise intempestivement, est le résultat de l'observation la plus attentive des phénomènes de la vie, des lois de la physiologie, et cette notion vulgaire a été pendant longtemps une notion scientifique du domaine des savants de profession ; les populations ignorantes des campagnes sont encore loin de la connaître et de la suivre.

Il en sera un jour de même du précepte plus hardi

qui prescrit la saignée comme le plus sûr remède d'une hémorragie foudroyante.

Nous ne dissimulons donc pas l'importance de l'œuvre que nous présentons au public sous une forme en apparence légère : entreprendre de populariser les vrais principes et les saines doctrines de l'hygiène, de donner sous forme d'axiomes ou de récits les préceptes les plus sûrs pour diriger la santé et pour éviter les maladies, c'est exprimer la quintessence de la science médicale pour la mettre à la disposition du public.

Ce n'est pas une collection de recettes qu'il s'agit de donner ici, c'est le résumé le plus concret de la médecine, le résultat le plus clair et le plus pratique de l'observation, la philosophie même de la science.

Si je voulais attaquer la médecine, ce ne serait pas, à l'exemple des critiques auxquels je faisais allusion plus haut, en prenant à partie ses inconvénients au point de vue physique ; je lui reprocherais d'amollir les âmes, par les soins trop minutieux qu'elle impose et par les craintes qu'elle inspire. Je ne sais, en vérité, ce que deviendront les générations futures, si on continue à les affaiblir dans leur source, par l'excès de soins et de précautions dont on environne l'enfance ! Heureusement nous avons, pour nous retremper, les classes ignorantes et livrées aux rudes travaux, car il n'y aura bientôt plus que les *enfants mal élevés* capables de devenir des hommes.

Nous prévenons le lecteur que les principes d'hygiène que nous exposerons ne seront pas inspirés par une philosophie timide et craintive à l'excès ; nous avouons même que la vie ne nous semble pas valoir toutes les précautions qu'une médecine méticuleuse et timorée pourrait en prendre ; d'ailleurs nous sommes persuadé qu'un excès de précautions et de soins tourne précisément contre le but qu'on se propose, et qu'en détruisant, chez les enfants surtout, par trop de délicatesses et de recherches, l'équilibre entre les différents systèmes, on exalte le système nerveux aux dépens de l'ordre général, et que l'on crée la source la plus abondante d'infirmités et quelquefois de maladies incurables. On tourne dans un cercle vicieux, quand on oublie que, pour éviter le mal, il faut surtout fortifier le corps contre les causes du mal ; et comme nous ne sommes pas seulement matière, il n'est pas moins nécessaire de fortifier l'esprit contre les terreurs de la maladie (1).

Un enfant auquel on apprend à s'occuper de lui-même est à jamais compromis, quant à la bonne hygiène et à l'équilibre de la santé ; et c'est ce que l'on

(1) Voy. Feuchtersleben, *Hygiène de l'âme*, trad. de l'allemand. 2e édition. Paris, 1860.

fait tous les jours en demandant aux enfants, sans nécessité, s'ils n'ont pas mal ici ou là, en les regardant, comme on dit, dans le blanc des yeux ; on ne sait pas tout le mal qu'on produit, tout le ravage qu'on détermine par ces témoignages d'intérêt et de tendresse mal entendue.

HYGIÈNE DES SAISONS

HIVER

Décembre. — Janvier. — Février.

Hippocrate (1) a dit : « Les maladies accrues par l'hiver cessent en été, accrues par l'été cessent en hiver.

« Les maladies engendrées au printemps, on en attendra la solution à l'automne ; les maladies automnales, le printemps en amènera forcément la guérison. »

L'hiver, au point de vue hygiénique, comprend, dans notre climat de France, les mois de décembre, janvier et février.

L'hiver est mauvais pour les faibles, bon pour les forts, fatal aux vieillards, favorable aux jeunes gens.

Moins de maladies, plus de mortalité qu'aux autres époques de l'année.

Les dispositions morbides et les maladies de l'hiver sont de l'ordre inflammatoire (2).

(1) Hippocrate, *Œuvres complètes*, trad. Littré, Paris, 1849, t. VI, p. 51.

(2) Ribes, *Traité d'hygiène thérapeutique*. Paris, 1860, p. 217.

C'est la saison des rhumes et des affections de poitrine, des catarrhes et des rhumatismes, surtout si l'hiver est humide. La peau, crispée par le froid, remplit mal ses fonctions ; les membranes muqueuses du nez, de la gorge, des bronches et de la vessie s'entreprennent facilement ; de là les précautions hygiéniques que doivent prendre les personnes délicates, affaiblies par l'âge ou par les maladies, et les convalescents. Les personnes fortes et bien portantes peuvent seules avec avantage braver les rigueurs de cette saison. Pour celles-ci, trop de précaution est nuisible et ne sert qu'à développer une susceptibilité contraire à l'équilibre des fonctions et à la résistance des organes.

« L'hiver est favorable au traitement des états morbides que l'automne et l'été ont laissés après eux, tels que : les névroses et les affections spasmodiques avec atonie ; les maladies muqueuses, les scrofules, les fièvres intermittentes rebelles. — Il est contraire aux maladies inflammatoires, surtout aux maladies fluxionnaires qui aboutissent aux poumons. » (Ribes.)

Pour les délicats et les faibles, les précautions sont diverses, suivant les conditions de fortune et de position sociale ; tous ne peuvent malheureusement pas prendre de leur santé les soins qu'elle exigerait. Que servirait de dire à un pauvre portier de Paris :

« Mon ami, vous êtes sujet aux rhumatismes, le froid humide vous est contraire, le rez-de-chaussée ne vous convient pas ; il faut habiter un étage élevé, sec et exposé au soleil? » Ou bien à une pauvre ouvrière gagnant quinze sous par jour à broder ou à coudre des gants et logeant dans une mansarde au sixième : « Mon enfant, vous avez des palpitations, votre haleine est courte, il ne faut pas monter; logez-vous au premier et promenez-vous doucement au soleil du Luxembourg ou des Tuileries? »

Voilà, parmi tant d'autres, les grands écueils de la médecine, bien plus que l'insuffisance de la science, ou l'inefficacité des remèdes que l'on entend chaque jour reprocher aux médecins.

A la vérité, il y a des compensations ; si les pauvres souffrent trop souvent par défaut de soins et de confortable, les riches souffrent peut-être davantage par les excès de précautions qui les débilitent et les énervent.

Mais enfin, quoique nos conseils ne semblent pouvoir s'adresser qu'aux heureux en état d'en profiter, nous espérons les rendre utiles aux plus médiocres fortunes, et nous ferons en sorte que chacun y puisse prendre la part qui lui convient.

A ceux que rien ne retient et ne rive à une existence fatale, qui n'ont à calculer ni avec la fortune, ni avec les obligations d'un état, ni avec les devoirs d'une fonction, ni avec les obstacles d'une nombreuse famille, qui peuvent se placer dans les conditions les plus favorables à leur constitution et à leur santé, nous dirons d'abord : « Avez-vous la poitrine délicate, la gorge susceptible, la vessie malade ? êtes-vous envahi par les douleurs rhumatismales, épuisé ou convalescent? avez-vous enfin, par une cause ou par une autre, tout juste le degré de force nécessaire pour entretenir votre vie pendant les douces saisons où le corps n'a pas à lutter contre les intempéries ? c'est le cas de fuir le Nord, le séjour des grandes villes et les brouillards pendant la mauvaise saison, et d'aller demander aux régions tempérées, des conditions d'existence plus faciles et plus saines. »

Mais où aller, à quel climat, à quel pays donner la préférence?

Si l'on ne veut pas quitter le continent, Montpellier, malgré les imperfections de son climat, avec les ressources de son illustre Faculté et les agréments d'une ville élégante et lettrée, pourvue de bons hôtels, est ce qu'il y a de mieux en France. Perpignan, Hyères, Cannes ont des sites doux et agréables, favorables aux poitrines menacées et aux valétudinaires.

Les îles de la Méditerranée, la Corse, Ajaccio surtout, abrité, au fond de son beau golfe, des vents du nord et de l'Italie, et, mieux encore, Alger avec sa vie pittoresque et animée, son délicieux Sahel, seraient préférables, et enfin l'Égypte, avec laquelle nous nous mettons en communication chaque jour davantage et qui n'est plus un voyage capable d'effrayer les imaginations. Nul doute que, grâce aux chemins de fer et aux bateaux à vapeur, de nouvelles localités médicales, propres à toutes les constitutions, en harmonie avec les différents tempéraments, ne soient mises commodément un jour à la disposition de toutes les santés délabrées. Et en partant de ce principe que, pour les maladies chroniques, le meilleur et le plus puissant agent curatif est un milieu approprié au genre d'infirmité dont on est affecté, on verra bientôt les différents climats du monde civilisé faire échange de leurs malades : le Midi envoyer au Nord les constitutions bilieuses, fatiguées des ardeurs du soleil, les foies engorgés, les estomacs et les intestins frappés d'atonie, les systèmes nerveux imprégnés de principes fiévreux, ébranlés par des secousses répétées d'accès intermittents, pour donner lui-même asile aux poitrines délicates, aux muqueuses impressionnables, aux constitutions lymphatiques ; et de cet échange résultera le plus précieux concours, l'aide la plus efficace pour les méthodes et les remèdes de la médecine ordinaire. Il n'y aurait pour ainsi dire plus de maladies chroniques, si chacun pouvait être placé et vivre dans le milieu le plus convenable à son tempérament. Les Anglais, épuisés par un long séjour dans l'Inde, au milieu de la chaleur étouffante et humide de Bombay et de Calcutta, ne sont-ils pas à moitié guéris, dès qu'ils rentrent en Europe ? ne voient-ils pas leurs fonctions digestives inertes reprendre leur activité, leurs foies hypertrophiés revenir à leur proportion normale sous la tonique influence d'un climat plus froid et plus sec, aidée de l'action de quelques eaux minérales telles que celles de Carlsbad ou de Vichy ?

Laënnec dit que : « de tous les moyens tentés jusqu'ici contre la phthisie, il n'en est pas qui ait été plus souvent suivi de la suspension, ou même de la cessation totale de cette affection, que le changement de pays ou de lieu. » Mais c'est surtout dans la jeunesse et dans l'enfance que le changement de climat peut produire le plus merveilleux résultat. Malheureusement on s'y prend trop tard et on attend qu'une maladie grave, ayant mis les jours en danger, force à quitter l'atmosphère où de pauvres êtres débiles voués par leur naissance à la phthisie, ne peuvent plus vivre. Mais alors il n'est plus temps, les organes sont envahis par le principe destructeur, des ravages sont produits, trop profonds pour être réparés ; un climat plus doux peut tout au plus prolonger la vie, il ne peut plus guérir et rendre la santé.

C'est avant toute explosion du mal, avant l'éclosion du germe fatal qu'il faut fuir les régions inhospitalières pour s'établir, non pendant une saison, mais pendant des années, dans un climat favorable, jusqu'à ce que l'âge et la constitution développée, modifiée, fortifiée, aient pris le dessus. Ces expatriations sont, il est vrai, pénibles et difficiles, bien peu de membres privilégiés de la famille humaine en ont la liberté et les moyens ; mais, même parmi ces heureux, libres de tout souci de fortune et de temps, uniquement préoccupés de la conservation de leurs enfants, combien peu prennent résolûment ce parti, le seul propre à sauver des êtres chers et menacés ! On agit, à cet égard, comme pour les consultations dans les maladies aiguës et graves ; on y a recours plutôt comme à une consolation *in extremis*, et pour n'avoir rien à se reprocher, que comme à un moyen réellement efficace.

Mais aussi combien peu de médecins ont le courage de dire aux familles dont ils ont la confiance, longtemps d'avance, avant qu'aucun symptôme du mal redouté se soit manifesté, au milieu même des apparences de la plus brillante santé : « Votre enfant est né d'un père ou d'une mère phthisique, » ou bien : « Il a perdu un frère ou une sœur de cette maladie, vous voulez et vous pouvez tout faire pour l'élever et le conserver ; eh bien, il faut, pendant qu'il se porte bien, qu'il est en pleine santé, l'éloigner de Paris ou même de la France, le confiner dans une région plus douce, sous un ciel plus chaud, l'élever au soleil, sur les bords de la mer, l'y laisser croître et s'y fortifier pendant dix ans, et ne lui permettre de revoir son pays que lorsqu'il aura modifié son tempérament, renouvelé pour ainsi dire sa constitution, expulsé le germe du mal. »

Et pourtant voilà comment il faudrait se comporter pour obtenir le bénéfice d'un changement de climat, et non attendre que la mort circule déjà dans les veines.

Il faudrait tenir ce langage, non-seulement aux familles riches décimées ou menacées par la phthisie, mais aux parents des enfants lymphatiques, scrofuleux, étiolés. Combien de pères et de mères, favorisés de la fortune, ayant des loisirs, ayant un nom à transmettre, accepteraient ces conditions, se résigneraient, courraient même avec joie au sacrifice, si on le leur proposait avec cette fermeté et cette confiance ! Combien seraient heureux d'acheter à ce prix la vie et la santé d'êtres chéris, voués à une mort presque certaine ou à une vie languissante, prête à s'éteindre dans une postérité dégénérée (1) !

Aux gens de fortune médiocre et aux pauvres, au grand nombre enfin que les nécessités ou les devoirs de leur condition enchaînent au lieu où ils vivent, comme la chèvre broutant l'herbe autour du pieu où elle est attachée, je dirai :

« Garantissez-vous le mieux que vous pourrez des atteintes du froid et de l'humidité, mais sans exagérer les précautions. Ne vous constituez pas ma-

(1) Ayant la prétention de ne consigner dans ce livre que des résultats acquis, confirmés, ce n'est pas le lieu de discuter les principes que j'avance. S'il s'agissait de donner des preuves, je pourrais citer l'exemple d'enfants pauvres, nés dans les vallées des Basses-Alpes, lymphatiques, probablement tuberculeux, que j'ai vus revenir à la santé, à la force, à un sang pur et généreux, par deux ans d'existence sur les bords de la Méditerranée, ayant pour berceau le sable brûlant de la plage et respirant à pleins poumons l'air vivifiant et salin de cette chaude atmosphère. Le botaniste Aublet, dit Alibert, après avoir usé inutilement, pour guérir l'affection œdémateuse générale dont il était atteint, de toutes les ressources médicales que lui offrait Paris, alla en Provence, s'y exposa sur le sable brûlant aux rayons du soleil ; sous peu, non-seulement l'infiltration considérable dont il était atteint disparut, mais même ses organes, reprenant leur tonicité, acquirent cette sèche mais heureuse vigueur qui caractérise quelques habitants des tropiques, à tel point qu'il était méconnaissable.

« On rencontre peu de scrofuleux aux bords de la mer ; les malades trouvent sur le littoral de la Méditerranée la réunion de toutes les bonnes influences thérapeutiques. » (Ribes.)

lade, si vous n'êtes que délicat. Ne vous enfermez pas avec trop de soin, ne vous privez ni d'air ni d'exercice. Portez de la flanelle, mais ne couchez pas dans des chambres trop échauffées, épuisées d'air respirable par une habitation trop prolongée pendant la journée et pendant la nuit. Couchez dans une chambre fraîche et sans feu, si vous disposez d'un appartement suffisamment étendu. On ne saurait croire combien de nuits agitées et sans sommeil sont dues à un air étouffé et non renouvelé ! »

Aux vieillards je recommanderai la prudence. Combien sont frappés pour n'avoir pas écouté leur âge et s'être comportés en jeunes gens ! pour s'être exposés au vent et au froid sous une porte cochère, afin d'éviter une averse, par une économie mal entendue, au lieu de prendre une voiture et de rentrer chez eux !

Qu'ils n'oublient pas ce mot d'un homme d'esprit : *On ne meurt que de bêtise.*

Fortifiez vos enfants par l'exercice en plein air, malgré la rigueur de la saison. Si vous n'avez pas de raison particulière de craindre pour leur poitrine, ne redoutez pas à l'excès un léger rhume, moins fâcheux que l'étiolement, que la susceptibilité résultant d'une vie molle et dorlotée. Que les plus jeunes, que les enfants à la mamelle aillent tous les jours respirer l'air au dehors, au moment le plus propice : l'air est le meilleur calmant pour les petits enfants, à moins de maladie ou d'indisposition ; il n'y a pas six jours dans l'année où ils doivent, à cause du mauvais temps, être absolument privés de leur promenade et retenus à la chambre.

Aux femmes jeunes et languissantes, redoutez un repos prolongé, qui vous enlève le peu de force dont vous jouissez et vous rend impressionnables, comme une sensitive. On abuse beaucoup, depuis quelque temps, de la chaise longue ; ne vous y abandonnez pas sans nécessité absolue. Trois mois de ce régime sont pires qu'une maladie réelle, on s'en relève plus appauvrie que d'une fluxion de poitrine. Ne faites pas une maladie d'une simple incommodité ; mieux vaut braver un peu le mal que d'y céder toujours.

Si vous avez un léger mal de gorge, un enrouement, un rhume un peu prolongé, buvez un verre d'Eau-Bonne le matin, coupée d'un peu de lait et sucrée avec une cuillerée de sirop de gomme ou de violette ; faites usage d'un calmant, tel que le sirop de Clerambourg ; mais n'enrayez pas votre existence pour si peu de chose.

Combattez la faiblesse de l'estomac et des digestions, ranimez la circulation, rendez de l'énergie à votre sang par l'usage de l'eau ferrée ou par quelques prises de sous-carbonate de fer, surtout à la suite de vos époques qui vous épuisent.

Aux maris, n'interdisez pas à vos femmes les distractions et les plaisirs du monde, sous prétexte de leur santé ; la danse est pour beaucoup de femmes ce que sont la chasse et l'équitation pour les hommes ; c'est leur véritable exercice.

Surtout donnez-leur, autant qu'il est en vous, la satisfaction de l'esprit et du cœur. Combien de maladies n'ont d'autre origine que les troubles de l'âme, les agitations de la pensée et les mécomptes du sentiment ! Le bonheur et la paix dans le ménage sont les meilleures conditions de la santé, comme ils aident à supporter les épreuves de la vie.

Le baron Louis disait aux ministres, ses collègues : « Faites-moi de bonne politique et je vous ferai de bonnes finances. » De combien de malades et surtout de femmes ne pourrait-on pas dire : « Donnez-leur le contentement de l'esprit et du cœur, et vous leur donnerez la santé. »

A tous, prenez garde aux habitudes contraires aux lois spéciales de votre organisation et de votre tempérament ; étudiez-vous avec un peu d'intelligence sous ce rapport, et ne persévérez pas dans un régime en opposition avec votre nature. Certains ébranlements du système nerveux, certaines affections chroniques même ne sont dues qu'à un régime alimentaire mal entendu, qu'à l'usage de substances antipathiques à l'organisation, malgré le goût apparent, propres à entretenir la chaleur du sang et l'irritation du système nerveux. J'ai vu le café, adopté par une préférence que l'on croyait instinctive, déterminer la goutte, l'irritation des reins et de la vessie, ou d'autres états morbides que l'on faisait cesser dès que l'on renonçait à son usage. Le vin a le même effet sur *certains* tempéraments chez lesquels l'eau en abondance rétablit l'équilibre et l'intégrité des fonctions ; l'eau est bonne surtout le matin, les pléthoriques feraient bien de ne boire que de l'eau à déjeuner.

Ce n'est pas à dire que le vin et le café ne soient d'excellents aliments pour le plus grand nombre ; mais il y a ce que l'on nomme en médecine des *idiosyncrasies*, c'est-à-dire des dispositions paticulières auxquelles il faut obéir. J'ai connu une personne bien portante pour laquelle toute espèce de fromage était un véritable poison.

Je le répète, car cette vérité n'est pas assez connue, certains états maladifs ne sont entretenus que par un régime alimentaire ou un régime de vie, en général, non approprié aux dispositions individuelles.

De tous les écarts de régime, les plus dangereux, sans exception, sont les excès de table, surtout quand on y fait abus de vins et de liqueurs. La satiété ou l'impuissance mettent plus promptement une limite aux autres excès; la table, comme on l'a dit, est le plaisir qui se renouvelle le plus souvent et qui dure le plus longtemps. Autant ce plaisir est légitime, favorable même au bien-être et à l'expansion des organes, agréable quand il est pris avec modération, esprit et délicatesse, autant il peut être fatal quand on s'y livre au delà des limites des forces et de la raison. Bien des gens ne se sont pas relevés d'un seul excès de table poussé outre mesure.

Si vous êtes disposé à engraisser, levez-vous de bonne heure et prenez de l'exercice ; fatiguez-vous, même à jeun ; les personnes maigres agiront en sens inverse. Plusieurs feront bien de renoncer au café, non parce qu'il leur est contraire, mais uniquement dans le but de ne pas augmenter leur embonpoint. Ce n'est pas que le café soit par lui-même un aliment excessivement nutritif, mais, favorisant éminemment la digestion et l'absorption, il opère l'assimilation complète des autres substances alimentaires. Certaines personnes engraissent à volonté ou se maintiennent dans leur état moyen, suivant qu'elles font usage ou qu'elles s'abstiennent de café noir. Il peut produire chez d'autres un effet contraire par l'excès d'excitation qu'il entretient.

La théorie de l'inflammation et le système Broussais ont eu une immense influence sur la manière de vivre en général et sur le régime alimentaire en particulier ; on peut dire que l'art culinaire et les habitudes de la table ont été notablement modifiés.

Si ce système a du bon, en inspirant une certaine modération dans l'usage des excitants, il a été poussé à l'excès et a introduit des précautions, de véritables superstitions qui ne sont pas sans inconvénient pour la santé et la vigueur des constitutions.

On redoute les irritants au point de proscrire toute espèce de condiment un peu relevé dans les aliments ; le poivre a disparu d'un grand nombre de tables, et c'est à peine si le sel se fait sentir.

Le monde se fait une idée si fausse de la structure des organes et de leurs fonctions, qu'il frémit à l'idée d'introduire dans l'estomac une substance âcre et brûlante comme le poivre ; un seul grain de cette substance sur les parois de cet organe lui semble un poison. Il ne sait pas qu'au moindre contact d'un agent irritant, toutes nos membranes intérieures (muqueuses) ont la merveilleuse propriété de sécréter une liqueur visqueuse qui enveloppe cette substance, la rend pour ainsi dire inerte ou du moins inoffensive pour les parois de l'organe.

Ce ne sont donc pas les substances solides, contenant un principe excitant mais non corrosif qui sont à craindre ; l'effet tout local en est éphémère et neutralisé, ou plutôt c'est un stimulant utile aux organes paresseux. Les véritables poisons de l'économie, ce sont ces liqueurs de feu promptement absorbées, qui se mêlent directement au sang et vont avec lui frapper tous les organes, le cerveau, le cœur, etc., c'est ce qui rend si funestes les spiritueux, l'absinthe et les autres alcooliques.

Mais, qu'on le sache bien, la cuisine fade est mauvaise à l'estomac ; les organes digestifs ont besoin de stimulants, faute desquels ils tombent dans l'atonie ; de là tant d'estomacs délabrés. Mieux vaut terminer un repas par un morceau de fromage que par une sucrerie fade et une crème légère. Ce qu'il faut éviter bien plus que les excitants, c'est de mettre une digestion sur une autre, de ne pas laisser à l'estomac le temps d'opérer cette grande fonction sans trouble et de se reposer ensuite. On croit qu'on peut impunément manger une chose légère, une friandise, dans l'intervalle des repas, avant que la digestion en soit bien faite ; c'est une erreur. Ce n'est pas la quantité d'aliments qui fait le mal en pareil cas, c'est la fatigue qu'apporte à l'estomac, au milieu de l'importante opération qu'il accomplit, le travail d'une autre digestion, même de choses légères ; on le dérange inutilement, si c'est pour peu de chose, et ce dérangement est aussi nuisible que s'il s'agissait d'un aliment plus substantiel ; cette règle est essentielle surtout pour les enfants, et pour les hommes après un copieux repas.

PRINTEMPS

Mars. — Avril. — Mai.

Le printemps est plus perfide que l'hiver.

C'est en tout pays la saison des brusques variations de température. On passe rapidement du froid au chaud, du sec à l'humide, d'une atmosphère calme et tiède au vent et à l'aigre réciproquement.

Tout l'organisme se ressent du travail de la nature ; le corps vivant est impressionnable, disposé aux réactions, aux surprises au milieu de ces changements rapides qui font passer dans une même journée par tous les climats, depuis le tempéré jusqu'à l'excessif. Il faut redoubler de précaution pour s'en garantir.

« Le printemps rend aiguës les maladies chroniques avec irritation fluxionnaire; c'est pour cela qu'il contrarie le traitement de la phthisie pulmonaire. » (Ribes.)

Il semble que les germes de maladies qui sommeillent sont prêts à se réveiller comme les germes des plantes; c'est, comme toutes les époques de renouvellement, le mauvais temps des phthisiques, des rhumatisants, des constitutions nerveuses et des cerveaux malades. Aucun tempérament n'est bien assis, le moindre choc le fait dérailler. Choisissez votre moment pour respirer l'air et prendre de l'exercice. Profitez du milieu du jour et du soleil, et rentrez avant le soir, si vous avez la gorge et les bronches susceptibles.

Les rhumes sont fréquents et tenaces, les pneumonies nombreuses, les coryza et les maux de gorge pour ainsi dire endémiques.

Ne quittez pas les vêtements d'hiver, ménagez vos forces, ne vous livrez pas à de violents exercices, laissez à votre corps le temps de reprendre son assiette. Faites un usage modéré des bains, la peau n'étant pas en état de réagir contre le froid extérieur et de rétablir la circulation.

Entretenez la chaleur des extrémités, portez des chaussettes de laine.

Modifiez votre régime alimentaire, mêlez à la viande les végétaux frais de la saison.

Ne songez pas encore à vous déplacer, restez dans le milieu où vous avez passé l'hiver ; car en tout pays, même dans les régions méridionales, le printemps est sujet à des retours d'hiver.

Je ne fais exception que pour ceux qui attendent impatiemment les premiers beaux jours pour mettre fin à quelque affection dont le changement de pays parvient seul à rompre le cours ; la coqueluche, par exemple, ou les accès d'une fièvre intermittente ayant résisté à toutes les préparations de quinquina. On voit de ces fièvres et même des fièvres continues, sans cause organique appréciable, persistant depuis des mois en dépit de tous les traitements et de tous les régimes, cesser pour ne plus revenir, dès qu'on est éloigné de quelques lieues du foyer où elles ont pris naissance.

ÉTÉ

Juin. — Juillet. — Août.

C'est la bonne saison pour les vieillards, pour les personnes faibles, épuisées par les maladies, pour les convalescents et pour les poitrines délicates. L'air doux et chaud les ranime, et le ciel affermi n'expose plus les organes susceptibles au danger des brusques variations de température.

En été, l'état morbide dominant est l'état bilieux, gastrique, avec ou sans fièvre.

Les enfants et les personnes qui sont faibles en hiver, dont la constitution est molle, prennent de la couleur et de l'embonpoint en été. Mais celles qui sont irritables, nerveuses, souffrent et sont abattues. (Ribes.)

L'équilibre et l'harmonie intérieure dépendent bien souvent de la manière dont la peau, cette vaste surface d'évaporation, remplit ses fonctions. Beaucoup de maladies et d'affections chroniques n'ont pas d'autre cause que le desséchement et l'inertie de la peau. Quand elle est crispée par le froid, quand ses pores ne s'ouvrent plus et n'exhalent plus au dehors les principes de la sueur et de la transpiration insensible, les membranes intérieures deviennent le siége de sécrétions catarrhales, les glandes s'engorgent, les humeurs s'altèrent. Il semble que la surface extérieure et la surface intérieure du corps, la peau et la muqueuse interne, soient les deux pôles d'une pile dont l'activité est nécessaire au jeu des organes contenus entre ces deux surfaces ; si l'une d'elles est inerte, les acides ne se portent plus à la peau, les muqueuses à sécrétion alcaline languissent et le courant n'entretient plus la régularité des fonctions. C'est ce qui arrive à la suite des longues affections chroniques, des organes de la digestion surtout ; la peau desséchée ne transpire plus, ne respire plus, si on peut dire ainsi. Le traitement consiste à rétablir sa souplesse, à lui rendre sa perméabilité, et l'été est éminemment favorable à ce but, par la température et la sécheresse de l'air et par l'exercice auquel il permet de se livrer. C'est donc la saison des promenades, du séjour à la campagne, des bains d'eau douce et des bains de mer.

La campagne est pour les convalescents et pour les vieillards ce qu'une bonne nourriture est pour les enfants délicats et chétifs. Combien de maladies qui traînent en longueur au sein des villes et auxquelles on met fin par un changement de lieu, par la vie en plein air, au milieu des émanations embaumées de la végétation ! Combien de vieillards et de femmes se retrempent à la campagne et reprennent des forces pour fournir une nouvelle carrière, pour supporter les fatigues de la vie mondaine, des affaires ou des travaux de cabinet !

Les bains d'eau douce et les bains de mer offrent de grandes ressources hygiéniques. Ils rafraîchissent le corps, donnent du ton à la peau, de la souplesse aux membres, et sont, les bains de mer surtout, un des plus puissants moyens de rétablir les forces.

Les enfants et les personnes âgées peuvent y avoir recours, mais avec discrétion. La règle pour eux, comme pour toutes les personnes chez lesquelles la réaction est faible, est de ne les prendre que pendant un temps fort court et par les journées les plus chaudes. Quand on n'est plus dans la force de l'âge et de la santé, que l'on ne possède plus toute la chaleur du sang, il faut craindre un refroidissement trop intense et trop prolongé. Un bain de quelques minutes à la mer, surtout au début de la saison, suffit, et il faut se hâter de rétablir la circulation et la chaleur par de bons vêtements et de l'exercice au soleil. Voilà ce qui rend si précieuses aux organisations chétives, débilitées, sans chaleur, les chaudes plages de la Méditerranée et les eaux de cette mer exposée pendant quatre mois aux ardeurs d'un soleil immuable [1]. Le corps se refroidit à peine au sein de cette eau si bien chauffée, et la réaction est prompte en passant du bain dans une atmosphère toujours tiède sous les rayons d'un soleil ardent.

(1) La mer commence à être bonne à la fin de mai, et je m'y baigne avec mes enfants jusqu'au commencement d'octobre.

Quelle ressource aussi que ce sable brûlant sur lequel on marche et qui rappelle si bien la chaleur aux extrémités ! On s'en enveloppe, on y plonge ses membres endoloris et même tout le corps, qui transpire bientôt sous cette couverture de sable comme dans une étuve sèche.

Quel excellent remède pour les douleurs et pour les rhumatismes, et en même temps quelle jouissance et quel bien-être ! La mer du Nord est pour les forts qui peuvent supporter ses froides atteintes, les intempéries de l'air, et qui ont en eux-mêmes un foyer assez ardent pour se réchauffer sous un pâle soleil ; ils y acquièrent un redoublement de forces ; la Méditerranée est la mer des faibles, des corps frissonnants, à sang pauvre, lymphatique, des enfants et des vieillards, de ceux qui n'ont ni force ni chaleur à perdre.

Mais où aller prendre ces bienfaisants bains de mer chaude, d'air enflammé, de sable brûlant et de soleil méridional? Vers quel point se diriger, et où trouvera-t-on bon accueil et gîte confortable ?

Malheureusement, sur cette plage qui se développe pendant plus de cent lieues de Marseille à Port-Vendre, sur ce sable si chaud et si doux au pied, il ne s'élève encore nulle part un établissement agréable et commode, comparable aux établissements de Boulogne et de Dieppe; aucune ville n'appelle les étrangers comme ces charmantes cités du Nord. Mais enfin, pour retrouver les forces et la santé, pour rendre à la vie des enfants étiolés, on se privera de plaisirs ou de bien-être, et l'on ira dans quelqu'une de ces cabanes que l'on décore du nom d'établissement sur la côte de Cette et de Montpellier. Et si le courant des malades voyageurs se dirige de ce côté, nul doute qu'avant peu le Midi ne se mette au niveau du Nord à cet égard.

Ayant à parler des moyens d'entretenir la santé, en rapport avec chaque saison, et non des maladies caractérisées, notre but étant l'hygiène, et non la médecine proprement dite, nous n'avons rien à dire des eaux minérales qui s'adressent à des affections déterminées, telles que les eaux de Vichy, les Eaux-Bonnes, Barége, et j'ajouterai seulement que le changement de lieu, l'air vif des montagnes, la distraction du voyage, l'activité que donne la vue de pays nouveaux et la curiosité qu'inspirent des sites pittoresques, sont, indépendamment de l'action propre des eaux, d'excellentes conditions de rétablissement des forces et de raffermissement de la santé; la tête se dégage, les idées assombries se dissipent, les nerfs se détendent, l'appétit renaît, les fonctions se raniment et la constitution reprend son équilibre.

Tâchez de recueillir tous ces bienfaits du voyage pour lequel vous faites des sacrifices de temps et d'argent, en vous armant de la philosophie nécessaire pour supporter gaiement les petits tracas de la route, les installations médiocres, les ennuis des paquets, et ne faites pas d'un voyage d'agrément et de santé destiné à rétablir l'harmonie et la bonne humeur une source de contrariétés et d'agacements pour les nerfs ; mieux vaudrait rester chez soi.

Ne prenez pas les eaux inconsidérément, surtout celles qui sont douées de propriétés actives, les eaux sulfureuses par exemple, si excitantes pour les constitutions nerveuses; en fait d'eaux particulièrement douces, calmantes, sans action énergique, mais simplement bienfaisantes et qu'on peut, sous ce rapport, appeler hygiéniques, nous mettons au premier rang Néris et Plombières ; les eaux de Plombières sont, pour certaines natures nerveuses, de véritables bains de lait.

L'été est l'époque des dérangements d'entrailles, surtout dans les pays chauds auxquels on n'est pas acclimaté. S'il n'existe aucune complication et qu'il y ait simplement diarrhée légère, un des remèdes les plus efficaces et les plus commodes est le nitrate de bismuth en poudre; quelques prises de cette substance à la dose de 50 centigrammes, dans un demi-verre de vin au commencement des repas, font justice de ces dérangements sans apporter aucun trouble dans les occupations et dans le régime de vie.

Dans les chaleurs de l'été, buvez frais, mais non à la glace. Si vous n'êtes pas bien sûr de votre estomac et de vos entrailles, méfiez-vous des glaces, surtout hors des repas. Attendez au moins que la digestion soit faite pour vous donner cette jouissance. Prises en mangeant, les glaces font rarement mal. Un sorbet au rhum ou au café au milieu du dîner est bienfaisant, rafraîchit et donne du ton à l'estomac; tandis qu'il n'est pas rare qu'une glace au fruit, prise le soir, peu de temps après le dîner, ne trouble la digestion et ne produise même comme une sorte d'empoisonnement.

AUTOMNE

Septembre. — Octobre. — Novembre.

L'automne est le règne des fièvres quartes longues, de la diarrhée, de la dyssenterie, des coliques, de la sciatique; les attaques de goutte se renouvellent (Ribes), mais c'est en même temps la meilleure saison pour les bons tempéraments et les constitutions moyennes; c'est le temps des vacances, de la vie à la campagne, de l'exercice en plein air, de la chasse et du repos d'esprit. Il faut en profiter et faire ses provisions d'hiver. — Les soirées commencent à devenir humides, les nuits fraîches; prenez quelques précautions à cet égard, si vous êtes d'une trempe délicate; ne vous exposez pas aux brouillards du matin sans avoir lesté l'estomac et ranimé l'impulsion de votre sang. Nourrissez-vous le mieux possible, à la condition de faire beaucoup d'exercice; on peut manger deux fois plus à la campagne qu'à la ville et faire usage d'aliments qu'on ne digérerait pas facilement dans la vie ordinaire, pourvu qu'on dépense ce surcroît de nourriture en plein air et par un continuel exercice à pied, à cheval, ou le fusil sur l'épaule.

N'est-ce pas là la véritable vie de l'homme, les conditions réelles de sa force et de sa santé, et n'est-il pas fait pour courir les champs et les bois, plutôt que pour gratter du papier, assis sur une chaise? Mais puisque nous ne pouvons pas nous soustraire à ces nécessités de la vie sociale, conséquence du péché originel, tâchons d'en atténuer les inconvénients par la vie rustique et champêtre de l'automne.

Les hommes de cinquante ans surtout, qui commencent à prendre du corps, à s'empâter, qu'on me passe l'expression, dont les organes se chargent de graisse, dont le cœur tend à devenir volumineux, chez lesquels la circulation s'embarrasse, la respiration est moins libre, dont la tête s'alourdit, sous le poids d'une nourriture substantielle et d'une vie sans dépense, ont grand besoin du violent exercice qu'on ne peut prendre qu'à la campagne et pendant la saison des chasses; c'est l'époque de la vie où il ne faut pas se laisser engourdir par la paresse et l'oisiveté, amollir par les délicatesses d'une vie opulente et mondaine, ni intimider par la crainte exagérée de compromettre sa santé. Ne vous habituez pas à considérer votre personne comme si précieuse, osez la risquer quelquefois dans des excursions lointaines et pénibles, fatiguez votre corps, trempez-le de sueur, et vous vous trouverez bien de ces prétendus excès; voilà la bonne hygiène des gens bien constitués et qui veulent continuer à être bien portants.

Pour les enfants, la campagne est une seconde nourrice; ils s'y élèvent pour ainsi dire tout seuls et presque sans soins. La plupart des précautions de régime nécessaires à la ville, et si souvent insuffisantes, deviennent inutiles à la campagne; les estomacs digèrent ce qu'ils ne pouvaient pas supporter, les entrailles se raffermissent, et l'on voit des enfants, qu'on désespérait d'élever à la ville, pousser aux champs comme des champignons.

Par la même raison, les organisations épuisées par la fatigue des affaires ou des plaisirs, par des affections chroniques ou de longues convalescences, doivent aspirer au séjour de la campagne pendant l'automne. A celles-ci, la vie douce, l'exercice modéré, le repos même, mais avec le bénéfice d'un bon air.

« Je doute, dit Rousseau, qu'aucune agitation violente, aucune maladie de vapeurs puisse tenir contre un séjour prolongé dans les montagnes, et je suis surpris que les bains de cet air salutaire et bienfaisant ne soient pas un des grands remèdes de la médecine et de la morale. »

La campagne, dit justement Ribes (1), *c'est le changement d'air*, pour le citadin et pour les gens du monde. Vous traiterez avec succès à la campagne des maladies opiniâtres, par cela seul qu'elles avaient été contractées à la ville ; les migraines, l'asthme, la coqueluche, les crampes d'estomac, etc.

Les personnes maigres, d'un tempérament lymphatique, sont fatiguées par les voyages et n'engrais-

(1) Ribes, *Hygiène thérapeutique*. Paris, 1860.

sent pas; le séjour à la campagne, où elles font des excursions en voiture et même à pied, augmente chez elles l'activité nutritive, suscite le développement de la graisse, etc.

En général, la vie que l'on mène à la campagne rétablit l'embonpoint, quand on arrache ceux qui en ont besoin à un genre de vie contraire à la santé et dont la maigreur est la conséquence.

On peut obtenir le rétablissement complet de la santé par le séjour à la campagne ; l'air natal, dans quelques circonstances, n'a pas une influence moins heureuse.

Usez modérément des fruits et empêchez vos enfants de s'en gorger entre leurs repas. Que leur vie soit réglée, et ne leur laissez pas prendre l'habitude de manger ou de boire hors des repas. Qu'ils apprennent à supporter la faim et la soif surtout, même dans leurs jeux, en été ; c'est le moyen d'éviter bien des petits accidents et de fortifier leur moral en même temps que leur estomac.

La règle est la condition de la santé comme de la sagesse.

EXERCICE

ET VOYAGES DE SANTÉ

GYMNASTIQUE

Les exercices gymnastiques sont tellement à la mode aujourd'hui, surtout pour la jeunesse, que je n'aurai ni à les recommander, ni même à en parler, voulant me borner à appeler l'attention sur ce qui est négligé, sinon ignoré, de beaucoup de personnes en fait d'hygiène sur des points mal interprétés, ou des ressources naturelles dont on ne tire pas un assez grand parti.

Si je traitais de la gymnastique dans nos colléges, j'aurais à recommander d'en étendre l'usage, de rendre les exercices plus fréquents, car il ne suffit pas d'une heure ou deux par semaine pour donner aux muscles une vigueur qu'ils ne peuvent acquérir sur les bancs de la classe ou dans les jeux sans animation des récréations. Tout est dit, éloquemment dit, sur la nécessité de développer le physique en même temps que le moral, pour éviter l'étiolement des générations dont nous sommes menacés. Les familles doivent se préoccuper de ce soin en vue de la force et de la santé de leurs enfants, mais ce soin revient également à l'État, car c'estun cas d'hygiène publique ; c'est le devoir surtout du chef de l'Université, la morale n'étant pas moins intéressée que la santé au bon emploi et à la bonne direction des forces dans la jeunesse. Il y veille et des gymnases sont établis dans la plupart de nos lycées et de nos colléges.

Mais ce n'est pas assez de cet exercice auquel on ne peut consacrer que bien peu de temps, il faudrait y joindre des excursions un peu lointaines propres à intéresser l'esprit, en même temps qu'à fatiguer le corps. De tous les exercices, la marche est le meilleur, mais ce n'est pas marcher que de se promener, comme font les élèves de nos colléges, une ou deux fois par semaine pendant quelques heures. Il faut une marche libre, excitée par un but et dans laquelle le corps suive ses allures sans contrainte. Ce plan n'est pas facile à réaliser, je le sais, et pourtant il faut y songer.

On ne joue plus dans nos cours de lycées, on se promène en causant, tout au plus lance-t-on une balle de temps en temps contre la muraille, mais plus de ces bonnes parties de barres dans lesquelles les corps ruisselaient de sueur.

Déjà quelques maisons d'éducation ont inauguré des excursions pittoresques, à la fois curieuses et instructives, faites dans les montagnes, le sac sur le dos, au milieu des grands spectacles de la nature. Ah ! si nos colléges pouvaient être organisés à la manière anglaise, si l'exigence de nos études classiques pouvait s'accommoder avec le régime libéral de l'éducation britannique ! si, par exemple, nos établissements d'instruction étaient institués sur le modèle d'une pension élevée par nos voisins d'outre-mer, près de Vevey, sur les bords du lac de Genève ! La plage sert de cour aux élèves, ils s'y livrent librement à tous les jeux les plus violents, le ballon, la course, le cricket; chaque couple a sa barque dans laquelle il va naviguer sur le lac, tantôt à la voile, tantôt à force de rames. Voilà comment on fait des hommes vigoureux, sachant payer de leur personne dès leur entrée dans la vie, prêts à braver les tempêtes humaines aussi bien que celles des éléments.

Mais cette éducation virile, cette véritable école du *self-government* ne nous irait pas, elle ferait trembler les mères et serait repoussée par les familles. Et puis nous avons le baccalauréat auquel il faut songer avant tout !

Puisqu'il ne peut s'agir ici d'une réforme dans notre méthode d'élever les enfants, bornons-nous à recommander les exercices gymnastiques aux personnes d'un âge mûr qui s'engourdissent dans les travaux de cabinet, ou dans la vie molle du monde; qu'elles sachent qu'il n'y a pas de meilleur moyen pour combattre l'atonie générale et entretenir la souplesse des muscles, pour dilater la poitrine et rétablir les fonctions de la peau. Une heure de salle d'armes ou d'exercice au portique font plus pour conserver la jeunesse, que tous les soins et les palliatifs de la toilette ; c'est surtout en cas de douleur dans les articulations et dans les membres, si fréquentes chez les hommes de loisir et bien nourris, que les exercices de la gymnastique offrent une ressource précieuse; c'est le véritable remède de ces rhumatismes légers qui se fixent si souvent dans les épaules ou dans les genoux ; une gymnastique bien dirigée, graduée avec douceur, mettant en action les muscles et les ligaments affectés, triomphe rapidement de ces douleurs ; il n'y faut qu'une échelle dressée sous un hangar ou dans un jardin, avec un maître intelligent, sachant assez d'anatomie pour connaître les rapports entre telle position ou tel effort et telle contraction musculaire; un pareil traitement convient à tous les âges.

EXERCICE ET EXCURSIONS
EXCURSION AU CANIGOU

A M. LE PROFESSEUR TROUSSEAU (1).

Cher et illustre confrère,

Les prescriptions médicales les plus simples ne sont pas toujours aussi faciles à exécuter qu'elles le paraissent : par exemple l'exercice, c'est-à-dire la mise en action des forces musculaires propre à répartir plus également l'influence nerveuse, à rétablir l'équilibre entre les différents systèmes, à fortifier l'un et à détendre l'autre, ce moyen puissant auquel la médecine et l'hygiène ont si souvent recours, si nécessaire dans la jeunesse, si utile encore dans l'âge mûr et même dans la vieillesse, il n'est pas toujours facile d'en faire usage dans la mesure qui conviendrait.

Il faut un certain excitant moral pour soutenir la force et donner à l'exercice l'entrain nécessaire, et c'est ce que n'offrent pas à un degré suffisant les boulevards et les jardins publics de la capitale, ni même les environs d'une ville de province. Marcher

(1) Montpellier, 15 avril 1864.

devant soi sans but, uniquement par raison, faire un certain nombre de pas par mesure hygiénique, sans verve, sans passion, sans plaisir d'imagination, c'est utile sans doute, c'est même suffisant lorsqu'il ne s'agit que d'entretenir un ordre à peu près régulier des fonctions ; mais s'il faut donner au sang une violente impulsion, s'il faut calmer une grande excitation nerveuse, activer la respiration sous l'influence d'un air vif et renouvelé, baigner pour ainsi dire l'économie dans une atmosphère vivifiante, l'exercice doit être pris dans d'autres conditions. C'est ce qui rend la chasse si précieuse aux hommes forts et robustes qui pendant neuf ou dix mois de l'année s'alourdissent dans le travail du cabinet, se congestionnent par une vie renfermée ou surexcitent leur système nerveux par le tracas des affaires. Le bal est quelquefois pour les femmes ce que la chasse et le cheval sont pour les hommes; c'est leur exercice à elles, le plus souvent malsain à la vérité, mais qui produit cependant du bien en certains cas.

On a inventé mille moyens de venir au secours de la médecine quand elle prescrit un exercice vigoureux et qu'on ne peut se livrer à la chasse, comme cela arrive pour les femmes et pour les jeunes personnes; la gymnastique, avec ses divers appareils et ses procédés appropriés aux circonstances et aux vices auxquels il faut porter remède, est une précieuse ressource. L'équitation rend d'immenses services, et j'en ai vu pour ma part des résultats remarquables. Mais tout le monde ne peut pas monter à cheval, et ce mode de locomotion d'ailleurs ne répond pas à toutes les indications.

La gymnastique et l'équitation ont leurs applications particulières et ne remplacent pas l'exercice proprement dit, l'exercice général de tout le corps, c'est-à-dire l'action de tous les muscles, avec une forte réaction sur la peau, et accompagnée de la distraction et des émotions produites par les différents aspects de la nature.

Il n'y a que les excursions moitié à pied, moitié à cheval, dans les contrées pittoresques, qui soient capables de rétablir l'équilibre, qui est la santé parfaite et que vient quelquefois si profondément troubler la prédominance d'un système sur l'autre, l'exaltation du système nerveux amenant à sa suite des désordres qui ne compromettent pas la vie, mais qui la rendent pénible, et contre lesquels les remèdes ordinaires sont si souvent impuissants. C'est donc de l'influence de l'exercice en plein air, des excursions dans les lieux pittoresques, au sein d'une atmosphère vive et pénétrante, en présence des grandes scènes de la nature, propres à soutenir les forces par l'exaltation de l'imagination, que je veux vous entretenir, mon cher confrère.

Vous n'attendez pas de moi ce que nous appelons une *observation médicale;* ce n'est ni le lieu ni le moment; mais permettez-moi de vous faire le récit de quelques excursions intéressantes que le voisinage des montagnes m'a mis à même de faire, que j'ai exécutées comme médecin, en réfléchissant à tout le parti que l'on peut tirer dans des circonstances que votre sagacité et votre grande expérience vous feront apprécier, de ce puissant modificateur que l'on appelle l'air des montagnes.

Il me semble à propos, aujourd'hui que les moyens de locomotion sont si faciles et si rapides, d'appeler particulièrement l'attention des médecins et des gens du monde sur l'efficacité de ces déplacements et d'un grand exercice dans des milieux tout autres que ces airs confinés des grandes villes et des salons où se passe la vie de la plupart des personnes riches. Cela n'est pas nouveau assurément, mais on est encore loin, malgré le goût des voyages qui se répand de plus en plus, de tirer tout le parti possible des agents naturels que nous avons à notre disposition.

Et puis j'en prendrai l'occasion d'insister sur quelques particularités intéressantes des établissements thermaux et sanitaires, dont notre versant des Pyrénées est si richement pourvu, de quelques stations d'hiver si heureusement situées au sein de ces montagnes ; j'y joindrai quelques-uns des incidents que ne manquent jamais d'offrir les courses dans des pays rustiques, où les mœurs font d'autant plus contraste avec nos habitudes de tous les jours, qu'elles se rapprochent davantage de la nature.

Avant de vous parler du coin des Pyrénées que je désire vous faire parcourir avec moi, je veux vous dire un mot de la mer, que nous avons aussi à notre portée, et dont j'ai eu l'occasion d'observer l'influence sur quelques organisations nerveuses.

Les voyages en mer ont un grand inconvénient auquel je suis d'autant plus sensible, qu'en ayant été affranchi dans ma jeunesse, j'y deviens sujet en vieillissant ; c'est cet affreux mal de cœur contre lequel on n'a encore trouvé aucun remède efficace ; la mer sera donc pendant longtemps, peut-être toujours, un grand obstacle aux voyages et aux installations dans certains pays privilégiés qui seraient bien vite adoptés par les constitutions délicates, s'ils n'étaient séparés du continent par cette barrière désagréable ; telles sont la Corse et l'Algérie, dont j'ai déjà signalé avec d'autres les excellentes conditions climatériques. Toutefois la mer a aussi ses avantages, même au point de vue thérapeutique, et peut-être même en raison de cette perturbation qu'elle produit au sein de l'économie ; c'est un grand calmant du système nerveux et la fatigue qui résulte de cette perturbation n'est que momentanée, même chez les personnes faibles, et n'empêche pas le bénéfice général. Il n'y a pas de meilleur moyen de rompre certaines habitudes vicieuses du système nerveux que de l'exposer à ce ballottement, au milieu de cet air salin de la mer qui imprègne et stimule la peau ; j'en ai vu des résultats très-satisfaisants et qui m'ont convaincu que c'est encore là un des exercices les plus sains pour certaines organisations nerveuses du grand monde chez lesquelles l'agacement des nerfs joue le principal rôle.

J'arrive aux excursions de montagnes, dont je veux surtout vous parler, dans cette partie orientale de la chaîne qui nous sépare de l'Espagne.

C'est un coin très-curieux et très-intéressant des Pyrénées que celui qui environne le pic du Canigou.

D'un côté, vous le savez, est le Vernet que notre célèbre Lallemand a illustré par les cures merveilleuses qu'il y a opérées et qui offre un asile si doux en hiver aux poitrines délicates et aux larynx altérés. Situé au pied même du Canigou, au fond de l'étroite vallée qui se termine en cul-de-sac, l'établissement fondé par MM. les commandants Couder et Lacvivier, est alimenté par une source sulfureuse abondante et très-chaude qui non-seulement sert aux bains, aux douches, aux aspirations de vapeur et à la boisson, mais qui circule au moyen de tuyaux dans tous les appartements, corridors et chambres et entretient cette douce chaleur si agréable et si bienfaisante aux malades ; et grâce à la configuration du sol, cette petite vallée si pittoresque, touchant presqu'à la neige, jouit non-seulement d'un soleil très-rarement voilé, mais d'une atmosphère calme et chaude que ne troublent les vents d'aucun point de l'horizon, les montagnes lui faisant de toutes parts un abri ; les établissements thermaux du Vernet reposent tranquillement au fond d'une sorte d'entonnoir où se concentrent les rayons du soleil en hiver et où ils sont garantis des trop grandes ardeurs de l'été.

Je n'y ai pas trouvé grand monde, mais une société choisie, d'autant plus agréable qu'étant peu nombreuse elle était plus concentrée, plus unie, et formait un véritable salon de bonne compagnie.

Et comme tout est soigné chez Mme de Lacvivier : le linge, le service ! et que la table est excellente ! On menait là, me disait une belle dame, une espèce de vie de château, tout en prenant soin de sa santé.

Mais moi qui n'étais pas venu pour vivre de la vie de malade, moi d'ailleurs qui ai un peu la marotte de l'exercice pour tout le monde, même pour les frêles Parisiennes qui fuient les rigueurs et les brumes de la Seine, je mettais un peu le trouble dans cette paisible colonie et j'inquiétais notre excellent confrère Piglowski, qui veille sur ses malades avec une sollicitude infinie et craint pour elles la moindre intempérie ; je m'accuse d'en avoir entraîné quelques-unes dans des promenades un peu lointaines, mais par un si beau soleil !

Je ne fis pourtant aucune tentative pour les engager à me suivre dans mes excursions hasardées, car je voulais passer du Vernet à Amélie-les-Bains, qui est de l'autre côté du Canigou, par la montagne, et sans reprendre la grand'route. Or, en hiver, c'est une entreprise difficile, attendu que les étapes sont longues et les jours très-courts, et que l'on rencontre la neige en abondance.

Il y a deux chemins, l'un par la montagne est le plus ardu ; il passe au pied même du pic de Canigou, franchit le col élevé et retombe de l'autre côté à Pratz-de-Mollo ; c'est le chemin que l'on prend en été, quand la montagne est à peu près dégarnie de neige. On va en dix heures de marche du Vernet à Pratz, et comme il n'y a plus que cinq heures de ce point à Amélie, on peut à la rigueur faire ce trajet du matin au soir dans les longs jours de l'été; et d'ailleurs on trouve un excellent hôtel à Pratz-de-Mollo, et on peut couper la route en deux.

Chacun me disait que ce chemin était impraticable dans cette saison ; mais, ne voulant m'en rapporter qu'à moi-même, et trouvant là d'ailleurs l'occasion d'une très-belle course dans la montagne, je partis avec le guide Michel, dans l'intention d'explorer la route en allant aussi loin que possible.

Après quelques heures de marche, nous arrivâmes à la neige ; mais, cette neige ne portant pas, nous enfonçâmes, d'abord jusqu'à la cheville, bientôt jusqu'aux genoux et nous continuâmes ainsi pendant une bonne heure; mais nous ne pûmes atteindre que le point appelé le *Cheval mort,* la neige allant toujours en augmentant d'épaisseur, sans acquérir plus de solidité, et nous reconnûmes qu'il nous serait impossible de franchir le col, avec des chevaux.

Ce point du *Cheval mort* est très-beau, très-accidenté, très-imposant en hiver, les pics environnants étant couverts d'un manteau éclatant de blancheur sous les rayons du soleil; on se croirait transporté sur les parties les plus élevées des Pyrénées. Des vapeurs légères se jouaient dans les ravins, au-dessus des torrents descendant du Canigou, s'attachaient comme des écharpes de gaze aux pointes des rochers, reflétant et décomposant les rayons du soleil sous forme de pâles arcs-en-ciel à bords indécis.

Après avoir allumé quelques buissons pour nous réchauffer en contemplant le magnifique spectacle de ces solitudes aériennes, il nous fallut redescendre et songer à une route moins âpre pour passer de l'autre côté de ces monts.

La tête du Canigou se montrait tantôt pure et dégagée, tantôt coupée par une bande de nuages, et c'est alors qu'on jugeait bien sa hauteur; car, pour bien apprécier ou plutôt pour être impressionné par l'élévation des montagnes couvertes de neige, il ne faut pas les voir découvertes et à nu pour ainsi dire : les moindres détails se dessinent alors avec tant de netteté que les distances se rapprochent et qu'il semble qu'on atteindrait sans peine et en quelques moments les sommets auxquels on n'arrive qu'après des heures d'ascension pénible; mais quand un pic neigeux brillant au soleil vous apparaît tout à coup à travers un trou des nuages, c'est alors qu'il semble se rapprocher du ciel et qu'il vous frappe par son éloignement de la terre.

Le chemin qui nous restait à prendre serpente à mi-côte entre la plaine et la montagne, en franchissant de profondes vallées étroites comme des ravins et s'élevant sur des plateaux nus et arides.

Il nous fallait deux bonnes journées, l'une de dix heures environ, l'autre de six, pour arriver à Amélie.

Nous fîmes nos préparatifs de départ pour le surlendemain avec un cheval et un âne pour porter nos bagages et nos provisions, car on risque de ne rien trouver dans les villages pauvres et reculés que l'on traverse et où nous devions chercher un gîte.

C'est bien juste si l'on peut avoir dix heures de jour au mois de janvier ; il ne faut pas perdre une minute, de peur de s'attarder et d'être enveloppé par l'obscurité dans des solitudes où il serait fort désagréable, peut-être même dangereux de passer la nuit. C'est pourtant ce qui a failli nous arriver, malgré toutes nos précautions.

Nous avions déjeuné auprès d'une fontaine avec un appétit qui donne à ces repas une saveur et un charme qu'on ne peut ressentir que dans de semblables excursions ; on ne fait pas de déjeuner comparable au café d'Orçay, ni au café Foy, je vous assure, et je m'étonne que les amateurs blasés ne se donnent pas quelquefois de semblables jouissances.

Pour bien apprécier ces repas champêtres, faits au bord d'un torrent, en face d'une grande et belle nature, il faut avoir un peu de poésie dans la tête; mais vous savez mieux que personne, mon cher confrère, que tous les vrais médecins sont artistes et que notre art exige, pour être exercé avec distinction, une certaine dose d'imagination.

Après ce déjeuner délicieux, quoique frugal, qui avait excité la curiosité des habitants du village d'Estoher, peu habitués à voir des étrangers dans leurs montagnes, et qui nous prenaient pour des comédiens ambulants, nous traversâmes une étroite et longue vallée des plus pittoresques, au fond de laquelle coule un torrent dont nous apercevions les eaux écumeuses sans que le bruit pût arriver jusqu'à nous, tant est profonde l'excavation où le torrent se précipite de cascade en cascade : c'est la vallée de Ballestavy, où l'on chemine constamment à l'ombre de buis grands comme des arbres.

Nous voulions atteindre le village de la Bastide, qui devait nous offrir le meilleur gîte ; il nous restait encore deux heures de jour quand nous gravîmes la rude montée dont la Bastide occupe l'autre versant.

Tout alla bien jusqu'au moment où nous parvînmes sur le plateau de cette montagne, et nous n'avions plus qu'à descendre ; mais là nous trouvâmes un épais brouillard qui nous enveloppa d'un voile d'autant plus sombre que la nuit commençait. Tout à coup, dans cette obscurité, notre guide perdit toute trace de chemin ; parcourant le terrain à droite et à gauche avec une excessive anxiété, appliquant toute sa sagacité de montagnard à la recherche de quelque trace fréquentée, Michel ne découvrit rien et revint à nous désespéré. La position était critique, on ne voyait pas à plus de vingt pas autour de soi, et déjà nos montures faisaient entendre le hennissement particulier aux chevaux qui se sentent égarés. C'est alors que notre guide poussa ce cri de détresse, signal des montagnards perdus dans les montagnes, qui retentit encore à mes oreilles et m'oppresse le cœur. Heureusement, une voix répondit à ce cri dans le lointain, et bientôt un homme du pays, retournant chez lui et connaissant tous les sentiers de ces déserts, s'offrit à nous et nous remit dans notre chemin en nous indiquant la direction de la Bastide.

Ce ne fut qu'après une heure et demie de marche au milieu du brouillard et de la nuit que nous atteignîmes enfin ce bienheureux village, dont la misérable auberge avait plus de prix en ce moment à mes yeux que le splendide hôtel du Louvre. On ne sait ce que vaut une maison, un toit, un foyer et un lit tel quel, que quand on a risqué de passer une longue nuit d'hiver dehors, exposé au froid, à la lutte des loups avec des chevaux effarés et à tous les accidents qui peuvent résulter d'une mauvaise direction à travers des précipices.

Nous fûmes reçus avec le plus grand empressement par de braves gens auxquels je conserve une vive reconnaissance. Le feu fut bien vite allumé et pétilla dans l'âtre en répandant les vapeurs aromatiques des arbustes de montagnes dans la pièce enfumée qui servait de cuisine et de salon. Une omelette au lard, du jambon sauté à la poêle et nos provisions parmi lesquelles figurait la plus commode et la meilleure conserve de voyage, un Paris-pâté de Julien, nous composèrent un excellent souper, arrosé du vin de pays, qui est bon partout dans le Roussillon, et d'un vieux rancio que Michel avait mis dans sa gourde au fond de son sac; car Michel est un homme intelligent et de précaution; il a le goût du bien-être et du comfortable; on en jugera quand je dirai qu'il s'était muni de bougies pour nous éclairer, ce qui donnait à notre table un petit air de luxe très-agréable par le contraste qui en résultait dans ce lieu rustique.

Bientôt la société du village arriva, l'instituteur en tête, ce qui, en vertu du lien de confraternité qui unit à tous les degrés les membres du corps enseignant, établit bientôt entre nous une certaine intimité.

On prit le café autour du foyer et on devisa.

Couché dans un mauvais lit, j'ai passé la plus délicieuse soirée en rêvant avant de m'endormir aux désagréments de la nuit que nous avions risqué de passer sur la montagne.

La seconde journée n'offrait plus aucun obstacle, elle n'était que de six heures, par une route sans incertitude.

Michel avait retrouvé son entrain et sa gaieté; il reprit le cours intarissable de ses chansons et de ses histoires et se remit à la poursuite des insectes, car Michel est un entomologiste distingué et il est en correspondance avec les collectionneurs des villes les plus éloignées de l'Europe; on lui écrit de Paris, de Dresde, de Berlin pour avoir les insectes particuliers à la contrée, et c'est même là sa principale industrie. Les touristes sont rares au Vernet, et je ne sais pourquoi, car il y a vraiment de belles excursions à faire, et l'on peut gagner par là les points les plus élevés et les plus fameux des Pyrénées.

A trois heures, nous arrivions à Amélie, et avec

quelles délices nous nous plongions dans ces eaux naturellement chaudes qui semblent rapporter des entrailles de la terre des principes vivifiants ! Pour moi, il n'y a pas de fatigue qui tienne à un bain dans une piscine où l'on peut nager, plonger et rendre la souplesse aux membres roidis par la marche.

La foule est grande à Amélie pendant l'hiver; on y vient maintenant beaucoup de Paris et de tous les points de la France; c'est sans doute le magnifique établissement militaire, qui a mis en relief et en vogue l'efficacité des eaux sulfureuses d'Amélie. Tout est plein chez le docteur Pujade, et il en est de même de la maison Herma Bessière; les hôtels et les locations particulières regorgent; enfin le docteur Genieys, médecin inspecteur des eaux, est sur les dents.

Étant là, non pour prendre les eaux, mais pour nous livrer à un exercice que vous aviez jugé nécessaire, mon cher confrère, nous reprîmes dès le lendemain le cours de nos excursions.

N'ayant pu franchir le Canigou, je voulais en faire le tour pour le connaître sous tous ses aspects. Nous nous dirigeâmes donc vers la ville si pittoresque de Pratz-de-Mollo, fermant avec son fort l'entrée de la France du côté de l'Espagne, et que nous n'avions pas pu atteindre en descendant directement du Canigou ; c'est une promenade de six heures par une route charmante et qu'on peut faire même en voiture.

Là, nous laissâmes nos montures, nous commandâmes notre dîner à l'hôtel et nous continuâmes à grimper encore pendant trois heures pour atteindre la source de la Preste dont les vertus spéciales sont bien connues, mais que je n'avais jamais visitée. L'établissement est situé tout à fait au fond de la dernière vallée, après laquelle il n'y a plus rien que des sommets neigeux et enfin une autre région qui est l'Espagne; il n'est fréquenté qu'en été, car, en hiver, c'est un lieu des plus âpres et des plus sévères; il touche à la neige. C'est là que l'excellent professeur Richard, de si regrettable mémoire, est venu par le conseil d'Arago et de Civiale se faire traiter d'une affection qui lui causait d'atroces douleurs et qui compromettait ses jours; il y a recouvré la santé et nous l'avons conservé encore quelques années, jusqu'à ce qu'une autre maladie vînt l'enlever à la botanique et à son brillant enseignement.

De retour à Pratz-de-Mollo par un beau clair de lune qui se jouait d'une manière fantastique au milieu de tous ces sommets étincelants, nous trouvâmes à l'hôtel la cuisine et le comfort des villes les plus civilisées.

Le lendemain, avant le lever du jour, nous reprenions notre chemin pour rentrer dans la vie ordinaire, suivre les grandes routes, les chemins de fer et mettre un terme à nos excursions aventureuses.

Mais je puis vous affirmer, mon cher et savant confrère, que cet exercice un peu forcé, pris dans les conditions que j'ai tâché de vous décrire, a produit tout l'effet que vous désiriez.

VOYAGE A PETITES JOURNÉES, DES CÉVENNES AUX PYRÉNÉES (1).

Décidément, il faut en revenir au voiturin, c'est la seule manière de voyager agréablement et avec profit, puisqu'il n'y a plus de poste.

On croit que la France se prête peu à cette manière de parcourir le pays, parce qu'elle n'offre pas, dit-on, des points assez nombreux, propres à exciter la curiosité et qu'il faut franchir de grandes distances monotones, avant de rencontrer un lieu pittoresque ou un objet d'art digne de vous arrêter ; ce mode de locomotion est bon en Italie, où on ne fait pas dix lieues sans avoir une belle nature ou des chefs-d'œuvre à admirer. Que voulez-vous que l'on aille

(1) Montpellier, 25 juin 1867.

voir de Paris à Lyon, par exemple, et le beau plaisir de mettre quinze jours à faire cette longue route ! Ne vaut-il pas mieux la parcourir rapidement en chemin de fer ? Peut-être. Mais de Lyon à Marseille, que de curieuses et intéressantes stations à faire le long de ce beau fleuve dont la vapeur vous laisse à peine le temps d'entrevoir les rives !

J'ai déjà fait ce voyage à petites journées en visitant Vienne, Tournon, Valence, l'Ardèche, Orange, Carpentras, Grignan, etc. (1) ; aujourd'hui je veux suivre une route de traverse, dans des pays peu fréquentés, et j'espère que mes lecteurs m'y accompagneront avec plaisir.

Ce n'est pas d'art que je m'occuperai, car je ne suis pas artiste, et je doute qu'il y ait sur ma route des monuments remarquables ou des musées précieux. C'est en naturaliste, en médecin, ou plutôt en simple curieux, que je voyagerai, en amateur d'une douce locomotion qui fait passer successivement sous les yeux des objets et des sites variés: tantôt une plaine, tantôt une montagne, tantôt une déchirure du sol, un ravin au fond duquel coule un torrent et que surplombent des masses de rochers aux teintes diverses; tantôt une fraîche vallée pleine

(1) Voir plus loin.

d'ombrage et de verdure, avec les petits incidents de la route, les installations plus ou moins comfortables dans les auberges; je ne connais pas de plus agréable manière de passer quelques semaines au commencement de la belle saison.

Prenez donc une bonne voiture, non une calèche fermée qui vous masque la vue en avant, mais un coupé attelé de trois chevaux assez vigoureux pour gravir les côtes longues et rapides, et capables de fournir une carrière d'une dizaine de lieues par jour, avec un repos de temps en temps; ayez un cocher soigneux et complaisant; associez-vous un aimable compagnon de voyage auquel vous puissiez communiquer vos impressions et vos réflexions, et qui partage vos admirations; ayez quelques livres, les *Lettres* du président de Brosses, par exemple, et les *Lundis* de M. Sainte-Beuve, et partez après avoir tracé avec soin un itinéraire bien calculé, et je vous promets une série de distractions et de jouissances qui vaudront mieux que la plupart des plaisirs auxquels ont recours les désœuvrés des grandes villes.

Franchement, je ne comprends pas que tant de gens riches et ennuyés, ne sachant que faire de leur argent et de leurs loisirs, ne se mettent pas à courir le monde, je ne dis pas au loin, je ne traite pas ici la question des grands voyages, mais autour d'eux et dans les conditions que j'indique. Quel amusement déjà que de combiner un itinéraire! on le fait et on le refait vingt fois, étudiant la carte comme un grand général qui médite une campagne; c'est l'occupation du printemps, en attendant le moment de partir, car il ne faut pas se mettre en route trop tôt ; il faut attendre les longs jours et l'explosion de la végétation; mieux vaut subir un peu de chaleur que les vicissitudes atmosphériques du mois de mai.

A ces préparatifs du voyage, si vous pouvez joindre un but, c'est-à-dire si vous savez vous faire un sujet particulier d'observation qui vous soit comme un guide, qui fixe votre esprit et l'empêche de se livrer à l'inconstance et à la mobilité d'une indépendance trop absolue, vous serez dans la situation la plus favorable pour jouir de la fraîcheur de cette existence en plein air, loin des bruits du monde et des tracas de la vie de chaque jour. Pour moi, je me suis fait une occupation spéciale de l'examen de toutes les eaux minérales que je rencontre ; j'en étudie les effets pour ma propre satisfaction ; je les goûte, j'en tâte sous toutes les formes : en bains, en douches, en vapeur ; cela donne à mes tournées un intérêt et une direction; on ne sera donc pas étonné de me voir m'arrêter dans quelques établissements sur lesquels je pourrai fournir des renseignements utiles aux malades.

Nous partons donc de Montpellier pour le Vigan. Nous arrivons à Saint-Bauzille-du-Putois, et nous y faisons une longue station pour visiter une grotte peu fréquentée par les étrangers, la *Grotte des Demoiselles*, une des plus vastes et des plus profondes que l'on connaisse; je n'en ai pas vu de plus considérable en Suisse; elle intéresse le naturaliste autant que le curieux des beautés de la nature, par sa constitution géologique, par les débris d'animaux perdus qu'elle renferme; elle a de magnifiques stalactites et des stalagmites dont les épaisses assises recouvrent probablement des vestiges de l'ancien monde, des ossements de races éteintes; M. le professeur Paul Gervais en a mis quelques curieux échantillons au jour pendant qu'il administrait la Faculté des sciences de Montpellier; mais il faudrait plus d'argent qu'il n'en avait à sa disposition pour déblayer le terrain et atteindre les couches les plus profondes. A l'aide des feux de Bengale, on produit de magnifiques effets de lumière sur les colonnes et les draperies scintillantes des stalactites; mais malheureusement on a abusé de ce moyen, et l'albâtre dont la grotte est tapissée est sali par la fumée des torches et des pièces d'artifice; il y a néanmoins des salles où l'on n'arrive qu'en rampant et des voûtes élevées comme celles des cathédrales, qui sont bien conservées.

Bientôt on quitte les roches calcaires, les garrigues et les terrains secs et arides, pour entrer dans la région des schistes, arrosée par de nombreux cours d'eau. Les coteaux et les montagnes se recouvrent d'une végétation vigoureuse; les châtaigniers au luisant feuillage et aux élégants panaches, apparaissent, et les mûriers se multiplient, car, en arrivant au Vigan, nous sommes au cœur du pays de la soie.

Mais, hélas ! ce pays, naguère si prospère et si gai, est désolé depuis plus de dix ans par un mal mystérieux qui tue le précieux ver ou qui tarit les sources du fil d'or dont il enveloppe sa chrysalide. On avait conçu quelque espoir par suite des travaux des savants qui se sont livrés à l'étude du fléau, de ses causes et de ses remèdes ; sur la foi de l'un, on avait eu recours à l'emploi de substances capables de détruire les germes morbides ; sur la foi de l'autre, on n'avait opéré qu'avec la graine provenant d'individus sains. Malheureusement, ni l'un ni l'autre procédé n'ont donné de résultat satisfaisant. A notre passage au Vigan, les éleveurs de vers à soie les plus soigneux en étaient encore réduits à jeter les produits soumis aux émanations de la créosote, et ceux provenant des races les plus intactes en apparence ; ni les uns ni les autres n'avaient donné des vers capables de filer de beaux cocons, et tous languissaient ou mouraient avant de monter.

Il y a pourtant un fait acquis, fait très-important en ce qu'il paraît démontrer que la maladie ne tient pas à l'*infection* de l'air, à la présence dans l'atmosphère des magnaneries de germes épidémiques, mais que la cause du mal existe bien dans les vers eux-mêmes, et que c'est la race qu'il faut renouveler. En effet, les vers provenant des graines du Japon fournies par le gouvernement ont généralement réussi, quoiqu'élevés dans les mêmes conditions que les vers provenant de nos races et au milieu des mêmes émanations. Par malheur, les races japonaises sont beaucoup moins productives que nos belles races indigènes, elles ne produisent que de petits cocons peu rémunérateurs. Mieux vaut néanmoins un résultat médiocre qu'un résultat nul, et, en outre, ce succès de graines japonaises met sur la voie des moyens à prendre pour combattre l'épidémie. Il semble qu'il n'y ait qu'à suivre la méthode indiquée par M. Pasteur, qui consiste à s'assurer de l'intégrité parfaite des papillons destinés à la reproduction, et à n'employer que des graines d'une origine absolument saine. Je ne m'étendrai pas davantage sur ce sujet, il faudrait analyser tout au long les travaux de MM. Pasteur et Béchamp.

La route qui mène du Vigan à Lodève est des plus pittoresques ; on sort de la fraîche vallée des Cévennes par une côte de plusieurs heures de montée, au bas de laquelle, dans un massif de verdure, on rencontre le village d'Avèse avec le château appartenant au descendant de Montcalm ; en haut de la côte, perché sur un mamelon, s'élève fièrement le château gothique moderne de Montdardier, bâti par M. de Ginestous, avec tourelles, mâchicoulis, chemins de ronde, etc. Avant de parvenir à Saint-Maurice, sur le vaste plateau du Larzac, on descend dans une vallée profonde, véritable déchirure du sol sous l'influence de quelque mouvement volcanique.

Lodève apparaît bientôt avec ses manufactures, dont les produits sont étendus en longues draperies de diverses couleurs dans les jardins, et avec ses montagnes cultivées en terrasses jusqu'à leur sommet ; nous franchirons bien vite la côte qui nous sépare de Bédarieux, et des bains de Lamalou, où nous voulons nous arrêter.

On fait aux Parisiens la réputation d'être difficiles et toujours prêts à critiquer les lieux où ils ne rencontrent pas les recherches et le bien-être auxquels ils sont habitués chez eux : c'est le contraire qui est le vrai ; personne ne s'accommode mieux que les Parisiens et que les Parisiennes les plus délicates des installations médiocres. J'en ai eu une nouvelle preuve dans la visite que je viens de faire à Lamalou. Les Méridionaux reconnaissent volontiers l'efficacité des eaux qu'ils ont eu depuis longtemps l'occasion de constater ; mais ils gémissent sur la simplicité un peu primitive de l'établissement, son air monacal, et le peu de distractions qu'il offre. Pour les Parisiens, au contraire, cette vie calme au milieu d'une nature d'un aspect italien et d'un caractère tout méridional, dans une sorte de monastère sans casino, sans musique et sans fracas de toilettes, cette vie a un charme que certains gens de goût, à la vérité, préfèrent aux brillants établissements d'Allemagne ; il y a un repos d'esprit et de corps qui contribue à l'effet bienfaisant des eaux ; c'est l'impression que ressentait une famille habituée à toutes les jouissances de la vie parisienne et de la société la plus élégante ; elle y trouvait même la cuisine bien faite, aussi variée que possible, et la pâtisserie d'une délicatesse particulière. A côté de ces Parisiens, si faciles à contenter, j'entendais les critiques de braves campagnards, au goût desquels les mets n'étaient ni assez fins ni assez recherchés ; volontiers ils se seraient étonnés de n'avoir pas pour

4.

5 fr. par jour du vin de Champagne frappé à tous leurs repas.

On descend de Lamalou à Saint-Pons par une vallée très-gracieuse.

De Saint-Pons à Mazamet, ville curieuse par son accroissement et sa prodigieuse activité, les manufactures de draps ne chômant ni jour ni nuit, on traverse la montagne Noire, véritable limite de la région méridionale : d'un côté c'est le Midi proprement dit, et déjà le ciel et les tons chauds de l'Orient, Narbonne, Béziers, etc. ; de l'autre, au delà du versant qui regarde Toulouse, c'est encore le Midi pour les habitants du nord et du centre de la France, mais avec des brouillards, de l'humidité, des tons gris, et souvent de la pluie. En passant à Saint-Amand, on fait un petit pèlerinage au berceau du maréchal Soult, et même à son tombeau, car il a voulu être enterré à la porte de l'église de son village, et on constate avec satisfaction que le monument est simple et de bon goût.

Enfin, on arrive à Carcassonne, dont un artiste archéologue aurait du plaisir à décrire l'antique et curieuse cité.

Pour moi, je poursuis mon voyage par Limoux, et je me dirige vers la montagne, en prenant la route si accidentée du col Saint-Louis.

Mais je me détourne un moment pour aller visiter

Pierre-Lisse, près de Quillan. Qu'est-ce que Pierre-Lisse? C'est une gorge étroite, une sorte de fente gigantesque entre des rochers d'une grande hauteur, s'élevant comme des murailles et découpés de la manière la plus fantastique à leur sommet. Au fond de cette gorge coule le torrent qui va former la rivière de l'Aude. J'y suis d'abord allé le soir, seul, à pied. On ne pénètre pas sans émotion dans cette anfractuosité, on ne s'enfonce pas sans un certain malaise dans cette fissure qui va toujours se resserrant, et qui semble devoir bientôt vous étouffer. Un moment j'ai tiré instinctivement l'épée de ma canne de voyage. A quoi bon tirer l'épée, et contre quoi ? Contre des géants de pierre dont la masse vous écrase, et qui, du haut de leurs formidables remparts, semblent grimacer et se rire de votre faiblesse ! Mais il y a des choses qui font peur, quoiqu'on sache bien qu'elles n'offrent aucun danger.

Je me hâte pour arriver à Perpignan, mais surtout au Vernet et au Canigou ; je salue, en passant à Estagel, patrie d'Arago, la statue élevée au grand physicien par M. Pereire ; j'admire les magnifiques oliviers qui forment une véritable forêt le long de la route, et bientôt je me sens réjoui par la vue du Castillet, ce château fort si élégant et si rose qui annonce si bien la ville catalane. Heureux temps pour l'art que celui où l'on donnait aux constructions les plus sévères, même aux fortifications des villes, des formes gracieuses et d'un beau style !

Ille, qui a si bien inspiré M. Mérimée, a de beaux vergers remplis de pêchers, dont les fruits, malgré leur renommée, ne valent pas, à mon avis, les pêches de Montreuil.

Arrêtons-nous un moment à Prades, à l'hôtel de l'aimable Julie, bien connue des touristes des Pyrénées ; elle a toujours à vous offrir un bon accueil et des pâtisseries délicieuses ; heureux si vous pouvez séjourner chez elle, car nulle part vous n'aurez de meilleur lit et une table plus recherchée.

Nous voici au Vernet, où je reviens toujours avec plaisir, pour y jouir de la fraîcheur des ombrages, de la douceur de l'air, en même temps que des eaux bienfaisantes.

J'ai retrouvé mon guide Michel, le modèle des guides, un véritable observateur, avec lequel on s'instruit des choses de la nature, en parcourant la montagne. Un jeune voyageur russe, logé dans l'établissement voisin, chez Mercadet, M. de Reusner, gentilhomme de la chambre de l'empereur de Russie, se l'est attaché en ce moment pour visiter tous les sites les plus curieux à dix lieues à la ronde, afin de compléter la description du *Guide Joanne* sur cette partie des Pyrénées ; il a bien voulu me le céder pour un jour, et enfin, favorisé par un temps superbe, j'ai pu, le jeudi 6 juin, exécuter ce que je tente en vain depuis plusieurs années, l'ascension du pic du Canigou.

La journée était très-favorable, l'air ferme et pur, bon pour la marche et pour la vue, la neige peu abondante; nous avons donc pu arriver au sommet et jouir, de ce point élevé à 2,800 mètres au-dessus du niveau de la mer, du magnifique panorama qui s'étend sur les plaines du Roussillon, sur la mer et jusqu'en Espagne, d'un côté, et, de l'autre, sur la chaîne des Pyrénées. Le Canigou est le jardin des botanistes, et la plus riche flore du monde s'étale à ses pieds ; entre autres fleurs, le *Ginesta purgans* couvre en ce moment les flancs de la montagne d'un tapis d'or qui s'étend à perte de vue; c'était à se prosterner en présence d'un tableau si plein de grandeur et de magnificence !

Partis à trois heures du matin, nous rentrions à six heures du soir. Une bonne douche enleva en un instant toute la fatigue.

Il s'agit maintenant de grimper en voiture pendant cinq ou six heures pour atteindre Montlouis, petite ville avec une forteresse, espèce de clef de la France, située à 1,600 mètres, et par conséquent d'un climat très-rude et très-âpre ; on s'y chauffe toute l'année, le matin et le soir, et jamais on n'y quitte les couvertures de laine ; il n'y a pas de fruits et à peine de légumes, et il y arrive quelquefois, en plein été, des gelées qui détruisent les récoltes de pommes de terre, la grande ressource du pays ; au mois de juin 1867, les feuilles des frênes étaient complétement gelées. Quel contraste entre la plaine et les plateaux des montagnes élevées ! Tandis qu'on fondait en eau à Prades, on grelottait à Montlouis, et quelques centaines de mètres plus haut, toute vie est éteinte ; il n'y a plus que la glace et la neige, ces précieux réservoirs des rivières qui arrosent et fécondent nos champs !

Au lieu de loger dans la ville même de Montlouis, on descend un peu plus bas, vers une espèce de faubourg que l'on appelle la Cabanasse. Là on trouve une auberge de médiocre apparence, mais où les lits sont excellents, les draps d'une blancheur éblouissante, la cuisine très-bien faite, et où l'on change le linge à chaque repas comme au Grand-Hôtel ; c'est, au reste, ce que nous avons trouvé partout, dans les plus petits bourgs de ces lieux reculés.

C'est encore ce que nous allons rencontrer à Bourgmadame, la dernière ville de France, séparée de l'Espagne et de Puycerda par un simple torrent. Nous arriverons chez Mlle ou chez M. Antoinette, car il est impossible de dire à quel sexe appartient ce maître d'hôtel ; s'il porte jupon, il a tant de barbe au menton, l'air et le ton tellement masculins, qu'il est difficile, malgré le costume, de lui reconnaître les grâces et la désinvolture de la femme ; mais, sans éclaircir ce mystère, entrons avec confiance, nous serons bien reçus, bien logés, bien traités et avec toute sorte d'obligeance.

EXCURSION DANS LES MONTAGNES DE LA CATALOGNE ET DE L'ARAGON

Bagnères de Luchon est merveilleusement situé pour entreprendre des excursions pittoresques dans les Pyrénées. Placé au milieu de la chaîne, au pied du pic le plus élevé de ces montagnes qui de la Maladetta vont en s'abaissant, d'un côté vers la Méditerranée, de l'autre vers l'Océan, on n'a qu'à choisir autour de soi, et l'on peut faire de ce lieu le point central de ses courses. C'est ce que savent très-bien certains Anglais amateurs du pittoresque et de la chasse à l'ours et à l'isard ; ils affectionnent ce pays dont ils forment avec les habitants de la Gironde et de la Haute-Garonne, avec les malades de Bordeaux et de Toulouse, la principale clientèle. C'est aussi par ce point que j'ai commencé ma tournée.

Avant de pénétrer en Espagne, j'ai prisconnaissance des environs de Luchon, qui sont véritablement admirables. On peut parler des montagnes sans trop craindre de répéter ce qui a déjà été dit, tant leur aspect est variable suivant les circonstances atmosphériques, suivant le degré de transparence de l'air, le point de vue où l'on se place, et aussi suivant la disposition de l'esprit et la tournure de l'imagination. Les montagnes partagent avec la mer le privilége de s'offrir sous des aspects toujours nouveaux, la moindre vapeur suffit pour changer le tableau. L'œil habitué à l'horizon des plaines est sans cesse trompé par la perspective mobile des montagnes ; tantôt les objets se rapprochent, et la vue franchit les distances qui la séparent des points les plus éloignés ; les intervalles disparaissent, les pics neigeux éclatants de blancheur se placent au premier plan, et l'instant d'après ils fuient dans un lointain infini, l'œil plonge dans des espaces sans bornes, et l'imagination le suit et s'égare dans des régions inconnues. Les mêmes lieux visités d'un jour à l'autre ; la même promenade, faite à des heures différentes de la même journée, sont quelquefois tellement changés qu'on ne les reconnaît plus ; aussi peut-on se procurer des sensations nouvelles, des émotions profondes, sans aller chercher bien loin des sites nouveaux et sauvages. Le point de vue le plus gracieux devient facilement terrible par un simple changement dans l'atmosphère : il suffit pour cela d'un peu de vapeur apportée par les vents ou condensée par un refroidissement subit de l'air.

Je me suis donné le plaisir d'une émotion de ce genre en partant seul et par un temps douteux, pour refaire une excursion que j'avais exécutée la veille, accompagné d'un guide et par un ciel pur. Il s'agissait tout simplement de gravir le mont qui domine Luchon, au pied duquel la ville est située, de faire la promenade du Superbagnères, l'une des plus jolies et des plus faciles de ce pays. Au lieu de prendre le chemin que j'avais suivi la veille, je pris un sentier plus direct à travers la forêt de sapins dont la montagne est couverte, mais bientôt le sentier disparaît au milieu des rochers et des ravins, et il faut se diriger instinctivement vers le but qu'on se propose d'atteindre. Ce n'est pas sans difficulté que l'on sort du dédale de la forêt et que l'on parvient au sommet du mont ; j'y arrivai enfin ; mais à peine prenais-je possession du dernier mamelon et m'apprêtais-je à jouir de la vue que j'avais admirée la veille, portant mes regards, d'un côté sur la chaîne des monts couverts de neige que domine la Maladetta, plongeant de l'autre dans la vallée profonde où repose Luchon, et qui serpente au loin parcourue par le torrent de la Pique, je me trouvai enveloppé par les brouillards ; or, ces vapeurs qui du pied de la montagne ne paraissent qu'une gaze légère agitée comme une écharpe au caprice des vents, interceptent tellement la lumière, que les objets placés à quelques pas se dérobent complétement à la vue ; de telle sorte que bientôt on se trouve exactement comme au milieu d'une mer sans limites, dans laquelle on ne sait plus comment se diriger, n'osant plus quitter l'espèce d'écueil sur lequel on se trouve perché.

La situation pourrait devenir embarrassante et même dangereuse, si le brouillard acquérait une grande intensité, et l'imprudent voyageur, étranger à ces contrées, qui ne connaît pas les moindres replis du terrain d'après lesquels le montagnard dirige ses pas au milieu de l'obscurité, risquerait d'errer sur ces hauteurs inhospitalières et d'y passer la nuit sans pouvoir regagner son gîte, et Dieu sait ce que serait une pareille nuit ! non pas seulement à cause du froid et des intempéries qu'on aurait à subir ; mais ces tapis de verdure du sommet des montagnes, si délicieux à parcourir pendant le jour aux reflets du soleil, deviennent pendant la nuit le séjour des loups et des ours, qui viennent rôder autour des troupeaux. Et en effet à peine avais-je fait quelques pas sur ces crêtes pour reprendre mon chemin, que je me trouvai en face, non pas d'un ours ou d'un loup, mais de leur ennemi, d'un défenseur de troupeaux, d'un énorme chien de montagne à tête noire sur un corps blanc, qui se dirigea vers moi d'un air menaçant, comme pour me punir de venir troubler sa solitude.

Je n'insistai pas auprès de cet hôte redoutable, je lui cédai modestement le terrain et je rebroussai chemin, heureux de le voir se rasseoir paisiblement en attendant sans doute un ennemi plus sérieux.

J'en fus quitte de toute manière pour cette émotion ; à peine avais-je fait quelques pas en descendant, que je sortis de la nue et me retrouvai en pleine lumière, la forêt de sapins en face de moi et au milieu d'un immense troupeau de bœufs et de vaches dont la physionomie n'avait rien d'inquiétant. Je me dirigeai de nouveau, tant bien que mal, à travers la forêt, et je fus assez heureux pour tomber dans le bon chemin. Mais je compris dès lors combien les pays de montagnes ressemblent peu aux pays de plaine ; la nature y est sévère, et les montagnes sont un élément auquel on ne doit pas se confier sans expérience ou sans guide. Au reste, il ne manque pas de témoins pour vous donner des avertissements à ce sujet : c'est ainsi qu'à quelques pas de Luchon, dans une gorge qui sert de route pour aller en Espagne, une inscription placée sur une croix noire, plantée au pied d'un rocher, vous apprend l'histoire d'un jeune touriste imprudent qui, voulant au mois d'août dernier marcher sans guide dans ces lieux inconnus pour lui, s'égara, fut surpris par la nuit, et se précipita du haut du rocher sur la route, où i vint se briser le crâne.

Mais sans parler des dangers que l'on court en allant seul, ne faut-il pas d'ailleurs faire vivre les guides et favoriser une industrie que ces braves gens n'exercent que pendant trois mois et qui leur sert à nourrir eux et leur famille pendant le reste de l'année ? La compagnie de ces guides, au reste, ne manque pas d'intérêt; ils connaissent tous ces lieux dont ils vous indiquent les moindres détails; ils savent par cœur toutes les légendes du pays, qu'ils vous racontent avec naïveté ; ils vous montrent la pierre où fut décapité saint Aventin, le point où son corps fut miraculeusement découvert par des bœufs, et la chapelle bâtie sur l'emplacement où le saint se transporta comme un autre saint Denis, portant sa tête entre ses mains. Et puis, comment saurez-vous choisir le temps convenable pour les différentes excursions, prévoir l'orage qui s'annonce par un petit nuage insignifiant attaché aux flancs d'un pic, et qui bientôt va envelopper la montagne et verser des torrents d'eau et d'électricité? Comment jugerez-vous des effets capricieux des vapeurs et des brouillards qui plongent dans l'obscurité le sommet des montagnes, tandis que le soleil rayonne dans la vallée? Et pourtant telle excursion n'a d'intérêt que par un ciel parfaitement pur, telle autre est plus agréable par une atmosphère légèrement voilée. Élevez-vous, par exemple, au sommet du Monné par un temps couvert; que le moindre brouillard se forme sur ce point autour duquel la chaîne des Pyrénées se développe en immense amphithéâtre, d'où vous plongez d'un côté dans la plaine de Toulouse et de Tarbes, tandis que de l'autre vous comptez tous les pics neigeux de la chaîne d'une mer à l'autre, et vous aurez perdu votre peine, et ce magnifique spectacle disparaîtra pour vous, il n'en restera rien, il sera comme non avenu. Une pareille journée, au contraire, eût été très-favorable pour faire une petite tournée en Espagne, pour aller visiter Bosort, en revenant par la délicieuse vallée de Saint-Béat.

Mais à propos de l'Espagne, il est temps d'y entrer, si vous voulez bien m'y accompagner.

Je partis en compagnie d'un des plus anciens guides de Luchon, fameux par ses excursions dans les Pyrénées dont il connaît tous les passages et toutes les gorges, à travers lesquels il a maintes fois poursuivi l'ours, l'isard et le bouquetin, ou dirigé les pas des voyageurs curieux; pas un pic dont il ne sache le nom, pas un *port* (on appelle de ce nom dans les Pyrénées les points par lesquels on peut franchir les chaînes et passer d'une vallée dans une autre) que Jean Sors Argarot n'ait gravi par tous les temps : en été pour guider les voyageurs, en hiver pour suppléer à cette industrie en portant des ballots de marchandises en Espagne ou en y conduisant des mules. Il fut un des guides de l'ascension de la *Maladetta*, exécutée pour la première fois heureusement, en 1842, par MM. de Franqueville et Tchihatcheff. Depuis la malheureuse tentative faite en 1824, et dans laquelle périt François Barran, l'un des guides les plus estimés de Luchon, personne n'avait osé renouveler cet essai.

On est guide de père en fils dans la famille Argarot, et la généalogie de cette famille remonte à une haute antiquité ; on dit même qu'elle descend d'un baron riche et puissant au temps des Sarrasins. Nous ne chercherons pas à éclaircir ce point historique, et nous nous bornerons à dire que le père et le fils actuels sont deux excellents guides ; l'un, hardi montagnard, traqueur intrépide dans la chasse à l'ours, plein de ressources pour dresser la tente le soir et préparer le dîner dans ces excursions aventureuses, toujours prêt à égayer le repas par quelque chanson grivoise en espagnol ou en patois; l'autre, jovial garçon auquel il ne prend d'accès de mélancolie que lorsque les provisions manquent et qu'il craint de ne pouvoir satisfaire son robuste appétit.

C'est avec le père que j'entrepris mon voyage dans les montagnes de l'Aragon et de la Catalogne. La route que l'on suit pour pénétrer en Aragon monte par le port de Vénasque, étroit passage situé au sommet de la montagne, que l'on n'atteint qu'après avoir franchi plusieurs glaciers et gravi bien des sentiers rocailleux. Ce n'est pas sans hésitation que l'on met pour la première fois le pied sur les ponts de neige suspendus au-dessus du torrent, et que l'on se confie à son cheval sur ces pentes glissantes d'où le moindre faux pas vous précipiterait dans l'abîme. Mais bientôt on se familiarise avec ces sentiers à pic, tantôt dans le roc et tantôt sur la glace, que cheval et guide parcourent avec tant d'aisance, et l'on est bien dédommagé de ses fatigues et de ses craintes, lorsque, parvenu au col étroit qui forme la limite entre la France et l'Espagne, on débouche dans la première vallée d'Aragon avec un beau soleil, ayant en face de soi l'immense tapis bleu de la *Maladetta*, montagne maudite, sans doute parce qu'elle est inabordable à l'homme ; quelques pas de plus ou de moins dans ces hautes régions, et l'on est dans une atmosphère brumeuse ou dans un ciel éclatant de lumière ; bien souvent il arrive qu'en deçà du col et sur le sol de France, on est enveloppé de brouillard, tandis que quelques pas plus loin, au delà du col, l'air est transparent sans la moindre vapeur ; il fait beau en Espagne, quand le temps est sombre ou même quand il pleut en France, et cela à la distance de quelques mètres.

Ce phénomène s'explique parfaitement par la disposition des montagnes et par la direction des vents ; je l'ai vu se produire sous mes yeux pendant que je descendais le versant méridional des monts que je venais de franchir. Le vent du nord apportait de France des vapeurs humides qui, surmontant le sommet de la chaîne, se déversaient de l'autre côté comme des torrents de fumée. Mais à mesure que ces vapeurs arrivaient dans la vallée d'Aragon, qu'elles glissaient sur le flanc des montagnes frappées par les rayons d'un soleil ardent, qu'elles pénétraient dans une atmosphère plus chaude, elles se dissipaient en saturant l'air d'autant plus d'eau qu'il est plus échauffé, et passaient ainsi à l'état de vapeur transparente et invisible. Survienne un changement dans la direction du vent, que le vent du midi souffle et apporte dans des vallées moins chaudes cet air saturé d'humidité, l'eau se déposera aussitôt sous forme de brouillard, ou se résoudra même en pluie. C'est ainsi que les hautes montagnes deviennent les réservoirs des fleuves qui alimentent nos plaines, que par le froid qui règne sur leurs sommets elles condensent en pluie ou en neige les vapeurs apportées par l'air qui s'en est chargé dans les parties chaudes et basses, et que, par cet échange continuel, il s'établit un immense courant de la plaine et des mers vers les lieux élevés, et des lieux élevés vers la plaine et les mers. Mais par une admirable prévoyance, c'est en neige que se condense sur les montagnes une grande partie des vapeurs aqueuses de l'atmosphère, afin que ces masses glacées, accumulées pendant l'hiver et ne fondant que lentement sous l'action du soleil d'été, entretiennent pendant toute l'année les torrents et les fleuves qui fécondent les champs.

Et puisque nous en sommes à contempler ces harmonies de la nature, ces magnifiques lois qui gouvernent le monde, n'est-ce pas merveille de voir avec quel soin ces eaux qui descendent des montagnes sont préparées pour nos besoins, et comment elles acquièrent peu à peu les qualités propres à notre organisation ? L'eau qui provient de la fonte des neiges est lourde et désagréable ; elle a une saveur particulière qui la caractérise. Privée d'air et ne contenant aucune matière étrangère en dissolution, elle est presque à l'état d'eau distillée ; dans cet état elle n'est pas potable et serait malfaisante si l'on en faisait usage ; mais bientôt, comme elle est battue et mêlée à l'air pour devenir légère et vivifiante ! Ces cascades qui font l'ornement des montagnes et où l'eau tombe en se brisant de rocher en rocher, ces torrents où elle roule en écumant sur des blocs de granit qui la divisent et retardent sa course, ne sont pas faits seulement pour le plaisir de nos yeux. C'est là que l'eau acquiert les qualités que nous lui trouvons dans nos rivières et dans nos sources, qu'elle se combine à l'air, qu'elle dissout les matières minérales et organiques nécessaires à sa composition, de telle sorte que, parvenue dans la plaine, elle n'a plus rien de la crudité qu'elle présente sur les montagnes et dans les torrents.

N'est-ce pas à cette propriété de l'eau des montagnes qu'il faut attribuer le peu de qualité de certains produits, tels que le lait, que l'on s'attendrait à trouver savoureux dans ces beaux pâturages où paissent les troupeaux des Pyrénées, et qui est au contraire si souvent pauvre en principes et si peu agréable au goût? Il y a là évidemment une cause générale qui agit sur les bestiaux si bien nourris en apparence; car des vaches de la plus belle espèce, tirées de la Normandie et donnant 12 à 15 litres de lait par jour et d'un lait gras et riche, n'ont pas tardé à dégénérer, sous ce rapport, dans les pâturages de ces montagnes; bientôt elles n'ont plus fourni que 4 à 5 litres d'un lait pauvre et maigre. Je dois pourtant faire exception pour le lait de brebis que j'ai trouvé excellent dans certaines contrées, j'y reviendrai en parlant des faiseurs de fromages.

Il se fait encore sur les pics des montagnes, entre la terre et l'atmosphère, bien d'autres échanges que celui de la vapeur d'eau contenue dans l'air. Tous ces pics, toutes ces pointes de rochers dressés vers le ciel, soutirent comme autant de paratonnerres l'électricité des nuages ou servent à décharger la terre de l'excès de fluide qui s'accumule à sa surface, en le combinant au fluide contraire de l'atmosphère; c'est au sommet des montagnes, entre les pics et les nuages que se font, comme entre les pôles d'une pile galvanique, les plus fréquentes décharges de fluide électrique; c'est dans ces solitudes inaccessibles aux êtres vivants, que s'accomplissent des phénomènes météorologiques d'un effet terrible et qui rendraient la terre inhabitable, s'ils se passaient dans la partie réservée aux êtres organisés. Aussi tout, dans ces régions, jusqu'aux végétaux, a-t-il une forme appropriée aux circonstances atmosphériques dont nous venons de parler ; plus de formes variées comme dans la plaine, plus d'arbres étendant leurs rameaux et s'arrondissant en dôme comme les marronniers ou comme les chênes ; tout y affecte une forme pyramidale, comme les sapins qui couvrent ces montagnes, et qui atteignent les limites supérieures de la grande végétation ; leurs extrémités élancées vers le ciel concourent sans doute avec les pointes des rochers à l'accomplissement des phénomènes électriques.

Après avoir contemplé, du port de Vénasque, l'imposant panorama de la *Maladetta*, de la vallée sauvage qui se déploie à sa base et du torrent qui mugit à ses pieds, nous commençons à descendre le versant méridional des montagnes limites de la France, et à pénétrer dans la première vallée de l'Aragon. Au fond de cette vallée est *l'hospice* de Vénasque, destiné, comme celui qui se trouve du côté de la France, à donner asile aux voyageurs qui vont entreprendre l'ascension de la montagne et le passage du port ; ces hospices sont des établissements précieux, entretenus par les autorités communales, et affermés à un hospitalier chargé d'héberger les voyageurs. Il ne faut s'attendre à trouver ni le luxe ni aucune des commodités et des jouissances de la vie dans ces auberges destinées à être englouties sous la neige pendant une partie de l'année. Une grande pièce à petites ouvertures pratiquées dans de solides murailles, avec un grand feu constamment entretenu dans son centre, et dont la fumée s'échappe par un trou percé dans la voûte, comme dans une hutte de sauvage, permet aux voyageurs placés tout autour de réchauffer leurs membres engourdis ; un grand chaudron suspendu au-dessus du foyer, prépare la soupe à l'huile qui doit réconforter leurs corps.

J'ai toujours pensé qu'il n'était pas nécessaire d'aller au fond de l'Amérique, ou dans les pays appelés proprement barbares, pour trouver des sauvages, et qu'il suffisait de se transporter à deux cents lieues de Paris, dans quelque pauvre village de montagne, pour étudier des êtres et des mœurs aussi étrangers à la civilisation que ceux que l'on rencontre sur les bords du Missouri, chez les peuplades des *gros-ventres* ou des *pieds-noirs*. J'ai été confirmé dans mon opinion par la vue d'une tribu de ces contrées récemment amenée à Paris, et dont les individus ne sont certainement pas plus éloignés de nos idées de civilisation, ne sont pas plus sauvages, en un mot, que certains habitants des vallées reculées de nos montagnes. Certains Indiens présentés en 1845 à l'Académie des sciences, et qui ont eu l'honneur d'exécuter leurs danses burlesques en présence de la famille royale, me paraissent même plus élevés dans l'échelle de la civilisation que certains bergers passant leur vie à garder les troupeaux sur les plateaux des Pyrénées, et à confectionner pour le compte des villages les fromages de lait de chèvre ou de brebis. Ceux-ci, à la vérité, ne sont peints ni en rouge ni en bleu ; ils ne sont point bariolés d'oripeaux de toute couleur, et ne portent ni anneaux aux narines, ni colliers de coquilles autour du cou. Leur accoutrement ne se compose que d'une peau de mouton sur le dos, d'une mauvaise paire de culottes et de sandales aux pieds. Mais en sont-ils moins sauvages pour cela ? Que dire, par exemple, de ces tribus de faiseurs de fromages, telles que celle que j'ai rencontrée au lac d'Oo, vivant dans une hutte creusée sous terre, au pied d'un rocher, passant des mois entiers dans ces contrées désertes, loin de tout commerce et couchant tous pêle-mêle, hommes, femmes et enfants, de tout âge et quel que soit le degré de parenté, sur une litière de fougère, à peine recouverts de haillons ? Quelles sont les idées et que doivent être les mœurs d'une pareille réunion d'êtres humains ? Dira-t-on, pour les rapprocher de nous, qu'ils adorent le même Dieu et qu'ils servent le même souverain que nous? Mais je ne suis pas bien sûr que leur religion s'élève au-dessus du saint de bois grossièrement taillé qui orne la niche de leur église ; quant aux idées de gouvernement, la conscription seule, lorsqu'elle vient les prendre et les enrégimenter, les leur révèle, et nos officiers savent si ce n'est pas une éducation tout entière, une civilisation à opérer.

L'hospice de Vénasque et ses habitants n'offraient guère un aspect moins sauvage, et je suis tenté de croire que les repas des tribus de l'Amérique du Nord n'auraient rien de plus repoussant que celui qui nous fut servi.

Je ne veux pourtant pas médire de ces hospices si heureusement institués dans ces vallées désertes. Que de pauvres voyageurs leur doivent la vie ! car le pauvre, celui qui n'a rien, est reçu, chauffé, nourri, hébergé comme celui qui peut payer ; et même, s'il tombe malade, l'hospitalier lui doit gratuitement tous ses soins jusqu'à ce qu'il soit en état de se remettre en route. C'est d'ailleurs un rude métier que celui d'hospitalier; il faut un ferme courage pour demeurer dans ces lieux menacés par les ours et les loups et si rudement éprouvés par les éléments :

« Il y a peu d'années, dit M. Alb. de Franqueville (1), une affreuse avalanche tomba du haut de la montagne sur ce même hospice de Vénasque, et l'ensevelit sous ses ruines. Tous ceux qui s'y trouvèrent périrent dans cette catastrophe. L'hospitalier, qui était allé chercher des provisions à Vénasque, ne trouva plus à son retour qu'un immense amas de neige, triste sépulture de sa nombreuse famille. Ce ne fut qu'au printemps que les restes des victimes purent être retrouvés. »

La vallée de Vénasque se distingue des vallées situées du côté de la France autant par l'aspect de ses habitants que par sa végétation ; à peine met-on le pied en Espagne, de ce côté du moins, que l'on reconnaît une race d'hommes plus vigoureux et que surtout on ne rencontre plus de goîtreux. A quelle cause faut-il attribuer ce changement subit ? Est-ce à l'origine particulière de cette race ,au sang qui coule dans ses veines, ou bien au climat et aux mêmes conditions atmosphériques qui font végéter abondamment les buis de l'autre côté des Pyrénées, qui en couvrent le flanc des montagnes, tandis que l'on en trouve à peine dans la plupart de nos vallées ? Cette dernière opinion me paraît la plus probable, attendu que dans un misérable village que j'ai traversé le

(1) Franqueville, *Voyage à la Maladetta*. Paris, 1845, in-18.

lendemain, situé dans une étroite vallée, les plus horribles goîtreux, crétins, cagots, etc., se sont offerts à mes regards.

Le torrent, que l'on suit pour arriver à la ville de Vénasque, offre de belles chutes ; de nombreuses cascades y versent leurs eaux, et les bords en sont garnis d'une riche végétation ; la gentiane bleue et la gentiane jaune, un iris bleu aussi beau que celui des jardins, y croissent en grand nombre et plus haut dans la montagne, plusieurs variétés de lis y étalent leur éclatante blancheur.

La petite ville de Vénasque ne présente rien de remarquable ; elle possède un petit château fort, un gouverneur et une garnison d'une cinquantaine d'hommes : son air pauvre et misérable n'empêche pas qu'elle ne soit riche par son commerce de mules. Elle fut sans doute jadis le séjour de familles nobles, car la plupart des maisons sont armoriées et portent au-dessus de l'entrée principale un écusson. D'apparence de boutique, il n'y en a pas ; et cependant, si vous entrez dans l'échoppe d'un petit mercier, où vous ne vous attendiez à trouver que pour deux liards de fil, on vous étalera de belles étoffes de soie, brodées de chenille de toute couleur, d'or, d'argent et d'acier, tant est grand le goût de la toilette chez les femmes de ce pays.

Le lendemain de bon matin, nous gravissions la montagne à cheval, pour continuer notre voyage et pénétrer dans une autre vallée d'Aragon qui devait nous conduire à Vidaillé en Catalogne, où nous nous proposions de coucher. Le déjeuner eut lieu dans une fraîche prairie, sur le bord d'un torrent, pendant que nos chevaux en liberté paissaient l'herbe autour de nous. Aucune flore n'est plus riche que celle de cette vallée; les lis, les jacinthes, le rhododendron, y étaient en pleine fleur, ainsi qu'une bruyère délicieuse, répandant un parfum de jasmin qui ferait envie aux élégantes de Paris.

Là, j'eus l'occasion de mettre à l'épreuve les ressources et les connaissances de mon guide. Il me prit fantaisie de changer de route et de me diriger à travers les montagnes pour aller coucher à l'hospice de Vielle, situé au pied du port du même nom, par où nous devions franchir de nouveau la chaîne et rentrer en France après avoir visité la ville de Vielle en Catalogne. Jean n'avait jamais suivi ce chemin, si ce n'est il y a trente-cinq ans, à l'époque où il faisait la guerre en Espagne comme chasseur de montagne. Mais Jean a merveilleusement l'instinct de ces lieux, et de plus il connaît tout le monde: pas un village où il ne rencontre un ami ou une femme qu'il a connue fille et jeune, pas une ferme isolée, pas une bergerie où il ne soit sûr de trouver quelque compagnon d'aventure prêt à le renseigner et à le mettre sur la voie. Et si par hasard l'argent venait à vous manquer dans un pareil voyage, n'ayez aucune inquiétude : Argarot vous fera faire crédit.

Le voilà donc qui jette un coup d'œil sur le pays, et qui se met en quête du chemin auprès d'un montagnard éleveur de mules, dont nous venions de découvrir la cabane. Nous prenons notre nouvelle direction, Jean toujours chantant en espagnol ou en patois, mais observant la nature si remarquable en ce pays par ses contrastes de vigueur et d'âpreté, par ses prairies verdoyantes et ses ravins profondément creusés.

Après avoir monté pendant plusieurs heures, en suivant toutes les sinuosités d'un terrain déchiré, nous arrivons sur un plateau élevé, où nous faisons halte à côté d'un berger gardeur de troupeaux de vaches, de bœufs et de mules. Quelle vie, que celle de ces pâtres qui passent tout l'été dans ces solitudes, bien au-dessus des neiges, sans descendre au village d'où on leur apporte le pain grossier et l'huile pour la soupe qui composent toute leur nourriture ! Ils n'ont d'autre abri que quelques pierres et pour toute compagnie que leur troupeau, sans parler des loups qui viennent rôder et hurler toute la nuit autour d'eux. Celui que nous rencontrions en ce moment était seul, sans chien et sans autre arme qu'un bâton. La nuit précédente, les loups lui avaient enlevé une jeune mule dont bientôt nous retrouvâmes les traces sur les pierres teintes de sang jusqu'à l'endroit où gisait, non son cadavre, mais son squelette, frais encore, aussi bien dénudé, aussi bien *préparé* que par un habile anatomiste ; il avait dû se livrer là dans les ténèbres, un furieux combat entre les loups et les aigles, car le terrain était jonché de plumes de ces derniers.

Continuant notre route et avant d'arriver au village de Neto, affreux village rempli des plus horribles goîtreux, nous passâmes auprès de la forêt de sapins, refuge des loups dont je viens de parler, et au-dessus d'un torrent qui s'engouffre dans l'un des plus profonds ravins que j'aie vus. Ce lieu est tout à fait comparable aux sites les plus beaux et les plus sauvages des Alpes. Bientôt on débouche dans une autre vallée dont le Gave établit la limite entre l'Aragon et la Catalogne. Cette vallée monte en se rétrécissant, jusqu'à l'hospice de Vielle, et traverse un pays inhabité, des forêts abandonnées, espèces de forêts vierges où les arbres croissent et meurent sans être atteints par la hache, sans servir aux besoins domestiques ou à ceux de l'industrie. Rien n'est triste comme l'aspect de ces forêts, où des arbres immenses, dépouillés de leur écorce et blanchis par le temps, gisent à terre, semblables à d'énormes squelettes que l'imagination transforme à peu de frais en squelettes d'animaux bizarres et gigantesques. Ces contrées sont particulièrement d'un côté le domaine des ours, de l'autre celui des isards et des bouquetins. C'est là qu'on vient chasser ces animaux dans leurs retraites presque inaccessibles, et c'est là que périt en 1844 un Anglais grand amateur de chasse. En sautant d'un rocher à l'autre, son fusil partit, et il eut le bras traversé de plusieurs balles; transporté à l'hospice de Vielle où sa femme l'avait suivi, il mourut de cette blessure avant que M. Ph. J. Roux, qui était alors à Luchon, eût le temps de lui apporter les secours de son art.

Le lendemain à la pointe du jour, par un froid des plus vifs, nous gravîmes la rude montée du port de Vielle, mais par un tel brouillard que je ne saurais rien dire de la physionomie des lieux que j'ai traversés. De l'autre côté du port la descente se fait sur une longue nappe de neige au milieu de laquelle les muletiers espagnols, montés sur leurs belles mules, chamarrées de glands rouges et couvertes de grelots retentissants, faisaient le meilleur effet. A force de descendre nous arrivâmes enfin dans la vallée et dans la petite ville de Vielle, qui porte encore les empreintes des ravages que les bandes carlistes y ont exercés il y a cinq ans. Vielle est le chef-lieu de la vallée, siége du gouverneur et d'un tribunal de première instance.

Après un maigre déjeuner, nous rentrâmes en France par le passage du Portillon, non sans jeter un dernier regard, du haut de la montagne, sur la belle vallée qui s'étend à droite du côté de Vielle et à gauche du côté de Bosort et de la vallée française de Saint-Béat.

Les pays de montagnes ont sans doute bien des charmes, mais on finit pourtant par se lasser d'avoir toujours la vue bornée par ces masses énormes qui vous dérobent le soleil longtemps avant son coucher. On se prend à regretter le vaste horizon des plaines sur lequel l'œil s'étend sans obstacle, et l'on conçoit aussi bien la mélancolie qui s'emparait des prisonniers de la Belgique et de la Hollande, transportés pendant nos guerres dans les montagnes de la Catalogne, que le regret du montagnard lorsqu'il perd de vue la nature accidentée et les sites pittoresques auxquels il est habitué dès son enfance.

Un autre inconvénient de ces contrées, c'est de présenter sans cesse au regard des montagnes verdoyantes qui invitent à la promenade, comme tous les lieux élevés, et que l'on ne peut aborder sans fatigue et sans travail. La moindre promenade est un voyage pour lequel il faut consulter ses forces et le temps, et que l'on ne peut entreprendre au gré de son caprice et de sa fantaisie. Ici, pas de promenade pour le philosophe et pour le rêveur qui aiment à marcher sans préoccupation un livre à la main ou en se laissant paisiblement aller au cours de leurs pensées; les difficultés se présentent à chaque pas.

EXCURSION DANS LES PYRÉNÉES.

LUZ. — SAINT-SAUVEUR. — CAUTERETS. — GAVARNIE.

Il y a autour de Barèges de belles et importantes excursions à faire, qui compensent pour les malades ingambes ou capables de monter à cheval, la tristesse et l'ennui de ce séjour. Le Tourmalet, le pic du Midi, la vallée de Luz, Saint-Laurent, le pic de Bergons, la grotte de Gèdres, le cirque de Gavarnie, Cauterets, le lac de Gaube, le pont d'Espagne, le Vignemale, etc., offrent aux amateurs tout ce qu'ils peuvent désirer en fait de pittoresque, de grandiose, de difficultés à vaincre et de sites magnifiques.

Mettons-nous en route avec Tro-ye, le guide par

excellence, hardi cavalier qui connaît les règles de la prudence , qui apprécie les devoirs et la responsabilité de sa profession et qui met son honneur à exécuter les entreprises les plus audacieuses, sans jamais compromettre la sûreté des voyageurs. C'est merveille de voir avec quel soin il prépare une expédition aventureuse, comme il sait consulter le temps, préparer tous les objets nécessaires, choisir les hommes qui doivent l'aider dans les passages difficiles, prévoir les accidents qui peuvent résulter de l'influence de l'air vif et raréfié des montagnes, sur les organisations habituées à respirer l'air des plaines. Partout où nous irons avec Tro-ye, nous rencontrerons les lieux où il a guidé les pas du jeune duc de Montpensier, le plus entreprenant *gravisseur* de montagnes, qui n'a laissé aucun passage difficile de ces contrées sans le franchir, aucun pic inabordable sans tenter de le surmonter ; aussi M. le duc de Montpensier est-il connu de tous les pasteurs de ces cantons qui l'aiment, le chérissent et l'admirent, comme on devait aimer, chérir et admirer Henri IV, lorsqu'il faisait assaut de courses et d'agilité avec les jeunes Béarnais, ses compagnons d'enfance.

Après avoir fait l'ascension du pic du Midi de Barèges, qui présente un panorama analogue à celui que j'avais admiré du mont de Bagnères de Luchon (1), nous prîmes la route de Cauterets, en passant par Luz et Saint-Sauveur.

Luz est un joli village qui ne possède pas de sources thermales, mais qui, par le voisinage de Saint-Sauveur et par sa position centrale entre Baréges, Gavarnie et Cauterets, sert de point de réunion aux voyageurs qui vont visiter ces lieux.

Saint-Sauveur se compose d'une trentaine de maisons gracieusement suspendues au flanc de la montagne, à l'entrée de la gorge qui conduit à Gavarnie, dont le torrent coule à ses pieds. L'établissement thermal est une miniature proportionnée au volume d'eau dont on dispose et à la quantité de malades que l'étroite et unique rue taillée dans le rocher peut admettre et loger. Ses eaux sont sulfureuses, riches en barégine, et si onctueuses qu'il semble, disent les malades, qu'on entre dans un bain de lait lorsqu'on s'y plonge. Aussi sont-elles recherchées par les femmes affectées de névroses, de douleurs abdominales ou fatiguées par des couches répétées. Toutefois, Saint-Sauveur est déchu de son ancienne splendeur ; il n'y a pas d'autre raison que

(1) Voyez plus haut, p. 74.

le caprice et la mode pour expliquer cette sorte de défaveur.

Deux chemins conduisent de Saint-Sauveur à Cauterets : l'un est la grande route qui traverse la vallée de Luz et s'engage à Pierrefite dans la gorge étroite au fond de laquelle est situé Cauterets ; l'autre passe par la montagne et ne peut être suivi qu'à pied ou à cheval. Nous prîmes ce dernier, et, après une rude montée, nous descendîmes dans la vallée de Cauterets, en passant près de la grange d'où la reine Hortense venait admirer le point de vue et qui porte son nom.

J'ai visité Cauterets sans aller au lac de Gaube ; c'est à peu près comme si l'on disait, que l'on a été à Paris sans voir le Pont-Neuf ; voici par quelle circonstance j'ai été privé de cette excursion.

Après avoir visité la *Raillière*, je poursuivais mon chemin pour me rendre à l'établissement du *Petit Saint-Sauveur*, situé à une demi-lieue de Cauterets, j'étais loin, je vous assure, de chercher des émotions, et je suivais paisiblement le torrent qui roule avec fracas à travers les rochers qui lui font obstacle. Près du *Petit Saint-Sauveur*, les eaux de ce torrent, tombant d'une certaine hauteur, coulent sur une pente rapide, d'où elles se précipitent de nouveau dans une sorte de bassin, pour reprendre ensuite leur course tumultueuse. J'herborisais le long de ma route, et apercevant sur le bord de l'eau, précisément à l'endroit de la première chute, de ces productions gélatineuses, analogues à la barégine, qui se déposent sur les pierres des eaux courantes, comme un enduit savonneux, je m'approchai pour en recueillir ; en me penchant pour les saisir, je sentis un de mes pieds glisser, puis l'autre, et perdant l'équilibre sans pouvoir me retenir, je tombai sous la cascade qui m'emporta comme une paille, me roula sur l'espèce de glacis formé par le rocher, et bientôt me précipita avec elle dans le bassin, où, par bonheur, je me trouvai en pleine eau sans avoir donné de la tête contre quelque rocher où je me serais brisé ; grâce à l'instinct de conservation, qui dans un pareil moment sert mieux que la présence d'esprit et que la réflexion, je revins à la surface de l'eau, et une fois remis de mon premier étourdissement, je regagnai le bord en nageant dans cette eau glacée, sans éprouver même la sensation du froid ; et, chose remarquable, j'arrivai à terre la canne à la main, comme j'étais tombé ! J'étais sauvé, mais j'avais les jambes trop meurtries pour pouvoir marcher; on vint à mon secours, et après quelque temps de repos au Petit Saint-Sauveur, je pus reprendre en chaise la route de Cauterets. Après un pareil saut périlleux, que les truites seules ont le privilége d'exécuter sans danger, il me fallut renoncer à mes projets et regagner mon gîte.

J'étais venu à Cauterets avec l'intention de visiter toutes les sources de Cauterets, je devais franchir le Vignemale pour aller à Gavarnie en passant par le lac de Gaube et par le pont d'Espagne ; toutes mes dispositions étaient faites pour cette entreprise, qui ne laisse pas de passer pour hasardeuse depuis que deux jeunes gens ont péri, surpris au milieu du Vignemale par un de ces ouragans plus terribles sur la montagne que sur la mer elle-même ; Tro-ye avait fait choix de ses hommes, il était muni de bâtons ferrés, de crampons et de sandales pour marcher avec sûreté sur les glaciers et sur les neiges ; il était prêt, lorsqu'il nous fallut modestement retourner à Baréges ; voilà comment, étant allé à Cauterets, je n'ai pas vu le lac de Gaube.

Je ne parlerais pas de Gavarnie, lieu trop fameux pour n'avoir pas été mille fois décrit, si je n'avais à vous signaler un projet qui complétera l'ensemble de la scène imposante qu'offre ce chaos de rochers dressés vers le ciel. Avant d'arriver au cirque proprement dit, on traverse une grande surface aride, qui n'est autre chose que le lit desséché d'un lac que formait jadis en cet endroit le torrent alimenté par des cascades et par la fonte des neiges ; ce torrent a rompu ses digues, et les eaux trouvant une issue entre deux rochers, le lac a disparu : ce devait être jadis un beau spectacle, lorsque le cirque, ses cascades et ses gradins couverts de neige, se réfléchissaient dans les eaux du lac comme dans un miroir. Or il suffirait de quelques blocs jetés dans l'étroite fissure par où les eaux s'échappent, pour retenir ce torrent, pour couvrir de nouveau le lit desséché du lac, féconder ses rives dépourvues de verdure, animer ce paysage morne et triste en lui rendant cette immense surface miroitante dans laquelle se refléteraient la cime des pins toujours verts et les fleurs bleues de l'iris qui tapissent les rochers d'alentour.

Cette idée si simple de restituer le lac de Gavarnie n'était venue à personne, lorsqu'un homme de goût en fut frappé en visitant ces lieux comme curieux et comme administrateur du pays ; M. Duchatel, depuis préfet de Toulouse, ayant communiqué cette idée à son collègue M. Barre, préfet de Tarbes, une exploration des lieux fut organisée en compagnie de deux jeunes ingénieurs pour mesurer les pentes, calculer les niveaux, et de cet examen auquel j'ai assisté, il résulte que le projet de rendre à Gavarnie son ancien lac, ce lac qui manque à sa splendeur, est non-seulement d'une exécution facile, mais sera d'une grande utilité pour la vallée ; c'est un coup de fortune pour le pays, par le concours d'étrangers que ce beau lac attirera, et la manière dont sera désormais réglé le cours du torrent. Un pareil embellissement ne peut qu'être approuvé par le goût le plus sévère ; il ne fait que rendre à la nature ce qu'un accident lui a fait perdre.

Je n'ai rien à dire, au point de vue pittoresque, des Eaux-Bonnes qui sont connues detout le monde, et particulièrement du monde parisien qui les fréquente avec assiduité, ni des Eaux-Chaudes, voisines et rivales des Eaux-Bonnes, sinon que ces deux stations sont reliées l'une à l'autre par une route pittoresque, taillée avec hardiesse et suspendue dans le roc, serpentant avec lui selon les sinuosités du torrent.

Les grands phénomènes dont on est à chaque pas témoin dans les montagnes portent à la méditation, à l'étude de la nature, de ses produits, des révolutions du globe et de leurs causes. Aussi n'est-il pas rare de trouver des naturalistes jusque dans les pauvres villages des Pyrénées, et des espèces de savants sous l'humble habit des pasteurs montagnards. La renommée de quelques-uns de ces paysans observateurs, qui se sont instruits en contemplant les œuvres de Dieu, a pénétré jusqu'au sein des Académies, s'est étendue jusqu'auprès des savants de profession.

Il n'est pas un botaniste ou un géologue qui ne connaisse le nom de Gaston Sacaze de Beost, de ce pâtre, qui, jeune encore, connaissait toutes les plantes des Pyrénées, et qui plus tard se mit à apprendre à lire, puis à étudier le latin, pour comparer les descriptions des auteurs avec ses propres observations, et quelquefois pour les réformer.

Sacaze, sans quitter ses montagnes, sans venir s'asseoir sur le fauteuil académique, est devenu un vrai savant qui fait autorité. D'autres moins célèbres que Sacaze, tels que Philippe, à Bagnères, Martre à Luchon, ont cultivé avec fruit la minéralogie, la botanique, tout en gardant leurs troupeaux.

Au sein des villes, loin du mouvement scientifique, des grands centres, les sciences ont aussi leurs adeptes qui leur vouent un culte d'autant plus pur qu'il est désintéressé, sans éclat et sans profit. Honorons donc ces hommes en passant, lorsque nous les rencontrons, et ne quittons pas Bayonne sans visiter les belles collections d'histoire naturelle de M. Darracq, pharmacien au faubourg de Saint-Esprit. Ce ne sera pas sans intérêt et sans plaisir que nous le suivrons dans ces cabinets, où il a réuni à ses frais, avec une persévérance que peut seul donner l'amour de la science, une collection complète des oiseaux d'Europe, un herbier de toutes les plantes des Pyrénées, et des échantillons minéralogiques non moins curieux.

Si je n'avais pas eu le malheur d'être détourné de ma route par une circonstance imprévue, je n'aurais pas manqué d'aller non loin de là frapper à la porte d'un savant dont la réputation, franchissant les étroites limites de la petite ville où il s'est fixé, s'est répandue avec ses travaux dans le monde savant. N'est-ce pas merveille de trouver à Saint-Sever un homme tel que M. Léon Dufour (1) ! Au milieu des occupations de sa clientèle médicale, sans autre ressource que son instinct observateur et la nature qu'il avait sous les yeux, sans autre stimulant que le désir de pénétrer ses mystères, M. Léon Dufour s'est mis de pair avec les maîtres de la science, et a conquis le titre de correspondant de l'Institut par ses importantes recherches sur la structure et l'organisation des animaux. Et si vous saviez combien est modeste la vie de ce savant, combien sont modestes ses prétentions ! Il n'eût pas manqué de nous bien accueillir, lui qui fait si bien les honneurs de ses cabinets, riches en produits curieux d'histoire naturelle qui lui

(1) M. Dufour est mort à Saint-Sever, en 1865.

parviennent de toutes les parties du globe ; lui qui n'a pas dédaigné d'apprendre la botanique à tous les enfants de Saint-Sever !

LA CHAINE DES PYRÉNÉES

DE BAYONNE A PERPIGNAN.

Lorsqu'on parle des eaux des Pyrénées, à Paris du moins, on n'entend parler que de ce groupe de sources fameuses réunies dans la haute partie de la chaîne entre Bagnères de Luchon et les Eaux-Bonnes; les Basses-Pyrénées jusqu'à Bayonne sont à peine fréquentées, et toute la partie orientale de la chaîne jusqu'à Perpignan est à peu près inconnue des amateurs qui font la tournée des Pyrénées. Quoiqu'il y y ait une sorte d'injustice dans cette préférence exclusive, elle est facile à comprendre. Je crois néanmoins que cette vieille habitude des touristes et des coureurs d'eaux ne tardera pas à changer, et je souhaite dans l'intérêt de leur plaisir et de leur curiosité qu'ils ne persistent pas dans leur routine. On ne doit pas se borner à l'éternelle et magnifique promenade des Eaux-Bonnes à Luchon; toute l'étendue de la chaîne des Pyrénées mérite bien d'être visitée de Bayonne à Perpignan.

Perpignan fait le pendant de Bayonne à l'autre extrémité de l'immense chaîne de monts qui viennent d'un côté baigner leur pied dans la Méditerranée et de l'autre dans l'Océan. Perpignan est assis au pied des Pyrénées, à l'est, comme Bayonne l'est à l'ouest ; ces deux villes touchent d'une main aux derniers anneaux de cette grande chaîne de montagnes, et de l'autre à la mer. L'une et l'autre sont comme deux postes avancés sur les deux principales routes d'Espagne ; aussi chacune a-t-elle une forteresse et des murs bien entretenus. L'architecture mauresque du Castillet et de ses autres monuments en briques d'une belle teinte rosée, donne une physionomie plus originale à Perpignan, et Bayonne doit à son beau fleuve un aspect plus imposant. Je préfère Bayonne à Perpignan ; où trouver d'ailleurs des gens plus accueillants qu'à Bayonne? Pau et Bayonne sont des villes essentiellement faites pour le monde et la société.

Je tracerai l'itinéraire en vue des amateurs désireux de sortir un peu des voies battues, et s'ils sont tentés ils n'auront pas de regret, j'en suis sûr, d'avoir cédé à la tentation.

Je suppose que le touriste part de Bayonne et arrive à Bagnères de Luchon par les routes de tout le monde.

Bagnères de Luchon est à peu de distance d'Aulus ; par la montagne on peut aller de l'un à l'autre en un jour. Cette route n'est pas entièrement carrossable, une partie seulement peut se faire en voiture, le reste se fait à cheval ; mais de même que les amateurs de courses dans les montagnes vont de Luchon à Barèges directement, sans faire le détour par la grande route d'Estenos, de Montrejeau, de Lannemezan et de l'Escaladieu, ils pourront bien visiter Aulus sans tourner par Saint-Gaudens et par Saint-Girons ; voici l'itinéraire que je leur propose :

De Bagnères de Luchon à Portet, par la route de Saint-Béat et d'Aspet, en voiture ; de Portet à Castillon, partie en voiture et partie à cheval, et de Castillon à Seix, voisin d'Aulus, en trois heures et à cheval, en passant par la vallée de Bethmale, presque au pied du mont Vallier et par la Core.

Si de Seix ils veulent aller en Espagne, ils en auront pour cinq heures jusqu'au point du passage, au port de Salan.

Une fois à Aulus, on peut entreprendre toute la tournée des bains de l'Ariége et des Pyrénées-Orientales, toujours par les montagnes et sans faire le circuit des grandes routes; c'est ainsi que d'Aulus on se rend en quatre heures à Vicdessos par le port d'Aulus, et de Vicdessos à Ussat en voiture.

La vallée d'Ussat conduit à Ax, et des omnibus font constamment le service de l'un à l'autre bain.

La route d'Espagne vous transportera d'Ax au Vernet. Vous visiterez en passant la petite république fondée par Charlemagne, et vous irez jusqu'à Puycerda, s'il vous plaît de visiter une ville espagnole. Du Vernet, vous aurez le choix, pour vous rendre dans la vallée d'Arles, aux bains Amélie, de franchir le Canigou, ou de suivre la grande route par Perpignan. D'Amélie, j'avais l'intention de franchir le Canigou pour me rendre au Vernet, placé sur l'autre versant, mais le Canigou était encore alors (au mois de mai) tellement couvert de neige, que les passages étaient, disait-on, inaccessibles, et les eaux minérales de cette partie des Pyrénées n'étant pas encore fréquentées par les promeneurs curieux, et surtout par les promeneuses intrépides qu'on ne rencontre guère que parmi les baigneurs de Paris, sont encore mal pourvues de guides entreprenants tels que ceux des Hautes-Pyrénées. Je ne doute pas qu'un guide de Luchon ou de Bagnères, sans se laisser arrêter par les neiges du Canigou, ne m'eût conduit en toute sûreté de l'autre côté au Vernet. On achèvera la tournée par les Pyrénées-Orientales, pour revenir par Perpignan, je vous le conseille, de pousser jusqu'à Collioures, Port-Vendres; on ne doit pas, en effet, venir si près de la mer sans aller la contempler un moment.

C'est le parti que je pris, et, après avoir jeté un dernier regard, au soleil couchant, sur cette belle mer dont j'allais m'éloigner pour longtemps sans doute, après lui avoir dit un dernier adieu le matin au lever du soleil, je suis revenu à Perpignan, non sans visiter en passant l'antique cloître d'Elne.

Les voyageurs moins libres de leurs personnes que ceux qui vont à pied, à cheval, en diligence ou indistinctement par tous les moyens de transport qui se présentent, les voyageurs en poste devront d'abord aller à Saint-Girons et à Foix dans leur voiture. Après avoir visité Aulus, ils pourront faire la tournée que je viens d'indiquer par Ax, le Vernet, les bains d'Arles et retrouver leur voiture à Perpignan.

Dans tout ce trajet et dans les différents séjours aux eaux des Pyrénées, on sera logé, nourri et baigné, terme moyen, pour quatre à cinq francs par jour ; dans quelques localités encore peu fréquentées, à Aulus, par exemple, le prix ne s'élèvera pas au-dessus de trois francs. Au Vernet, ce sera un peu plus cher ; mais dans l'établissement voisin de celui des commandants, chaque baigneur dispose d'une cuisine où il peut faire sa dépense lui-même et comme il l'entend ; la même chose a lieu aux établissements d'Ax.

VOYAGE DE FANTAISIE DE TARASCON A SUZE (1).

Je suis las des voyages en chemin de fer, de ces excursions à toute vapeur dans lesquelles on n'a plus la possession de soi-même, où l'on ne peut s'arrêter à volonté ni voir ce qu'on désire, où le tableau qu'on voudrait fixer est déjà loin quand il a frappé vos yeux. Bon pour arriver ; pour se transporter d'un lieu à un autre, de Paris à Marseille, par exemple, le chemin de fer vaut mieux, je l'avoue, que les meilleures diligences d'autrefois ; et pourtant, un coin dans un bon coupé des Messageries Laffitte et Caillard, et surtout dans la malle-poste, avec cinq bons chevaux devant soi et les petits incidents de la route, avait bien son charme. Qu'était-ce donc quand le courrier de la malle, comme je l'ai vu, moins pressé que dans les derniers temps, se livrait à son petit commerce le long du chemin et faisait arrêter le postillon pour aller tirer des perdreaux qu'il apercevait à peu de distance ! L'amour de la vitesse a emporté toutes ces

(1) Montpellier, juin 1866.

jouissances, et de perfectionnement en perfectionnement, nous sommes venus à ce prodige que nous admirons aujourd'hui : à être lancés comme un boulet de canon. Je ne me plains pas, et plus que bien d'autres j'apprécie le progrès, j'en profite, et, la distance étant supprimée, je ne sens plus les tristesses de l'exil, à deux cents lieues de ma famille et de mes amis.

Je voudrais pourtant varier un peu mes plaisirs, car c'est monotone de rouler toujours en chemin de fer, au milieu du bruit, sans liberté et sans pouvoir se livrer à la moindre flânerie. Ne serait-il pas temps de revenir aux usages de nos pères, de sortir quelquefois de la ligne inflexible des rails, de reprendre les voies lentes et de retourner, pour ainsi dire, à l'autre extrémité de la ligne que nous avons parcourue ? N'y aurait-il pas quelque chose de piquant à se remettre, sinon pour les grands voyages, au moins pour les excursions, au mode de transport que pratiquaient les grands-pères et même les grand'mères des enfants de ce pays-ci, même pour aller à Paris ? car j'ai connu de très-honorables dames qui avaient exécuté ce voyage sur leur haquenée. Mais il ne s'agit pas d'aller à Paris.

La pensée de ce retour à l'ancienne coutume m'est venue en voyant dernièrement un de mes amis, un peu original, il est vrai, entreprendre sur son cheval un trajet de plusieurs jours pour se rendre dans un lieu où le chemin de fer l'eût conduit en quelques heures. Mais le pays est accidenté, pittoresque ; mon ami avait besoin d'exercice, de grand air, non de coups d'air comme on en reçoit en wagon, ce qu'il a en horreur, et ce voyage à la don Quichotte lui a plu et lui a fait grand bien. — Pourtant le cheval ne réalise pas mon idéal ; ce noble serviteur a des allures un peu vives ; il est délicat ; il demande des soins, de la surveillance ; on ne peut pas l'abandonner à lui-même dans les sentiers rocailleux et difficiles ; il faut le surveiller, le conduire, et on ne se laisse pas aller impunément sur son dos aux distractions et à la rêverie ; on n'y installe pas facilement son petit bagage, et dans les auberges il lui faut une bonne écurie et une nourriture choisie ; en outre, la position du cavalier exige une certaine contention.

Les travailleurs de ce pays-ci ont une manière de monter à âne que j'admire et que j'envie toutes les fois que je les vois cheminer : ils sont assis de face, comme dans un fauteuil, les jambes pendantes des deux côtés du cou de l'animal. De cette façon, les jambes ne sont pas écartées, elles ne sont séparées l'une de l'autre que par le cou du baudet ; le corps repose commodément sur un bon coussin, et il est flanqué à droite et à gauche de paniers qui se font équilibre, qui soutiennent le cavalier et dans lesquels il a ses provisions, ses outils de travail, sa gourde surtout, et du foin pour sa monture. Ce sont particulièrement les faucheurs qui se rendent ainsi à leur ouvrage ; ils forment une espèce de corporation habitant les faubourgs de la ville, et on les rencontre souvent par troupes de quinze ou vingt dans la saison des foins, se dirigeant le matin vers les jolies prairies du village de Lattes, ou regagnant leur domicile le soir après leur journée faite. C'est plaisir de les voir se prélasser sur leur alerte petite bête au pied sûr, trottinant sans fatigue et se reposant même de leur rude besogne sur ce siége aussi confortable qu'un bon fauteuil ; ils devisent entre eux, fument leur pipe, boivent un coup de leur gourde, et ils pourraient lire le journal si la fantaisie leur en prenait. Combien de fois, en les considérant, ai-je fait en imagination, par le même moyen, des excursions pittoresques au sein des montagnes que j'aperçois de notre promenade du Peyrou, à l'est dans la chaîne des Alpes, au couchant dans celle des Pyrénées !

Eh bien ! c'est un de ces rêves que j'ai voulu réaliser ! Pour cinquante écus, j'ai acheté un de ces bons petits ânes qui se contentent des herbes les plus grossières qu'ils broutent en plein soleil, et je crois même qu'à défaut d'herbes ils mangent quelquefois la poussière et ne s'en trouvent pas plus mal. J'ai fait faire à mon humble coursier une de ces selles ou plutôt un bât dont je ne sais pas le nom méridional, mais qu'en Picardie on appelle une *blatière ;* deux paniers en bel osier blanc, avec un couvercle à charnières pour préserver mes effets et mes provisions de la poussière où d'un grain de pluie, ont été accrochés à droite et à gauche de cette *blatière ;* la tête de mon âne a été ornée d'une bride fort propre et d'un licol pour l'attacher le soir. Dans les paniers j'ai mis du linge, quelques vêtements avec une chaussure de rechange, des provisions de bouche, une vaste gourde d'olette aux flancs rebondis, des cigares, du tabac et ma pipe. J'ai ajouté papier, crayons, plumes et livres, le tout accompagné d'une ombrelle pour le cas de grand soleil ou d'une averse ; enfin une couverture de voyage et un léger manteau complétaient mon équipement.

Parmi les livres, j'avais pris quelques volumes des charmantes *Causeries du lundi,* de M. Sainte-Beuve, agréable compagnon de route et de très-bonne société pour le soir. Quel excellent cours de littérature en effet que ces *Causeries,* dans lesquelles l'étude de l'homme et l'histoire se mêlent si agréablement à la critique littéraire ! M. Sainte-Beuve a essentiellement l'amour et le sentiment du vrai et du beau; on le voit bien dans ses critiques les plus vives, et on peut dire les plus passionnées : dans celles, par exemple, sur M. de Chateaubriand. Dès qu'une page éloquente lui apparaît, son enthousiasme éclate sans restriction; il n'hésite pas même à mettre le grand peintre de nos jours au-dessus de J.-J. Rousseau qu'il admire profondément comme coloriste et comme artiste en style. Personne n'a mieux loué l'auteur du *Génie du christianisme*, et, malgré les attaques contre des procédés qu'il poursuit avec acharnement, tout homme de grand talent et de génie voudrait être loué ainsi, car on sent que l'expression part de l'âme et non de l'esprit seulement. Je ne connais rien de plus sain, au point de vue des doctrines littéraires, du beau et du bien, que ces articles de M. Sainte-Beuve, et en même temps de plus agréable et de plus instructif. Jamais l'auteur ne sacrifie le vrai goût au plaisir de faire de l'effet, et il s'arrête toujours, même en parlant de certains héros de scandales dont les aventures semblent une bonne fortune pour un écrivain qui veut intéresser ses lecteurs et piquer leur curiosité, il s'arrête toujours devant les actes qui compromettent ou l'honneur ou la dignité de l'homme, ou la morale ou l'humanité ; et il le fait sans pédantisme, car il est indulgent aux humaines faiblesses, et ce n'est pas lui qui jetterait la pierre à la femme repentante. Quelles meilleures paroles que celles-ci, par exemple, à propos de ce comte de Bonneval, si élégant, si spirituel, si brave et si brillant à la guerre, et qui a fini par trahir son pays et par se faire mahométan : « L'exemple de Bonneval nous prouve, ce semble, qu'il faut quelque point d'arrêt, quelque principe, je dirai même quelque préjugé dans la vie : discipline, subordination, religion, patrie, rien n'est de trop, et il faut de tout cela garder au moins quelque chose, une garantie contre nous-mêmes..... »

Mais je reviens à mon expédition. Ainsi nanti pour le corps et pour l'esprit, ayant une bonne carte pour me diriger, je prends le chemin de fer jusqu'à Tarascon, qui est mon point de départ.

De Tarascon, je me dirige sur Saint-Remy, situé au débouché d'une petite vallée des Alpines et d'où l'on a une vue splendide sur Avignon, le cours du Rhône et la chaîne du Lébron. Il faut s'arrêter à Saint-Remy, non seulement pour contempler cette vue qui unit le cachet méridional à la splendeur végétale et à la fécondité des plus riches vallées, mais pour admirer deux monuments antiques d'une conservation parfaite : un mausolée, carré par le bas, avec quatre bas-reliefs représentant des chasses et des combats, circulaire par le haut et surmonté de la statue du Mort ; ce mausolée, datant probablement du premier siècle de notre ère, porte l'inscription suivante : « Sextus, Lucius, Marcus, de la race des Jules, ont fait élever ce monument à leurs parents. » Son aspect est très-élégant. Le second monument, moins vieux d'un siècle, est un arc de triomphe dont il ne reste que la partie inférieure ; les sculptures représentent des captifs enchaînés ; à l'archivolte se dessine une guirlande de fleurs et de fruits d'une belle exécution ; la voûte est ornée de caissons. Que font-là ces deux monuments ? Évidemment ils dépendaient d'une grande cité, l'antique Glanum, sur les ruines de laquelle s'élève aujourd'hui le bel établissement de Saint-Paul, fondé par le docteur Mercurin, et consacré au traitement des aliénés. Faisons trêve un moment à nos idées riantes pour pénétrer dans cet intéressant asile, qui n'offre d'ailleurs rien d'attristant aux yeux. Si on ne savait pas que ces chambres si bien tenues sont habitées par de pauvres êtres privés de leur raison, si on ne rencontrait pas dans les bosquets du parc des physionomies égarées, on se croirait dans un lieu de plaisance, situé dans la contrée la plus saine, au pied des Alpines, d'où se déroule la magnifique vallée qui s'étend jusqu'au Rhône.

Saint-Remy n'étant qu'à 16 kilomètres de Tarascon, mon petit âne, bien rafraîchi, pouvait fournir une étape plus longue ; j'en profitai pour aller visiter les ruines de la ville des Baux, curieuses par le site et par leur histoire plus que par ce qui reste de l'ancien château ; une bonne route y conduit à travers la chaîne des Alpines.

Cette première journée me donna bon espoir sur le succès de mon entreprise ; cette manière de cheminer me parut agréable ; je jouissais de la liberté d'un voyage pédestre, mettant pied à terre quand bon me semblait, et me délassant sur mon siége quand j'en sentais le besoin. Tout en contemplant le paysage, j'usais de mes provisions qui étaient dans mon grand panier de droite ; je fumais de temps en temps un bon cigare tout en me laissant dandiner par l'allure douce quoique saccadée de ma monture ; j'avais acheté les journaux du jour à la gare du chemin de fer, et je les lisais aussi paisiblement que dans mon cabinet, avec le plaisir d'être à l'air et de respirer à pleins poumons. Quand une jolie fleur frappait mes regards, je sautais en bas de mon âne, sans avoir à m'en préoccuper et sans même ralentir sa marche ; le sifflet du chemin de fer n'étourdissait plus mes oreilles ; je n'entendais, au milieu du silence des champs, que le bruissement des insectes cachés sous l'herbe, et l'odeur du charbon de terre était remplacée par l'arome des plantes odorantes qui parfumait l'atmosphère. Je n'avais pas de voisin incommode, et je n'éprouvais plus la sensation désagréable de faire partie d'un mécanisme, d'être à la merci d'un engrenage, dépossédé de mon libre arbitre, et entraîné par une force supérieure et fatale ; ma volonté, mon caprice même était ma seule loi. Dans les sentiers les plus déserts, je n'étais pas seul ; l'humble animal qui me portait sur son dos fut bientôt pour moi un véritable compagnon de voyage ; nous nous entendions, je devinais ses instincts, et il répondait à mes paroles par un mouvement d'oreilles très-significatif ; il animait la solitude. Ne sont-ce pas là de vraies jouissances, bien connues sans doute, mais dont on se déshabitue tellement de nos jours, qu'elles deviennent nouvelles ? Quant à la lenteur du procédé, c'est une affaire d'imagination ; il ne s'agit que de se mettre, en partant, dans la disposition d'esprit d'un homme qui n'est pas pressé.

Je ne décrirai pas en détail la route que j'ai suivie en remontant la vallée de la Durance jusqu'à Gap, ni celle qui, de Gap, m'a conduit à Grenoble ; route intéressante pourtant par ses sites et fameuse par ses souvenirs historiques ; n'est-ce pas celle que l'exilé de l'île d'Elbe a prise quand, après avoir remis le pied sur le sol de son empire au golfe Juan, il se laissa guider par son aigle, qui vola de clocher en clocher jusqu'aux Tuileries ! Mais nous avons tant de lieux et de choses à voir qu'il faut nous hâter.

Près de Visille, nous jetterons un coup d'œil, en passant, sur le château de Lesdiguières, appartenant à la famille Perrier.

Gavet mérite que nous nous arrêtions un instant, ne fût-ce que pour rappeler une catastrophe géologique qui a changé tout à coup l'aspect et même les conditions d'existence de cette contrée. Au douzième siècle, la montagne de Voudine, qui barre la Romanche, glissa sur sa base ; toute la vallée du Bourg-d'Oisans fut convertie en un lac ayant jusqu'à dix mètres de profondeur, c'est le lac Saint-Laurent ; de laboureurs, les habitans de la campagne devinrent pêcheurs. Mais en 1219, la digue fut emportée et toute la vallée ravagée jusqu'à Grenoble ; les villages disparurent. Autour de Visille, on voit encore les blocs de rochers transportés par cette irruption des eaux du lac ; Bourg-d'Oisans est une petite ville située dans une vallée unie, fertile et bien cultivée ; on remarque le défilé qui coule à une grande profondeur au-dessous de la Romanche. La route, au-dessus de Freney, à droite, est l'escarpement du glacier de Mont-de-Lans, le plus considérable du Dauphiné. La Romanche se précipite dans une fente profonde, où elle forme des cascades dont la principale est connue sous le nom de Saut de la Pucelle; plus loin une belle cascade encore sur la gauche de la route. — Villard-d'Arène est une localité célèbre parmi les géologues pour la superposition des rochers sédimentaires sur le granit; sur quelques points, il y a un renversement; ce qui, dans l'ordre des couches du globe, devrait être dessous, est au-dessus; ainsi le granit est superposé au calcaire liasique sur une étendue de deux kilomètres, du glacier de la Grave au Villard-d'Arène, et les deux roches ont subi des modifications curieuses à leur point de contact. C'est M. Élie de Beaumont qui, le premier, a signalé cette localité à l'attention des géologues.

En continuant, j'arrive aux prairies du Lautaret, les plus riches que l'on connaisse en plantes alpines; elles y acquièrent des dimensions extraordinaires, le terrain, composé de schistes ou ardoises décomposées, leur étant très-favorable; ce lieu est le véritable jardin de la flore alpine. De l'hospice du Lautaret, situé au sommet du col de la montagne, à 2,240 mètres au-dessus de la mer, on a une très-belle vue sur le groupe de Pebrona et l'Aiguille du Midi.

On sait que les moraines sont des roches transportées loin de leur lieu d'origine par les anciens glaciers qui avaient des dimensions gigantesques et s'étendaient à de grandes distances ; il y a des moraines vraiment colossales, et nous en avons ici un remarquable échantillon ; le village de Lauzet est bâti tout entier sur une ancienne moraine parfaitement caractérisée.

En suivant toujours les bords de la Guisane, on arrive au Monestier de Briançon, situé à 1,430 mètres au-dessus de la mer, ce qui ne l'empêche pas d'être entouré de champs d'orge et d'arbres fruitiers; enfin on aperçoit Briançon surmonté de ses nombreux forts, dont l'un est à 2,600 mètres au-dessus de la mer, sur le mont Infernet.

Nous ne ferons pas un long séjour à Briançon, qui n'est pour nous qu'une étape, et nous reprendrons notre route par le mont Genèvre pour arriver à Suze. La nouvelle route forme de nombreux lacets, mais comme *je suis pour ainsi dire à pied*, le *pied d'un âne* tient moins de place que celui *d'un homme* et passe partout où celui-ci peut passer, je préfère l'ancien chemin, montant directement à travers de beaux bois de pins. Le botaniste voit avec surprise, au sortir de la ville, la *lavande* (*Lavandula spica*) qui s'élève jusqu'à cette hauteur en suivant les bords de la Durance. On parvient bientôt au sommet du col, moins élevé que le Lautaret, car il n'est qu'à 2,000 mètres au-dessus de la mer. C'est un plateau ondulé, couvert de prairies quelquefois marécageuses, parsemé de granges. Tout en haut s'élève un obélisque indiquant que la route a été terminée en 1807. Là se voit en place la roche caractéristique de la Durance, *la variolite*, qui se retrouve jusqu'à son embouchure dans le Rhône et dans la Crau, cette singulière contrée traversée par le chemin de fer d'Arles à Marseille, et si bien décrite par M. Ch. Martins (1).

On descend par des zigzags à Césanne, premier village piémontais; on atteint Oulx et Salabertrand, puis le fort d'Exiles, qui, s'élevant au milieu de la vallée, commandait et barrait complétement la route de France en Italie; mais ce fort est devenu inutile depuis que la frontière française est sur le col du mont Cenis; avant d'entrer à Suze, nous nous arrêtons, et nous nous reposons à la fraîcheur, dans un admirable bois de châtaigniers et de noyers.

Puisque nous voici en présence de l'œuvre formidable du percement du mont Cenis, le quitte-

(1) Martins, *Du Spitzberg au Sahara*. Paris, 1866, p. 427.

rons pas sans faire une visite à ces admirables travaux qui attaquent des deux côtés la montagne, sur le versant français et sur le versant italien, et tendent à se rejoindre par-dessous cette énorme barrière qui sépare les deux pays. On ne marche point à pas de géant dans une semblable entreprise; c'est par pouces que l'on avance chaque jour à travers ces roches d'une extrême dureté qu'il faut percer et faire sauter à la mine. Et ce ne serait rien encore si le travail se faisait à ciel ouvert, à l'air libre. Mais, quand il faut agir au fond d'un souterrain, les difficultés augmentent à mesure que l'on avance, et ce n'est plus seulement contre la dureté de la pierre que l'on a à lutter, c'est surtout contre la privation d'air; car il n'y a pas moyen d'aérer par des courants, comme on le fait dans les tunnels de moyenne étendue et franchissant des montagnes de médiocre hauteur, à l'aide de puits percés de distance en distance; ici, les puits, en raison de l'élévation de la chaîne, seraient des ouvrages aussi longs que le percement du tunnel lui-même; on a calculé que chacun d'eux n'exigerait pas moins d'une dizaine d'années pour arriver du sommet de la montagne jusqu'au souterrain; il n'y fallait donc pas penser.

Comment donc faire respirer les ouvriers au fond

de cet immense tunnel qu'ils creusent lentement (il n'aura pas moins d'une quinzaine de kilomètres), surtout après l'explosion des coups de mine qui remplissent la galerie de fumée et consomment l'air respirable ? Il faut leur en envoyer du dehors. Mais comment pousser cet air à de pareilles distances et par quelle puissance le forcer à circuler dans cette longue galerie ? La solution de ce problème nous paraît une merveille de l'esprit humain et prépare peut-être la solution d'autres questions d'une bien plus grande importance.

On ne pouvait emprunter la force nécessaire à des machines à vapeur, d'un établissement et d'un entretien trop coûteux dans de pareils lieux, pour une œuvre d'une aussi longue durée et déjà si coûteuse par elle-même ; il fallait avoir recours à des moyens naturels et économiques. Les ingénieurs ont trouvé dans les chutes d'eau, si abondantes sur ces hautes montagnes, l'agent dont ils avaient besoin pour comprimer fortement de l'air, et pour l'envoyer de points très-éloignés jusqu'au fond du tunnel, à travers des tuyaux si bien ajustés, qu'ils n'en laissent pas perdre une bulle en route, malgré la grande pression à laquelle cet air est soumis ; c'est le chef-d'œuvre de l'art.

Voilà donc les ouvriers bien pourvus d'air respirable aussi bien que s'ils travaillaient à l'air libre, et d'une ventilation capable de purger la galerie après chaque explosion. — Cette même force, c'est-à-dire cet air comprimé, est employée comme agent mécanique dans les travaux du percement, et de là on s'est demandé s'il n'y aurait pas avantage à généraliser l'usage de cette puissance en l'appliquant aux ateliers et aux industries diverses. Il suffirait d'avoir auprès d'un centre industriel un cours d'eau d'une certaine force pour s'en servir à comprimer de l'air qu'il serait aussi facile de distribuer partout que l'eau qu'on envoie dans les fontaines et à domicile ou que le gaz d'éclairage ; on a calculé qu'un ouvrier pourrait avoir dans son atelier un robinet lui donnant en air comprimé la force d'un cheval de vapeur pour la somme de 15 fr. par mois. N'est-ce pas là en partie la solution du grand problème qui se posera à l'époque assez prochaine, puisqu'il ne s'agit pour certains pays que de deux ou trois siècles, de l'épuisement des provisions de charbon de terre que renferme la terre ? Il paraît moins facile de pourvoir à l'approvisionnement des locomotives et des bateaux à vapeur qui entrent aujourd'hui pour une si grande part dans les conditions et dans les besoins de la civilisation ; le génie humain y pourvoira.

A l'aide du merveilleux outillage employé au percement du mont Cenis, cette grande entreprise, à laquelle on ne croyait pas au début pouvoir consacrer moins de vingt-cinq ans, paraît devoir se réduire à moins de dix ans ; la machine à percer les trous de mine dans la roche fait autant de mètres que la seule main de l'homme faisait de pouces, de telle sorte qu'à moins de graves accidents qui ne sont pas à prévoir, ou de mystères que renfermerait la haute chaîne de montagnes dont on viole les entrailles, on espère passer d'un côté à l'autre dans sept ou huit ans, et ce délai peut encore se raccourcir, grâce aux perfectionnements qu'on ne cesse d'apporter aux méthodes et aux outils ; on a déjà réduit le temps des deux tiers ; l'expérience acquise peut le diminuer encore.

La machine à forer les trous de mine est des plus ingénieuses ; elle porte un grand nombre de fleurets qui tous agissent à la fois ; elle avance et recule à volonté avec la plus grande docilité ; elle attaque la roche dans tous les points et dans toutes les directions voulues ; et, quand elle a accompli son œuvre, on l'éloigne, on charge les trous de mine, on dispose les mèches, on y met le feu, les ouvriers se retirent, de grosses portes en chêne, placées de distance en distance, sont fermées, et, malgré toutes ces précautions, on n'a jamais vu, au moment de l'explosion, un seul chapeau rester sur la tête des hommes placés au delà des obstacles ni une seule lumière résister au choc de l'air qui se produit en cet instant.

. . . .

Si l'on trouve que ce récit manque de couleur locale et de précision, s'il est dépourvu du cachet que donne l'observation directe des objets, s'il n'est pas égayé par les petits incidents qui ne peuvent manquer dans une excursion aussi pittoresque, c'est que ce voyage n'a pas encore été réalisé; je ne l'ai exécuté qu'en projet, en imagination, mais je compte bien l'accomplir, et j'espère même entraîner avec moi quelques amateurs du mode de locomotion que je propose; je me fais une idée charmante d'une tournée faite ainsi en compagnie, dans des lieux dignes d'être visités, tout en causant et en s'entretenant de mille objets et mettant ses jouissances en commun.

PROMENADE AU MONT VENTOUX (1).

On pourrait vraiment appeler *ascension* ce que j'intitule ici *promenade*, car le Ventoux offre une des

(1) Juin 1868.

plus rudes montées qu'on puisse faire, quoiqu'il ait à peine 2,000 mètres de hauteur; depuis le point où l'on arrive à mulet, c'est-à-dire depuis la prairie, il reste un cône qu'il faut gravir à pic ; plus de sentier sur un terrain qui s'éboule sous les pieds. Il y en a pour une bonne heure de cette ascension pénible, et on se demande d'où viennent ces pierres éboulées, puisqu'au sommet on ne trouve pas même de rochers auxquels on puisse attribuer ces débris ; il semble qu'elles soient tombées du ciel ou bien qu'elles aient été vomies par la bouche d'un volcan dont il ne reste pourtant pas de trace.

On sait que le mont Ventoux est une dépendance des Alpes, qui s'avance dans la plaine comme un promontoire, dans la direction de l'est à l'ouest, entre Avignon et Orange. Ces pics isolés ont un intérêt particulier pour le géologue et pour le botaniste ; la constitution en est en effet singulière et la flore très variée, leur isolement les livrant à leur température propre, et la végétation variant en raison de la hauteur ; de sorte que les plantes des contrées les plus diverses apparaissent successivement, à mesure que l'on s'élève, par couches régulièrement superposées. « Nulle part, dit M. le professeur Ch. Martins (1),

(1) Ch. Martins, *Du Spitzberg au Sahara*. Paris, 1866.

on ne rencontre une montagne géographiquement mieux placée, plus détachée du groupe principal, et mieux orientée pour que l'influence de l'exposition se traduise par la végétation. » Le Ventoux est donc cher aux naturalistes, et c'est à ce titre que depuis longtemps je voulais entreprendre cette excursion.

Tous les voyageurs qui descendent de Lyon vers Marseille ont remarqué sur la gauche, entre Orange et Avignon, cette haute montagne au dos arrondi, s'avançant perpendiculairement à la direction du chemin de fer, et dont le sommet est blanc en tout temps : en hiver à cause de la neige qui le recouvre, et, en été, par suite de sa nature calcaire qui, sous l'éclat du soleil méridional, rayonne comme une surface blanche ; c'est le mont Ventoux (*mons Ventosus*) le plus élevé des pics de cette région tourmentée qui s'étend jusqu'aux Alpes. Cet aspect est d'autant plus frappant, que le Ventoux est dépourvu de végétation dans la plus grande partie de son étendue, et qu'il tranche ainsi sur le ton vigoureux de la plaine. La moitié supérieure de ce mont est formée, comme je viens de le dire, par un terrain pierreux, et ressemble à un immense remblai dont les matériaux auraient été apportés de loin, et c'est entre ces pierres que le botaniste découvre les jolies plantes qui ne se retrouvent que loin de là, sous d'autres climats. La moitié inférieure ou la base du Ventoux offre, surtout du côté du nord, de grands espaces tapissés d'un fin gazon, des bouquets de bois, et entre autres une petite et fraîche forêt de hêtres que l'on traverse avec bonheur après avoir gravi pendant trois heures les flancs nus de la montagne, sous un soleil qui devient ardent peu de temps après s'être élevé au-dessus de l'horizon. L'un de ces tapis de verdure se nomme la prairie ; des troupeaux de moutons viennent y paître pendant l'été et s'abreuvent à une petite source auprès de laquelle nous allons aussi nous arrêter dans un moment.

Nous étions bien renseignés pour nous diriger vers le Ventoux, et la chose n'est pas indifférente, car des deux versants de ce mont, l'un, regardant le midi, est aride et monotone par cette raison qu'il n'offre qu'un long plan incliné, sans mouvements de terrains prononcés : le versant nord, au contraire, est plus abrupt, très-accidenté, et donne naissance, dans ses étroites vallées, aux arbrisseaux et aux plantes variées. Un peintre bien connu des amateurs, un véritable artiste, M. Laurens, nous avait indiqué ce côté comme celui par lequel nous devions aborder le Ventoux.

Entre Avignon et Orange, à la station de Sorgue, on prend donc l'embranchement de Carpentras. Nous reviendrons sur cette vieille ville, mais il nous faut avant tout accomplir notre ascension, de peur de nous égarer trop longtemps dans ce splendide pays de l'ancien comtat venaissin.

De Carpentras, une voiture nous a conduits, en deux heures, à Malaucène, située dans un riche et gracieux vallon, au pied nord du mont Ventoux.

Je dis *nous*, car en effet je n'étais pas seul, j'avais un compagnon de voyage, un jeune Parisien qui débutait dans la carrière des ascensions. Nous formions un contraste qui mérite d'être décrit.

Moi, vieux voyageur, je ne m'occupe que de la chaussure, en fait de costume de voyage ; une bonne paire de brodequins à larges et épaisses semelles, des jambières : voilà pour moi les parties essentielles de mon accoutrement ; une chemise de flanelle, une blouse et un chapeau n'importe comment, le reste est indifférent.

Il n'en était pas de même de mon jeune néophyte ; sa tenue était irréprochable, élégante et bien conçue d'ailleurs : brodequins et jambières en cuir verni, pantalon collant, veston d'été d'une jolie coupe, ceinture rouge, cravate de satin vert, chapeau en melon avec un voile, rien n'y manquait ; sa satisfaction eût été complète si je n'avais pas dérangé l'harmonie et choqué toutes ses idées avec mon chapeau gris en tuyau de poêle ; il ne pouvait prendre son parti d'une pareille erreur. Faire une ascension avec un chapeau haut de forme, tel qu'on en rencontre encore sur les boulevards ! Sa contrariété était comique ; mais la jeunesse est si agréable et si intéressante, quand elle est intelligente et point blasée, et qu'elle est naturelle dans l'expression de ses sentiments ! C'était le cas de mon jeune ami ; aussi ses raisonnements et sa critique tournaient-ils au profit et à l'agrément de notre voyage. Le jarret était vigoureux, l'entrain parfait ; rien du petit-crevé sous ce costume un peu recherché.

Nos préparatifs furent bientôt faits : deux guides et deux mules devaient être à notre porte le lendemain à trois heures et demie du matin. Après un bon souper, une bonne nuit de cinq heures, nous étions en selle et en marche à quatre heures, précédés de nos guides, qui portaient les provisions ; nous-mêmes, nous avions, en guise de porte-manteaux, deux bottes de foin pour nos montures. Après avoir avalé un bol de café noir, le meilleur viatique pour ces sortes d'entreprises, nous prîmes le chemin de la montagne. Nous montâmes pendant trois heures et demie, et cette première étape nous conduisit à la prairie, au bord de la petite fontaine. Là, nous abandonnâmes nos mules.

Nous commençâmes à gravir à pied le cône énorme composé de pierres éboulées qui forment le sommet du Ventoux.

A mon âge, ce ne sont pas encore les jambes qui manquent, mais c'est le souffle, et c'est une véritable souffrance que de grimper à pic, pendant plus d'une heure, sur un terrain qui ne tient pas sous les pieds. Dans les plus hautes montagnes que j'ai parcourues, dans les Alpes et dans les Pyrénées, excepté quand on traverse la neige ou les glaciers, il y a toujours un sentier, si étroit et si indécis qu'il soit, et où le pied se pose avec assurance. Au Canigou, par exemple, que je gravissais en juin 1867 (1), et qui est beaucoup plus élevé que le Ventoux (2,800 mètres contre 1,911), on trouve un chemin jusqu'au pied de ce que l'on nomme la *Cheminée*, véritable muraille haute comme une maison, qu'il faut escalader pour atteindre le sommet. Ici, rien de semblable ; c'est un talus pierreux que l'on gravit tout droit pendant une heure ; c'est très-pénible, mais enfin on arrive, on est rafraîchi par la brise qui vous frappe le visage et dont il est bon de se préserver dans l'état de transpiration où l'on est.

De cette hauteur qui domine tout à cinquante

(1) Voyez plus haut, p. 45.

lieues à la ronde, on aperçoit à l'est la chaîne de montagnes de la Savoie couvertes de neige, le mont Blanc même quand l'horizon est pur, et, au couchant, la magnifique vallée du Rhône, avec son beau fleuve se déroulant du nord au midi, comme un immense serpent, à travers les prairies et les riches cultures. A ses pieds on a Vénasque et Saint-Didier, que nous visiterons dans quelques heures, Carpentras et Avignon dans un lointain vaporeux.

La descente n'est pas moins fatigante pour les jambes que la montée ; mais, pour la poitrine, c'est bien différent.

Avec quel plaisir on retrouve la précieuse source avec le vin rafraîchi, et de quel appétit on dévore le déjeuner préparé sur l'herbe par le guide, demeuré à la garde des provisions et des mules !

Quant à la récolte des plantes, la nôtre ne fut pas grande, la saison n'était pas assez avancée ; ce n'est qu'au mois de juillet que la flore du Ventoux est dans sa splendeur. Grâce à l'élévation, à l'isolement de la montagne et à la direction des versants, dont l'un est en plein midi et dont l'autre regarde le nord, on passe des régions tropicales aux régions tempérées, et l'on atteint la zone alpestre où le froid est très-vif. « La moyenne annuelle de la température au sommet du Ventoux, dit M. le professeur Ch. Martins, ne dépasse pas deux degrés ; c'est, comme on le voit, une moyenne fort basse. En latitude, il faut s'approcher du cercle polaire pour trouver la même moyenne.... Nous avons donc en France une montagne isolée qui s'élève brusquement d'une plaine dont la température moyenne est celle des villes de Sienne, Brescia ou Venise, et dont le sommet offre le climat de la Suède septentrionale, limitrophe de la Laponie. Ainsi, monter au Ventoux, c'est, climatologiquement, comme si l'on se déplaçait de 19 degrés en latitude, savoir du 44e au 63e degré. » En d'autres termes, c'est comme si on faisait 500 lieues vers le Nord.

Que l'on juge d'après cela de la variété de la végétation dans cet espace limité ! « Tous les climats de l'Europe, poursuit M. Martins, depuis celui de la Provencejusqu'à celui de la Laponie, sont échelonnés sur les flancs du Ventoux ; à chacun de ces climats correspond nécessairement une flore différente, mais comparable à celle du climat analogue dans les plaines de l'Europe. On peut donc y étudier l'influence de l'altitude sur la végétation.

«...... Le mont Ventoux offre ainsi une succession de régions végétales bien définies et caractérisées par l'existence de certaines plantes qui manquent dans les autres. Ces régions sont au nombre de six sur le versant méridional, de cinq sur le versant septentrional. A défaut de baromètre, la flore nous enseigne donc à quelle région nous touchons.... Au midi, toutes les plantes de la plaine appartiennent à la région la plus basse ; elle se caractérise très-bien par deux arbres, le pin d'Aley et l'olivier ; le premier ne dépasse pas 430 mètres au-dessus du niveau de la mer ; l'olivier monte plus haut, mais il n'est plus cultivé au-dessus de 500 mètres. Sous ces arbres, on rencontre toutes les espèces méridionales qui caractérisent la végétation de la Provence : le chêne kermès, le romarin, le genêt d'Espagne. Une zone étroite succède à celle-ci : elle est caractérisée par le chêne-vert, qui est si favorable à la production de la truffe. Au milieu des taillis on trouve la dentelaire d'Europe, le genévrier cade, la grande euphorbe, etc. Une région dépourvue de végétaux arborescents vient immédiatement après les deux premières : le buis, le thym et la lavande, le dompte-venin y dominent. » A la hauteur de 12 à 1,600 mètres se montrent les hêtres, avec le nerprun, le groseillier, la giroflée, la cacalée et l'oseille des Alpes ; plus haut, où le froid est très-vif, est le pin des montagnes, puis apparaissent la germandrée et la saxifrage gazonnante qui s'élève jusque sur les plus hautes cimes des Alpes. A 1,900 mètres, tout arbre a disparu, mais une foule de petites plantes viennent épanouir leurs corolles au mois de juillet, à la surface des pierres et des rochers : ce sont le pavot à fleurs orangées, la violette du mont Cenis, l'astragale à fleurs bleues, et, tout à fait au sommet, le pâturin des Alpes, l'euphorbe de Gérard et la vulgaire ortie ; M. Martins a observé qu'elle vient partout où l'homme construit un édifice. Aussi la voit-on s'abriter à l'ombre des murs de la chapelle élevée au sommet du Ventoux, depuis l'ascension de Pétrarque.

Du côté nord, M. Ch. Martins a revu comme une amie la saxifrage à feuilles opposées, qu'il avait cueillie au sommet du Reculet, la cime la plus élevée du Jura, et sur tous les sommets des Alpes qui atteignent ou dépassent la limite des neiges perpétuelles ; et quand il mit le pied pour la première fois sur les rivages glacés du Spitzberg, la saxifrage à feuilles opposées fut encore la première plante qu'il aperçut. Sur le Ventoux on trouve aussi les clochettes bleues de la campanule d'Allioni et d'autres petites plantes rabougries.

Le sapin, qui ne se voit pas sur le versant sud, s'élève dans les escarpements du nord ; la région des hêtres existe au nord comme au midi du Ventoux, mais plus bas ; on retrouve, en descendant, le buis, le thym et les lavandes. La zone végétale, placée immédiatement au-dessous de celle-ci, est caractérisée par un arbre qu'on chercherait vainement, d'après M. Ch. Martins, sur le versant méridional, c'est le noyer; la région des oliviers, au contraire, manque au nord. On voit combien est intéressant ce mont en apparence pelé, que le voyageur regarde avec indifférence en courant en chemin de fer, sans se douter qu'il représente en miniature la succession des végétaux, depuis les plaines de la Provence jusqu'aux extrémités de la péninsule scandinave.

A deux heures, après une descente de trois heures depuis la fontaine, nous rentrions à Malaucène, où nous retrouvions notre voiture, qui devait nous ramener d'abord à Carpentras, puis à Saint-Didier, où nous nous soumettions à une excellente douche d'eau froide, qui dissipait à l'instant toute fatigue, car Saint-Didier est un établissement hydrothérapique, fondé dans un vieux château par M. le docteur Masson.

Cet établissement est un admirable point central pour les touristes qui viennent explorer cette belle et intéressante région du Midi; installés dans ce beau domaine, sous de magnifiques ombrages, ils peuvent rayonner d'un côté vers la fontaine de Vaucluse, qui, bien qu'un peu passée de mode, n'en est pas moins un des plus beaux lieux et des plus intéressants que l'on puisse visiter, et à laquelle un très-bon livre de

M. Mézières sur Pétrarque (1) est bien capable de rendre la vogue ; nous avons revu avec enchantement la curieuse source et les magnifiques rochers chantés par l'amant de Laure, que j'ai appris à connaître, grâce à M. Mézières, comme un des plus grands citoyens de l'Italie.

M. Mézières décrit très-bien en outre le cours de la Sorgue et la couleur remarquable de son eau :

« Dès qu'elle se repose, dit-il, dès qu'elle ne rencontre plus d'obstacles, la Sorgue étend entre deux rives fleuries une nappe d'eau limpide d'une couleur merveilleuse, dont je n'ai retrouvé nulle part, ni dans les Alpes, ni dans les Pyrénées, ni en Italie, ni en Espagne, ni en Orient, les teintes douces et transparentes..... La Sorgue seule, d'un vert tendre à la surface et jusqu'au fond de son lit, ressemble à une plante verte qui se serait fondue en eau. »

On ne peut mieux dire, ni employer une comparaison plus poétique et plus juste. Cette teinte, pourtant, n'est pas unique; on la retrouve dans la plupart des sources de la Provence et du Languedoc, qui jaillissent de montagnes calcaires, comme la fontaine de Vaucluse. Le Lez de Montpellier, en particulier, offre une nuance absolument semblable.

(1) Mézières, *Pétrarque, Étude d'après de nouveaux documents*. Paris, 1867, in-8.

Sur la recommandation de M. Laurens, nous n'avons pas négligé la petite ville de Vénasque, avec son antique baptistère si bien conservé; cette petite ville, perchée sur son rocher, avait son importance au temps des Papes, avec son évêché et son château fort; la route qui y mène est charmante, et on regrette de ne pas pousser plus loin à travers cette riche et chaude nature, colorée de si beaux tons par ce ciel si plein de lumière.

Après les fortes sensations d'une journée ardente, quelle douceur de circuler par une belle nuit, avec le clair de lune, dans ces campagnes où l'on ne sent pas la moindre atteinte d'humidité! Quel bien-être pour le corps et en même temps que de jouissances pour l'âme! On ne sait pas assez combien une pareille vie de quelques semaines, dans de si excellentes conditions hygiéniques, peut calmer de souffrances en rompant les habitudes maladives contractées dans les villes et dans la vie du monde; pour moi, je ne connais pas de meilleure médecine et de régime plus rajeunissant.

L'établissement hydrothérapique de Saint-Didier n'est pas assez ancien pour avoir pris tout son développement; les douches seules et les bains de vapeur térébenthinés sont bien installés, et encore faudrait-il qu'ils fussent doublés pour servir une clientèle qui va croissant. Les piscines si précieuses et d'un si grand effet dans certains cas ne sont pas assez vastes ni alimentées par un courant d'eau assez fort. Ce qui manque surtout à Saint-Didier, ce n'est pas l'eau; la source en est, je crois, assez abondante, c'est la vue de l'eau; on n'en voit pas assez, et les malades qui viennent pour subir un traitement par l'eau aiment à voir partout l'agent de leur guérison. Il est vrai qu'à Saint-Didier l'eau arrivant des montagnes voisines avec une pression suffisante pour l'élever sans moteur au niveau du premier étage, on ne la laisse pas se répandre dans des bassins pour la faire monter ensuite à la hauteur d'où elle doit retomber pour les douches; c'est un grand avantage que cette pente naturelle qui dispense des pompes et des machines, mais il faudrait au moins que les réservoirs fussent en évidence, qu'ils fussent de plus grande dimension et surtout mieux préservés de l'action du soleil afin de conserver à l'eau la plus basse température possible. Tel qu'il est et sous la direction d'un médecin habile, l'établissement de Saint-Didier rend déjà de grands services, et de nombreux malades y ont retrouvé la santé. Mais le docteur Masson, qui est intelligent et désireux de bien faire, se propose de visiter l'établissement modèle de Divonne, près Genève; nous l'engageons fort à exécuter ce projet ; il ne peut s'adresser mieux pour voir tout ce que l'eau froide administrée sous mille formes, avec l'outillage le plus complet, par les mains les plus exercées et avec une expérience consommée de la part des médecins, peut produire de merveilleux résultats.

On quitte avec regret les ombrages de Saint-Didier ; en repassant à Carpentras, j'ai voulu revoir cette ville et entendre encore une fois la parole et le ton doux de ses habitants qui contrastent si fort avec la rudesse provençale ; est-ce là une influence du sang italien? Carpentras, de même que quelques autres villes de cette contrée méridionale, se souvient toujours qu'elle a été le domaine et la résidence des Papes ; elle conserve dans ses mœurs une empreinte du caractère et comme une transfusion du sang italien, en même temps que le goût des monuments et des objets d'art; on entend encore dire au fond des campagnes : « Quand nous étions Italiens. »

J'ai visité l'ancien archevêché, aujourd'hui palais de justice, avec ses fresques de Mignard, son magnifique hôpital, sa bibliothèque et son musée qui contient une collection de portraits de cardinaux de fière mine, et aussi celui d'un homme qui a eu du génie et qui est devenu fameux : M. Raspail est un enfant de Carpentras.

Enfin j'ai terminé ma tournée par Avignon, dont on ne peut apercevoir le vieux palais ou plutôt la citadelle papale et sa jolie enceinte de murailles crénelées sans avoir envie de s'y arrêter; une visite à l'antique cathédrale, au musée qui renferme des objets précieux et à la promenade du Rocher, où l'on salue avec reconnaissance la statue de l'introducteur de la garance dont la culture fait en partie la richesse du pays : il y a là de quoi employer une bonne journée.

UNE TOURNÉE EN PROVENCE.

A mesure que nous nous familiarisons avec l'Orient, que nous connaissons mieux la physionomie, la constitution et les produits de notre terre d'Afrique, nous nous intéressons davantage à notre littoral de la Méditeranée ; c'est déjà l'Orient, en effet, par le ciel, par le climat, par les aspects, les horizons, la nature du sol et par ses productions.

Constitution géologique, animaux, plantes et même aussi un peu l'homme, tout se ressemble, si bien que, pour les naturalistes aujourd'hui, le bassin méditerranéen dans tout son pourtour forme un ensemble où l'on ne trouve que des variétés et des nuances. Cette bande de terre qui s'étend des

Cévennes et des Alpes à la mer, qui remonte jusqu'à Valence en coupant la vallée du Rhône par laquelle elle communique au centre de la France, a donc pour nous un intérêt particulier, puisqu'elle nous offre déjà les traits de contrées lointaines, profondément distinctes du reste de notre pays.

Pour le simple touriste, il n'est pas possible de n'être pas frappé du caractère de cette région, de l'atmosphère lumineuse qui s'ouvre tout à coup aux environs de Valence en sortant à peine des brumes de Lyon, du cachet méridional des horizons qui se détachent si vigoureusement sur le fond bleu du ciel ; c'est ce grand caractère, c'est ce ton général, transparent et coloré de la nature qu'admirent sans doute les poëtes et les artistes, les chantres et les peintres des sites de Provence ; car pour l'humble promeneur, amateur des ombrages et de la fraîcheur, qui se plaît à méditer dans des sentiers faciles et doux aux pieds, à se sentir bercé par le murmure d'un ruisseau, ou réjoui par l'aspect riant d'une maisonnette entourée de verdure, la campagne méridionale n'a rien de séduisant ; on ne sait pas ici ce que c'est qu'une chaumière avec le charme qui s'attache à ce mot en Normandie, et les villages n'ont rien de champêtre ; leurs maisons, serrées les unes contre les autres, sans espace autour d'elles, sans jardinage et n'ayant pas même le plus souvent l'ombrage d'un seul arbre, n'offrent aux regards que leurs murs de pierre bronzée par le soleil et leurs teintes chaudes si chères à la palette des artistes. Il y a de belles, de poétiques excursions à faire en Provence, il n'y a pas de promenades comme nous l'entendons aux environs de Paris.

C'est une de ces excursions que je viens d'entreprendre.

Depuis longtemps je désirais visiter les ruines de Grignan. J'étais curieux de connaître le château habité par la fille de l'illustre marquise, de voir ce qui en reste, de parcourir cette terre si bien décrite dans des lettres qui sont devenues un des monuments de notre histoire et de notre langue. S'il y a un charme particulier à suivre nos amis dans les lieux qu'ils habitent, témoins de leurs joies et de leurs douleurs, ce même sentiment mêlé de respect s'élève en nous, quand il s'agit des êtres dont la patrie s'honore et qui nous ont fait partager leurs jouissances et leurs peines dans un style enchanteur. Madame de Sévigné n'est-elle pas au premier rang sous ce rapport, et n'est-elle pas une charmante amie avec laquelle nous passons de douces heures, dans des entretiens remplis du plus vif intérêt ?

Aussi avec quelle religieuse curiosité n'avais-je

pas visité jadis sa chère retraite des Rochers, revu les lieux et les bois que j'avais si souvent parcourus avec elle, et avec quelle émotion n'étais-je pas entré dans sa chambre si bien conservée, où sont encore ses meubles, son fauteuil et la table sur laquelle elle écrivait ! Le souvenir de madame de Sévigné s'empare de vous dès qu'on arrive à Vitré, et son entourage revit à mesure que l'on approche de sa demeure par le même chemin qui n'était pas alors beaucoup meilleur que de son temps.

Grignan n'est pas fait pour produire la même impression que le pèlerinage des Rochers. Ce n'est plus la même douceur de pensées, on sent quelque chose de l'âpreté du pays et de ce climat fougueux, extrême, qui inspirait tant de craintes à la mère pour une santé bien chère.

J'allais à Grignan avec l'idée que je ne retrouverais plus grand'chose de l'antique demeure où se déployait la splendeur ruineuse de M. le lieutenant général de Provence ; je me figurais la fameuse terrasse comme faisant partie de beaux jardins à la Louis XIV, une sorte de petit Versailles ; on m'avait parlé de restaurations maladroites, prétentieuses, qui me désenchantaient d'avance, mais enfin il y a quelque chose que ni les révolutions ni le mauvais goût des hommes ne déshonorent : c'est la nature, et l'aspect des lieux me promettait un suffisant dédommagement à mon entreprise.

Car c'est une sorte d'entreprise que d'aller à Grignan; on ne le rencontre pas sur sa route, il faut s'arrêter en plein chemin de fer, se détourner et s'enfoncer dans la direction de ces premiers contre-forts des Alpes que l'on appelle les Alpines. Or, par le temps qui court, on ne suspend guère une course rapide et directe pour aller visiter une ruine, un souvenir; on a hâte d'arriver au but de son voyage aux extrémités de la ligne, et on ne se dérange que pour les grandes choses et les merveilles. « Si vous n'avez ni le mont Blanc ni la mer à me montrer, me disait un de mes amis, un Parisien rempli d'ailleurs d'esprit et de mérite, je ne me dérangerai pas. » Aussi les ruines de Grignan sont-elles peu visitées, si ce n'est par des étrangers et par quelques amateurs qui font, comme moi, le voyage exprès.

C'est à la station de Pierrelatte, à mi-chemin de Lyon à Marseille, qu'il faut s'arrêter; là on trouve une voiture qui part, à sept heures du matin pour Grignan ; mais, voulant voir le pays à mon aise, je ne profitai pas de ce moyen de transport, et je m'acheminai à pied pour franchir les 20 kilomètres qui restent à faire.

Les environs de Pierrelate participent encore de

la richesse plantureuse des bords du Rhône ; mais, à mesure qu'on s'éloigne du grand fleuve, le pays devient sec et aride, les coteaux se dénudent et ne laissent plus voir que la roche calcaire, avec quelques veines argileuses d'un rouge de sang.

La vallée de Berre, que l'on suit pendant presque toute la route, n'est remarquable ni par le pittoresque ni par le charme du paysage ; les horizons même n'ont ni vigueur ni poésie ; ils ne présentent que des lignes monotones et sans accident notable ; ce n'est pas là enfin une belle partie de la Provence.

Ce qu'il y a de plus curieux, ce sont les vieux châteaux démantelés qui occupent presque toutes les positions stratégiques du pays ; on en trouve avec leur grande tour carrée sur la plupart des sommets qui défendent l'entrée des vallées ; les villages se groupent et se serrent autour des donjons chargés de les protéger ; les murs crevassés de ces forteresses sont d'un beau ton et d'un bon effet ; ce devait être une singulière existence que celle des seigneurs et barons qui occupaient au moyen âge tous ces châteaux si rapprochés les uns des autres et probablement en guerre la plupart du temps entre eux.

C'est d'abord à droite et sur la hauteur le château de Lagarde-Adhémar, qui paraît fort important, avec une enceinte flanquée de tourelles et que j'aurais bien voulu visiter, mais le temps me manquait, puis une succession d'autres manoirs du même genre, plus ou moins éloignés de la route que l'on suit jusqu'à Grignan ; j'en ai bien compté une demi-douzaine, mais je n'en sais pas les noms.

Les oliviers disparaissent promptement, la vigne devient de plus en plus maigre, les blés ne me vont pas au genou, les mûriers seuls ont un air de vigueur, avec leur feuillage d'un vert foncé et luisant ; la campagne était animée par toutes les Mireilles qui, suspendues aux branches des arbres, faisaient la *cueille* pour les vers à soie ; je dois dire qu'aucun de ces tableaux n'avait le charme de ceux du poëte Mistral. De magnifiques genêts en fleur bordaient la route de distance en distance et parfumaient l'air de leur odeur de miel ; je ne sais s'ils existaient du temps de madame de Grignan, et si madame de Sévigné a pu les admirer en venant voir sa fille ; on montre encore de vieux figuiers qui, dit-on, l'ont abritée ; mais à coup sûr le chemin n'était pas aussi facile qu'aujourd'hui ; on rencontre çà et là des fragments de l'ancienne route, habilement rectifiée par nos ingénieurs : elle ne devait pas être commode pour les carrosses de M. le lieutenant-général, et la belle marquise a dû la parcourir plus d'une fois en litière.

Enfin, après avoir gravi une dernière rampe fort

douce, les ruines du château de Grignan vous apparaissent tout à coup. Je dois dire qu'elles sont d'un bel effet et d'une fière mine. Elles s'élèvent sur le plateau d'un monticule isolé, au milieu d'une vaste plaine ondulée, terminée de trois côtés par des coteaux arides et à l'est par les Alpines. Quelques maigres bouquets de bois çà et là sont toute la verdure et l'ombre du pays ; mais il paraît qu'il y a des prairies dans certains plis des vallées.

J'ai bien vu tout de suite qu'il me fallait renoncer à un château situé au milieu d'une miniature de jardin Louis XIV. Comme ses voisins, le château de Grignan est une forteresse avec toutes ses sévères dépendances et sans terrain pour de belle plantations. Une enceinte continue de haute murailles flanquées de tours limite de toute part cette demeure seigneuriale, dans laquelle on entrait par une porte fortifiée, armée de ses ponts-levis, de ses herses et de ses créneaux. Au centre d'un espace grand comme le principal bassin des Tuileries, s'élevait le château, dont les ruines actuelles permettent encore de juger les différents styles et l'importance. On voit bien qu'il se composait de parties hétérogènes construites à diverses époques, depuis le moyen âge et les croisades jusqu'au temps de Louis XIII et de Louis XIV. L'intérieur avait de vastes proportions, des appartements nombreux, et on mesure exactement les dimensions d'un grand salon avec une immense cheminée aux armes des Grignan dans laquelle on entre debout. Les façades très-irrégulières avaient plusieurs entrées avec d'assez beaux escaliers, mais sans autres cours que de petits jardinets plantés de buis et d'arbres verts.

La belle terrasse située au-dessus de l'église et lui servant de voûte existe encore dans toute son intégrité, et, ce qui n'a pas changé non plus, c'est le vent impétueux qui la rendait souvent impraticable et qui enlevait quelquefois un pan de murailles ou de balustrades.

De cette terrasse, la vue est assez belle par sa grandeur, mais sans masses imposantes et sans lointains profonds. L'église qu'elle recouvre est adossée au monticule, de manière que son sommet vient effleurer le plateau sur lequel repose le château ; la voûte est donc de plain-pied avec les jardinets, et c'est ce qui a permis d'en faire une vaste terrasse, la plus belle dépendance du château. Comme au temps des Grignan, la collégiale est l'église de la ville ; on y entre par un beau porche entre deux tours carrées servant de clochers ; les proportions en sont nobles, et le chœur renfermait les restes précieux de madame de Sévigné avant la violation barbare de 1793.

Un escalier particulier menait du château à l'entrée de l'église, mais les habitants pouvaient suivre les offices d'une tribune particulière située presque à la hauteur de la voûte et dans laquelle on arrivait directement.

La promenade favorite de madame de Sévigné, la Rochecourbière, se voit à un quart de lieue du monticule ; c'est un rocher formant une courbe qui lui a fait donner son nom, et surplombant de manière à figurer une grotte où l'on trouve quelque fraîcheur, d'autant plus qu'une eau limpide suinte de la voûte, et que la roche est recouverte de bois.

La ville de Grignan s'étend au pied du château ; il y a quelques maisons anciennes fort belles, dans lesquelles on s'imagine que la marquise aimait à aller voisiner, et je n'aurais que des éloges à donner à cette noble cité, si on n'avait pas eu la malheureuse idée d'élever sur sa place principale une statue de madame de Sévigné assise dans un fauteuil de bureau et la plume à la main ! madame de Sévigné auteur, femme de lettres, sur une place publique, quel contre-sens !

Quant aux restaurations maladroites de ces belles ruines, c'est une calomnie. Le propriétaire, à la vérité, s'est fait construire un corps d'habitation pour s'y loger, aucune des parties de l'ancien château n'étant habitable ; il a peut-être eu le tort de vouloir restituer l'entrée gothique et féodale de l'ancien manoir ; mais, à part cette petite prétention, on ne peut que le louer de l'esprit de conservation qui le porte à entretenir les respectables et intéressants vestiges d'un temps qui a eu sa grandeur et qui n'est plus. Sans lui, aucun de ces pans de murailles ne serait debout, aucune de ces antiques salles ne serait abordable, ces belles fenêtres à croisées n'existeraient plus, et il ne resterait du château de Grignan, célébré par madame de Sévigné et où elle est morte, qu'un monceau de pierres informes.

Ce n'est pas précisément à Grignan qu'il faut aller pour faire un repas à la mode de Paris ; on nous a servi des mets non pas mauvais, mais étranges, et qui n'étaient peut-être pas connus de madame de Sévigné elle-même : par exemple, du sang de poulet sauté à la poêle, une omelette aux feuilles de vigne, etc. ; mais nous avions si bon appétit ! et puis nous avions une longue route à faire pour venir reprendre le chemin de fer de Marseille.

Quel admirable moyen de locomotion que ces chemins de fer qui vous transportent en quelques heures d'un bout à l'autre d'une province, et comment s'en plaindre, même quand ils vous cassent un peu la tête ? Tout à l'heure nous étions à Montélimart, maintenant nous voici à Marseille ; M. de Grignan eût mis quatre jours pour faire ce trajet.

J'adore Marseille, non que je voulusse l'habiter. Cette ville convient surtout aux gens d'affaires, aux riches marchands de savon, aux grands spéculateurs; mais pour le curieux, pour le passant, quel pays intéressant, plein de vie et de mouvement ! Y a-t-il une arrivée plus pittoresque, plus grandiose que celle de cette cité, par le chemin de fer, au moment où elle vous apparaît baignée dans son soleil et dans sa mer bleue, avec sa ceinture de rochers couverts de ces maisonnettes, les bastides, si chères aux Marseillais ? Aussi je profite de toutes les occasions qui se présentent d'y retourner, et je ne manque jamais de faire le tour de la délicieuse promenade du Prado, l'une des plus magnifiques du monde ; la *Chiaja* de Naples n'est pas plus belle, et hier matin la mer pouvait défier par son éclat et par ses teintes d'azur argenté les plus beaux golfes que le soleil éclaire.

C'était la fête de la patronne des marins, ou plutôt on réintégrait dans son sanctuaire la statue de la Vierge enlevée de Notre-Dame de la Garde depuis les travaux de la nouvelle église. Cette cérémonie, annoncée depuis longtemps pour le 5 juin, devait se faire avec une grande pompe ; de nombreux prélats et des cardinaux y étaient invités, et leur présence devait ajouter encore à l'éclat d'une de ces immenses processions comme on les aime et comme on sait les faire dans le Midi ; aussi les chemins de fer étaient-ils envahis depuis plusieurs jours par un concours de monde qui arrivait de tous les points de la province et même des provinces environnantes.

Craignant de ne pas avoir de place dans les hôtels, je me suis arrangé pour n'en avoir pas besoin. Arrivé à quatre heures du matin, je me suis fait conduire aux bains des Catalans, un établissement nouveau où l'on trouve toutes les applications possibles de l'eau douce et de l'eau salée, chaude et froide, et suivant les indications les plus variées. Je m'y suis rafraîchi de ma nuit passée en chemin de fer.

Puis je me suis acheminé vers Notre-Dame de la Garde, afin de visiter la nouvelle église, avant la cérémonie. Cette église, élevée à la place de l'ancienne chapelle, sur le rocher qui domine la ville et le port, est construite en pierre blanche et noire à l'extérieur, et en marbre rouge et blanc à l'intérieur ; elle n'est pas encore entièrement terminée, la tour n'est qu'à moitié de sa hauteur, mais le sanctuaire de la Vierge est rétabli et l'église rendue au culte. Ce pèlerinage en ascension était bon à faire à six heures du matin, et la foule qui gravissait la montagne animait singulièrement le paysage.

Les abords de l'édifice, n'étant pas encore déblayés, manquaient de noblesse ; les ornements en toiles peintes, les échafaudages à louer, les bannières imagées et de toute couleur qui flottaient au vent, les cris des marchands de coco et des vendeurs de médailles donnaient à cette espèce de chemin de la croix que devait suivre la procession un air de guinguette, en attendant le moment solennel où la vue des objets sacrés et des prélats bénissant la foule devait rappeler tout ce peuple au respect.

Pour employer mes moments jusqu'à l'heure de la procession, j'allai visiter le jardin zoologique, l'une des créations les plus intéressantes du nouveau Marseille, lieu de transition des animaux qui nous arrivent des régions chaudes pour être acclimatés en France. Ce jardin, situé sur le point culminant nord de la ville, auprès de l'immense réservoir des eaux amenées à si grands frais de la Durance par un canal de plus de vingt lieues et par le magnifique aqueduc de Roquefavour, est dans la position la plus pittoresque et la plus charmante ; on y élève en ce moment de vastes et élégantes constructions pour un muséum d'histoire naturelle ; il est déjà riche en animaux de différents climats, lions, éléphants, girafes et oiseaux de diverses espèces, et l'eau y abonde pour les animaux aquatiques ; elle tombe en cascade du réservoir voisin ; c'est dommage que cette eau ne soit si souvent qu'une sorte de limon, il est désagréable et déplaisant de ne voir sortir de toutes les fontaines et des jets d'eau de la ville qu'une eau bourbeuse et d'un gris sale.

Sur le même plateau que le jardin zoologique est établi le nouvel Observatoire, fondé à l'instigation de M. Le Verrier et dans lequel est installé le puissant télescope de M. Foucault.

A deux heures, la procession se mettait en marche en partant du pied de la statue élevée en l'honneur du digne évêque, illustré il y a plus d'un siècle (1720) par la peste de Marseille, M. de Belzunce. Elle se composait du clergé proprement dit, du groupe portant la statue de la Vierge entourée de l'évêque de Marseille, de cardinaux, d'évêques et archevêques étrangers ; cinq cortéges spéciaux formaient cette immense procession : en tête, le cortége dit de Saint-Vincent de Paul, avec les emblèmes rappelant la vie et les principaux actes du grand saint, les bannières, la châsse, etc. ; venaient ensuite le cortége de Saint-Jean de Matha, de Saint-Ferréol et de Saint-Serenus, celui de Saint-Cannat, de Saint-Victor et de Saint-Théodore, celui de Sainte-Marie Madeleine, de

Sainte-Marthe et de Saint-Lazare, et enfin le cinquième cortége, celui de Notre-Dame de la Garde ou de la Bonne-Mère.

Tous ces cortéges avaient leurs files de jeunes filles distinguées par des ceintures ou des robes de diverses couleurs, leurs bannières, leurs étendards, leurs châsses et leurs emblêmes ; il y avait en outre des groupes de différente sorte, pensionnats, congrégations, ordres religieux, blancs, bleus et noirs. Tout, au reste, était religieux dans cette cérémonie, et aucune des autorités ni aucun des corps de l'État n'étaient représentés.

Donner un chiffre du nombre des personnes qui composaient cette procession me serait impossible ; tout ce que je puis dire, c'est qu'elle a mis deux heures vingt minutes à défiler sous le balcon où j'étais, sur la Cannebière, en face la rue Saint-Ferréol.

L'ordre ne nous a paru être troublé sur aucun point, malgré l'affluence considérable de monde et le petit nombre d'agents de police ; sauf le caquetage incroyable de cette population méridionale, tout s'est passé avec convenance ; il y avait bien des daguerréotypes en fonction, mais si on avait pu photographier toutes les paroles sorties de ces milliers de bouches, avec leur accent strident, il y aurait de quoi assourdir l'univers. Le peuple qui assistait à cette imposante cérémonie, véritablement fort belle, n'était pas moins curieux à observer que la cérémonie elle-même ; les yeux ne brillaient pas moins que les langues n'étaient agiles ; on voyait, à la vivacité des regards et à l'air de satisfaction générale, que tout ce monde était bien là dans son élément, et que c'est bien ainsi qu'il lui convient d'exprimer ses sentiments religieux.

Il était bien huit heures quand la Vierge a atteint le nouveau sanctuaire, où elle va, comme par le passé, rester exposée à la dévotion des marins ; c'est, au reste, leur ancienne Sainte-Vierge en argent, grande comme nature, avec son visage peint, sa vieille couronne de pierreries et l'Enfant Jésus couleur de chair.

LA CAMARGUE ET LES SALINES DE PECCAIS.

La Camargue est un singulier pays situé sur le Delta du Rhône où une révolution est près de s'accomplir et qui va être transformé par la culture du riz.

Cette région ne ressemble en rien au reste de la

France, et l'on ferait beaucoup de chemin pour rencontrer des contrastes plus frappants. A quelques lieues de Montpellier et de ses riches coteaux couverts de vignobles, d'oliviers et de mûriers, on entre dans une sorte de désert n'ayant d'autre limite que la mer, et composé de vastes marécages de landes sablonneuses, de plaines couvertes d'une couche de sel blanc comme la neige, dont les cristaux étincellent au soleil. De distance en distance de grandes flaques d'eau au milieu desquelles, à l'aube du jour, on voit s'agiter des masses noires qui ne sont autre chose que des troupeaux de taureaux sauvages se dirigeant lentement vers les pâturages où ils vivent en liberté, le son fêlé des lourdes clochettes qu'ils portent au cou indique seul qu'ils ont un maître. Ces taureaux sont destinés aux combats de l'arène, à l'imitation de ceux d'Espagne.

Les chevaux camargues, renommés par leur vigueur, vivent eux-mêmes abandonnés dans ces landes pendant les trois quarts de l'année ; mais au temps des moissons on les poursuit dans leurs retraites pour s'en servir comme de machines à battre le blé. C'est à peu près là le seul service qu'ils rendent, et c'est merveille de les voir, à la suite d'un cheval exercé à ce manége, s'élancer .sur les monceaux de gerbes qu'ils foulent de leurs pieds non ferrés avec une incroyable ardeur. Ces chevaux, presque tous blancs, à demi sauvages, vont ainsi par troupeaux de métairie en métairie battre le blé des récoltes, et on dit qu'ils sont d'un bon rapport pour leurs propriétaires, auxquels à la vérité ils ne coûtent guère à nourrir. Après la moisson ils retournent dans leurs solitudes jusqu'à la saison prochaine, comme ces troupes de moissonneurs qui viennent de loin faucher les blés du centre de la France. Les uns et les autres ont gagné de quoi vivre, ceux-ci pour eux-mêmes, ceux-là pour leurs maîtres.

A l'extrémité de ce désert, au milieu des sables mouvants et non loin de la mer, s'élève la ville d'Aigues-Mortes, la plus curieuse antiquité de France et qui semble sortie d'hier des mains de saint Louis. Je ne puis mieux faire pour donner une idée de cette ville étrange, exactement enfermée de son enceinte de murs crénelés, que de rapporter ce qui s'y est passé il y a quelques années, lors de l'inondation causée par la rupture des digues du Rhône.

Au beau milieu d'une nuit d'automne, un cri d'alarme annonce aux habitants de cette triste cité que les eaux déchaînées coulent dans la plaine, qu'elles s'élèvent autour d'eux et menacent de les engloutir. D'un mouvement unanime, la population court aux quatre portes de la ville, les ferme et les calfeutre exactement, et, confiante dans la solidité de ses murailles, dans l'imperméabilité de cette enceinte qui n'offre aucune issue, attend patiemment le lever du jour qui doit lui révéler l'étendue du désastre. Bientôt en effet la plaine n'offre plus qu'une vaste surface liquide qui s'unit à la mer, et au milieu de laquelle la ville d'Aigues-Mortes flotte pour ainsi dire comme un vaisseau à l'ancre. Et ainsi pendant trois mois toute communication avec la terre fut interrompue autrement qu'en bateau ; l'eau battait les murailles de la ville comme elle bat les flancs d'un navire en pleine mer, mais pas une goutte n'entra dans l'intérieur ; on se promenait à pied sec dans les rues de cette ville plongée de plusieurs mètres au-dessous du niveau de l'eau ; deux fois en deux ans cette espèce de phénomène se renouvela de la même manière, et cette immense rade était sillonnée par les embarcations qui servaient à transporter les voyageurs et à alimenter la ville.

La première fois on en fut quitte pour les angoisses qu'inspirait le danger d'être submergé d'un moment à l'autre, mais la seconde inondation fut suivie d'un affreux désastre; les eaux, en se retirant, laissèrent la terre imprégnée de débris organiques qui, sous le soleil brûlant de cette région, développèrent des miasmes putrides dont l'air fut empoisonné; une épidémie cruelle décima la population; des hommes qui se levaient bien portants le matin mouraient à midi, et les familles trouvaient expirants dans leur lit ceux des leurs qu'elles avaient quittés la veille en bonne santé.

On se demande, en voyant une ville si curieuse à visiter, si triste à habiter, ce qui peut y fixer des individus qui n'y sont pas nés et qui n'y sont pas attachés par l'impossibilité d'en sortir.

Ah ! c'est que non loin de là est une source inépuisable de richesses, les fameux salins de Peccais.

Lorsqu'on n'a pas visité les salines du Midi, il est impossible de se faire une idée de l'étendue, de l'immensité d'une pareille exploitation ; c'est par lieues qu'il faut compter la superficie de ces bassins, où l'eau de la mer, soumise à l'ardeur du soleil, s'évapore et laisse déposer et cristalliser le sel qu'elle contient. Mais, quelle masse d'eau à déplacer, à transporter, à transvaser d'un bassin dans l'autre jusqu'à ce qu'elle ait acquis le degré de concentration convenable? Des machines à vapeur, les unes dans le système français, une autre dans le système des grandes machines à épuisement du Cornouailles, sont sans cesse occupées à puiser l'eau dans un bassin pour la vider dans un autre où elle doit se concentrer davantage; et quand enfin la cristallisation est opérée, on enlève l'eau mère, et le sel se montre au fond des bassins, en couche d'une blancheur éclatante. Ce sel n'a besoin ni d'autre préparation ni de purification; il se dépose du premier coup dans un état de pureté presque parfaite et propre à être immédiatement livré à la consommation ; on le relève, on l'accumule en monceaux que l'on couvre à peine de quelques roseaux, et il passe ainsi l'hiver, à peu près comme nos meules de blé, en attendant que le commerce s'en empare.

C'est ainsi que, grâce à une heureuse réunion de circonstances, telles que l'existence de vastes plaines situées au voisinage de la mer et assez basses pour que l'eau salée de ce grand réservoir puisse y être amenée, et l'ardeur d'un soleil méridional, on obtient sans beaucoup de frais cette précieuse substance qui doit être livrée à vil prix tout en rapportant de grosses sommes au fisc ; grande et belle industrie qui enrichit à la fois le propriétaire et l'État sans obérer personne ; excellent impôt dont les frais de perception sont à peu près nuls.

La récolte du sel est une importante opération qui

se fait, comme vous pensez bien, après les chaleurs de l'été, lorsque l'ardeur du soleil a épuisé l'excès d'eau des bassins. Cette récolte n'exige ni moins de monde ni un temps moins propice que la récolte des blés, et ne préoccupe pas moins le directeur des salines que la moisson ne préoccupe le cultivateur. Pendant un mois, en effet, une population d'ouvriers, semblable à celle des moissonneurs qui viennent offrir leurs bras dans les fermes, campe au milieu des salines, vit sous la tente aux frais des propriétaires, et reçoit un salaire pour prix de son travail. Or il n'importe pas moins de bien choisir son temps pour relever le sel que pour couper les blés ; car, si la saison est pluvieuse, s'il survient des orages, outre les pertes qui en résultent dans le produit, la nourriture de ces nombreuses familles, que l'on entretient à ne rien faire pendant le mauvais temps, occasionne de grands frais. Ce sont tous les jours des milliers de livres de pain, de viande, de pommes de terre, sans compter le vin qui n'est pas cher dans ce pays, qu'il en coûte à l'administration des salines.

Que deviennent les eaux mères des bassins après le dépôt du sel ? Il y a peu de temps, elles étaient perdues ; mais ces eaux ont porté bonheur à un savant d'un esprit ingénieux et ont été pour lui la source de brillantes découvertes. Après avoir extrait de ces eaux un nouveau corps simple aujourd'hui fameux, le brôme, M. Balard a trouvé moyen de les utiliser. En les soumettant à l'action du froid pendant l'hiver, M. Balard retire de ces eaux épuisées du sel marin, une autre matière saline précieuse dans les arts; de telle sorte qu'en combinant l'action de la chaleur en été et d'un froid, même léger, en hiver, on obtient, à l'aide de ces deux forces économiques, tout ce que les eaux de la mer renferment d'utile à nos besoins. Puisse le procédé de M. Balard se perfectionner assez pour donner tous les résultats avantageux qu'il promet!

J'ai quitté les salines, monté sur un petit cheval camargue plein d'ardeur, d'un pied sûr, quoique vierge des atteintes du maréchal ferrant, en compagnie d'un guide indispensable au milieu de ces plaines salées, sujettes au mirage et dépourvues de routes tracées.

SECONDE EXCURSION EN CAMARGUE.

C'était au printemps de 1857, je venais d'assister pendant deux mois à un concours devant la faculté de médecine de Montpellier, concours plein d'intérêt pour moi, car je voyais pour la première fois le spectacle d'une école dans laquelle maîtres et élèves marchent sous le même drapeau, sous l'autorité incontestée du père de la médecine, se ralliant au même mot d'ordre, le vitalisme, et professant les mêmes doctrines. Spectacle rare de nos jours, curieux et touchant à la fois, que ce culte rendu à Hippocrate dans ce sanctuaire du spiritualisme ! On peut ne pas partager les doctrines de la faculté de Montpellier, on ne peut lui contester le titre d'école, qu'elle seule peut-être mérite encore aujourd'hui.

Après ces longues et nombreuses séances assidument suivies, je sentais le besoin d'aller prendre un violent exercice au grand air ; c'est un besoin d'accord avec les vrais principes de l'hygiène.

A un certain âge, les organes et les tissus tendent à se gorger de graisse, le corps s'emplit, si on peut dire ainsi, il s'alourdit, et cette tendance est d'autant plus grande, qu'elle se manifeste précisément à l'époque où le bien-être acquis par le travail, les occupations ou les fonctions portent à une vie plus sédentaire. Si on n'y prend garde, on perd peu à peu la force et la souplesse, l'équilibre se détruit, les organes prédisposés se congestionnent jusqu'à un degré d'activité qui amène les infirmités ; or, il ne s'agit pas seulement de vivre le plus longtemps possible, il faut surtout conserver de son mieux les facultés sans lesquelles la vie ne vaut guère la peine d'être prolongée.

Il n'est pas aussi facile qu'on le pense de bien combattre cette tendance à l'épaississement des tissus et de s'entretenir dans un juste milieu. Prenez de l'exercice, vous dit-on, levez-vous matin et ne mangez pas trop. Le conseil est bon, mais peu de personnes ont le courage de le suivre avec persévérance ; et puis, prendre de l'exercice, etc., c'est très-bien, c'est en effet l'important, mais on a beau dire, il faut un but à cet exercice, et on ne peut pas tous les jours arpenter du terrain devant soi, faire un certain nombre de kilomètres sans autre intérêt que celui d'agiter ses membres; tout le monde ne peut pas se réduire à n'être ainsi qu'un homme-machine.

La chasse est une grande ressource pour les hommes, et je suis persuadé, malgré toute mon estime pour les produits de l'intelligence, que l'homme est plus fait pour chasser et pour courir les champs et les bois, que pour gratter du papier, assis sur une chaise. Heureux donc ceux qui peuvent se livrer au plaisir de la chasse ; mais on ne peut pas toujours chasser, ni partout. Quelquefois, la chasse est rare et difficile ; un homme occupé ne peut pas, après ses affaires faites, emmener son chien et prendre son fusil pour faire un tour en plaine. Il faut avoir son temps à soi pour aller au loin chercher les chasses réservées où il y ait autre chose que les moineaux dont se contentent les nuées de chasseurs qui parcourent les campagnes du Midi. Et si ces moineaux encore ne servaient qu'aux plaisirs de ces naïfs chasseurs ! Mais on vous les sert bel et bien en guise de rôti dans cette heureuse partie de la France. Or, nous autres gens du Nord, nous faisons une triste figure en présence d'un si mince gibier.

On n'a donc d'autres ressources que d'entreprendre de temps en temps quelque excursion un peu lointaine pour humer l'air à pleins poumons et délasser son corps d'un trop long repos par une bonne fatigue prise au grand air. C'est ce qui m'a déterminé à partir pour la Camargue.

J'ai choisi la Camargue, parce que ce pays est curieux par son aspect étrange, parce qu'il est à notre portée, et parce qu'on y jouit du voisinage de la mer.

La Camargue est cette grande île comprise entre les deux bras du Rhône qui se séparent au-dessus d'Arles ; c'est un triangle ayant sa base à la mer, et dont chaque côté n'a pas moins d'une dizaine de lieues ; il comprend de vastes étangs, des marais, de véritables steppes dignes de la charmante description de M. Philarète Chasles (1), des salines, et aussi d'excellentes terres qui ne le cèdent en rien à celles de la grasse Normandie. Rien ne borne la vue dans ce pays, si ce n'est, comme sur mer, la courbure de la terre, et l'on parcourt des solitudes infinies sans rencontrer une âme, sauf quelques rares douaniers préposés à la garde des salines et des côtes; on ne trouve même pas à pousser machinalement du pied un caillou sur sa route, car, à la lettre, il n'y a d'autres pierres dans toute la contrée que celles que l'on y porte.

J'avais déjà visité une partie de la Camargue, j'avais fait un petit voyage à Aigues-Mortes et aux salines de Peccais situées en dehors de l'île, mais ayant toute la physionomie de la Camargue, et au château d'Avignon qui en fait essentiellement partie (2). Je voulais connaître le reste, autant du moins que le permet la rareté des gîtes, car, à moins de camper sous la tente, il n'y a pas moyen de s'enfoncer du côté des bouches du Rhône.

Je partis donc le 1er avril, pour Aigues-Mortes, non par Lunel qui est la vraie route, mais en sui-

(1) Voir le *Journal des Débats* du 8 mars 1857.
(2) Voyez page 160.

vant les bords de la mer, je voulais, je le répète, marcher, me fatiguer du repos par un exercice un peu forcé, et respirer l'air vif et piquant de la mer; je ne pouvais mieux faire que de prendre par la plage, qui est en même temps le chemin le plus long et le plus solitaire.

Accompagné de mes deux chiens, mon fusil sur l'épaule pour m'amuser à tirer des oiseaux de mer, la botte constamment frappée par la vague, j'atteignis en cinq heures cette singulière ville d'Aigues-Mortes, on ne peut pas dire la ruine, puisqu'elle est intacte, comme sortant des mains de saint Louis, mais l'antiquité la plus curieuse que je connaisse en France, avec Carcassonne la vieille, le château de Clisson et la tour de Coucy.

Le lendemain je partis avec un guide pour atteindre le fond de la Camargue.

La route serpente tantôt sur les digues à travers des étangs qui mériteraient le nom de lacs par leur étendue, tantôt dans des déserts dont la solitude n'est troublée que par les oiseaux de proie, des volées de macreuses, de canards sauvages de toutes les variétés, des flamands et bien d'autres oiseaux encore, car l'île de la Camargue, avec ses marécages, est un lieu de passage et de repos pour tous les oiseaux voyageurs. On rencontre aussi des troupeaux de bœufs sauvages et de ces petits chevaux camargues dont l'allure est si vive, le pied si sûr, et qui servent de monture et de *machines* à battre le blé, et enfin des troupeaux de moutons. Des bouquets et même des bois considérables de pins d'Italie, élevant avec grâce leurs têtes arrondies, forment des oasis, et sont à ces déserts ce que sont les palmiers à l'Afrique.

Des milliers de lapins, et ce qui vaut mieux encore pour les amateurs de la grande chasse, de nombreux renards habitent ces retraites; plusieurs ont traversé la plaine devant moi, et c'est là en effet que l'élite des chasseurs de Montpellier va se livrer à des chasses qui feraient envie aux Anglais : chasse de terre et d'eau, à courre et au fusil, au chien courant et même au lévrier, ce qui ne se voit plus guère en France, tout est réuni en Carmague, avec la pêche, et des pêches miraculeuses quelquefois, quand la mer a apporté dans les étangs des masses de poissons qui n'en peuvent plus sortir; il ne manque que la chasse au faucon, qui pourrait s'y pratiquer aussi, comme elle se pratique quelquefois en Afrique.

A trois ou quatre lieues d'Aigues-Mortes, on atteint le bras du petit Rhône qu'il faut traverser pour entrer dans l'île ou la Carmague proprement dite.

10.

En deux petites heures, on arrive ensuite à la petite ville des Saintes-Maries ou de Notre-Dame de la Mer, située sur les bords de la mer.

Cette petite ville, qui n'a plus que 700 habitants, mais qui en a eu, dit-on, 3,000, s'éteint peu à peu et finira par disparaître, mais elle en a pour longtemps encore, car les villes les plus mal partagées ont la vie dure, tant l'homme a de peine à quitter son berceau, même quand ce berceau est à peine un nid d'aigle perché sur un aride rocher !

Il n'y a pas même de rocher ici, ni un abri quelconque, et on se demande comment on a eu l'idée, non de planter une tente, de bâtir quelques cabanes pour une circonstance passagère, mais de fonder dans un pareil lieu une vraie ville, en belles pierres de taille, avec une grande église et des maisons bourgeoises qui ont été autrefois bien habitées.

La ville des Saintes-Maries est au bord de la mer; ce n'est pourtant pas la mer qui a pu attirer là les premiers fondateurs, car la plage n'offre pas la plus petite anse pour mettre une barque de pêcheur en sûreté, et la côte n'est pas propice, témoin les nombreux débris de mâts et de navires dont la plage est recouverte. Du côté de la terre, il n'y a que des marais ; de la pierre, il n'en existe pas, et il faut l'aller chercher à vingt lieues de là, à Beaucaire. Enfin il n'y a pas même d'eau douce, et les pauvres habitants des Saintes en sont réduits à la faire venir du château d'Avignon, qui est à quatre lieues.

Quelle est donc l'origine de cette Notre-Dame de la Mer? Elle est miraculeuse. C'est aux reliques de sainte Jacobé et de sainte Salomé, échouées sur le rivage, qu'il faut l'attribuer. Au lieu où ces saintes ont, dit-on, abordé, et d'où elles sont parties après leur traversée miraculeuse de la Palestine aux côtes de la Provence, pour aller prêcher l'Évangile et convertir les peuplades païennes du Midi, a jailli une source d'eau douce autour de laquelle se sont groupées quelques familles et où l'on a bâti une chapelle. La chapelle est devenue par la suite une église monumentale qui subsiste encore, dans laquelle sont déposées les reliques des saintes, objet de la vénération du pays, et auxquelles les habitants des contrées voisines viennent en pèlerinage au 25 mai demander la guérison de leurs maux. Il y a foule à cette époque : des milliers de pèlerins remplissent la ville et trouvent à peine à se loger.

Malheureusement, la source d'eau douce ne s'est pas conservée, elle a tari, et cette privation d'eau est maintenant la plus grande plaie du pays.

Ce n'était pas l'époque du pèlerinage quand je suis arrivé aux Saintes, et cependant la ville était pleine et toutes les chambres de la seule auberge qui existe étaient occupées. L'activité était grande dans ce pays perdu au fond de la Camargue, au milieu d'un désert de sable. Ce n'était qu'ingénieurs, entrepreneurs de travaux et multitude d'ouvriers campés sous la tente. Le gouvernement, en effet, n'a pas oublié ce point reculé et inconnu de la France, et il accomplit un grand travail qui doit changer la face de la Camargue, assainir ses marais et rendre à la culture une partie de ses terres submergées.

La pente est à peu près insensible dans ce vaste delta du Rhône, et c'est sous l'influence des vents bien plus que de la déclivité du terrain que les eaux s'écoulent vers la mer ou refluent dans l'intérieur des terres. Quand ils soufflent du nord, c'est-à-dire de la terre vers la mer, les étangs se vident en précipitant leurs eaux dans la Méditerranée. Pendant mon séjour, une seule embouchure en versait ainsi quatorze cent mille mètres cubes par minute. Si cette direction du vent se prolongeait, en quelques mois la Camargue tout entière serait à sec, mais bientôt la direction change, le vent souffle de la mer, et alors les eaux salées envahissent de nouveau les vastes étangs jusqu'à une étendue de dix lieues dans les terres; c'est une sorte de flux et de reflux perpétuel qui, s'il a l'avantage d'apporter un riche tribut de poisson de mer, a l'inconvénient d'inonder le pays, de le rendre insalubre par le mélange des eaux saumâtres avec l'eau douce, et de frapper la terre de stérilité par le dépôt du sel qui forme croûte à sa surface. On comprend que, si l'on pouvait s'opposer à ce retour des eaux de la mer, tout en laissant une issue libre à celle des étangs, on serait maître du sol de la Camargue; ce serait une véritable conquête qui fournirait un nouveau grenier d'abondance à la France. On verrait là croître d'aussi beaux blés que l'on commence à en voir dans la magnifique plaine de la Mitidja de notre province d'Alger.

Tel est le résultat que l'on entreprenait d'obtenir par l'établissement d'une digue allant du grand Rhône au petit Rhône et défendant la Camargue contre l'envahissement de la mer. Cette digue n'a pas moins de 32 kilomètres de développement, et elle est presque achevée. Il ne restait plus à faire que les travaux d'art destinés à permettre l'écoulement des eaux dans un sens et à l'arrêter dans l'autre. Quand le vent soufflera de terre et poussera l'eau des étangs vers la mer, on laissera les issues largement ouvertes; quand il soufflera en sens contraire et poussera les flots de la mer vers la terre, on fermera les embouchures. De cette façon, on espère arriver à dessécher la Camargue, ou du moins à concentrer ces eaux dans quelques points limités et surtout à les préserver de tout mélange avec les eaux salées. Avant un an l'expérience sera probablement faite, et l'on saura si le résultat répond à la théorie.

Mais il y avait un autre fait que je désirais voir se réaliser et après lequel soupirait depuis longtemps mon estomac, c'était mon dîner.

L'appétit était aiguisé par une longue marche et un air vif; mais la maîtresse de l'auberge était absente, rien ne bougeait encore et le feu ne s'allumait guère à l'âtre. Et puis les provisions n'abondent pas aux Saintes-Maries ; peu de poisson, grâce à l'inclémence de la côte, pas de gibier ni de volaille, peu de légumes, du mauvais bœuf sauvage, du mouton peu succulent, les herbes marines étant dures et de mauvaise qualité; tout cela ne promet pas un repas de Lucullus. Mais ces privations forcées ne me déplaisent pas : c'est encore un raffinement dans la vie que ces petites misères qui se bornent à un mauvais dîner, à un détestable lit, à une chambre sans feu et à des insectes incommodes et qui font apprécier les douceurs d'une bonne chambre à coucher. A mon avis donc, il n'est pas moins bon, au point de vue moral ainsi qu'au point de vue physique, d'abandonner de temps en temps les mollesses du chez soi pour se lancer le sac sur le dos dans les montagnes ou dans les régions écartées, loin des grandes routes et des bonnes auberges, au hasard des maigres soupers et des mauvais gîtes. Avec quelles délices nouvelles on retrouve le coin de son feu, son lit et ses repas bien servis ! L'esprit n'est pas moins dégagé que le corps, après ces excursions aventureuses à l'air libre, il reprend sa vivacité d'impression, comme les membres reprennent leur souplesse, il trouve de nouvelles jouissances, il acquiert de l'activité et de l'entrain.

Armé de ces principes, et trouvant mon compte à la privation même, j'attendais donc philosophiquement qu'il se fît dans la cuisine un mouvement précurseur de bon augure. Je dois rendre justice au maître de l'hôtel, il s'agitait et envoyait partout des émissaires, voulant traiter aussi bien que possible un voyageur qui venait aux Saintes sans nécessité et tout exprès pour voir le pays. Ayant reconnu mon goût pour le poisson, il mit tout en œuvre pour s'en procurer, et fut enfin assez heureux pour trouver un de ces petits turbots communs dans la Méditerranée et assez délicats, quoique ne valant pas ceux de l'Océan. C'était un mets de roi pour un voyageur affamé et aventuré dans ces lointains parages ; un râle que j'avais tué en route me faisait un rôti délicieux; avec cela une bonne soupe et une omelette; on voit que mon but était manqué et que ce n'était pas aux Saintes que je devais rencontrer ces petites misères que je regarde comme un heureux correctif aux mollesses de la vie.

Je pris un grand plaisir à voir préparer mon dîner par un chef de cuisine dont j'admirais le savoir-faire. Cétait un vieux marin, un vrai type digne du crayon d'un artiste; il s'empara du poisson tout vivant, le vida, le coupa en morceaux, le mit dans une petite marmite avec du vin, de l'huile, du vinaigre, du poivre et du sel, plaça le tout sur un feu flambant, surveilla son opération d'un œil attentif comme s'il eût tenu en main le gouvernail de son navire, et en moins d'un quart d'heure il me servit bouillante la meilleure bouille-baisse que j'eusse encore mangée; je lui en fis beaucoup de compliments, et il y parut fort sensible.

La salle de l'auberge, servant aussi de café, fut fort animée le soir; il y avait nombreuse compagnie, composée d'entrepreneurs, de directeurs de travaux, de quelques patrons de navires récemment échoués sur la plage, et des ouvriers employés à la digue. La maîtresse de l'auberge, espèce de dame Grégoire au type arlésien, spirituelle et avenante, ayant réplique à tous et à tout, eut bientôt, par son activité, remis toute la maison à son train ordinaire. Le café, l'eau-de-vie, la bière, étaient versés partout à la fois avec un propos agréable à chaque consommateur ; voilà une femme qui n'a pas à craindre les vapeurs et les maux de nerfs qui consument tant de petites-maîtresses, et beaucoup de femmes de province languissant dans l'isolement envieraient la société qui l'environne chaque soir ; les travaux de la digue font à la fois sa fortune et ses délices, mais quelle chute et quelle solitude quand ils seront terminés !

Il fallait quitter les Saintes et se rendre en un jour à Arles, car en Camargue il n'y a pas moyen, faute de gîte, de couper les étapes en deux. Une dizaine de lieues à faire, c'est peu de chose ; mais ce qui nuisait aux agréments de la route, c'est qu'il fallait aller droit au nord, avec un vent glacé dans le nez, vent comme il n'en fait que dans la vallée du Rhône et qu'on ne connaît pas au centre de la France. Le froid était vif, il avait gelé à plusieurs degrés pendant la nuit, tous les fossés étaient pris, et mes chiens ne pouvaient y boire sans casser la glace. Ce n'est rien que 4 ou 5 degrés au-dessous de zéro par un temps calme; 10, 15 même se supportent facilement quand l'air n'est pas agité ; mais par un vent de bise violent quelques degrés seulement peuvent devenir insupportables et nous donner une idée de la Sibérie. Il faut venir dans le Midi pour avoir le froid que j'ai eu pendant ce trajet; nous n'avons jamais froid à ce point dans le Nord, ou du moins de la même manière et avec de pareils contrastes : un soleil chaud qui pénètre et fait éprouver toutes les sensations de l'été quand on est à l'abri du vent, et un froid à être transi quand on reçoit ce vent au visage et que l'on marche en sens contraire; j'ai pu me reposer et dormir au soleil avec un bien-être parfait, derrière une meule de paille, et j'étais obligé de m'envelopper de mon manteau et de battre la semelle pour me dégourdir quand j'étais exposé au vent.

A Arles, mon excursion était terminée. De là, le chemin de fer m'a ramené promptement à Montpellier, et, une fois sorti de la vallée du Rhône, je ne sentais plus que la tiède haleine du printemps.

EXCURSION EN CORSE.

Dans un pays où l'homme est si près de la nature, et où la nature elle-même est encore à peu près telle qu'elle est sortie des mains du Créateur, les observations abondent, et j'espère qu'on me pardonnera de retracer quelques-uns des traits de ces physionomies humaines et ces sites pittoresques que les progrès de la civilisation et des arts éloignent de nous de plus en plus chaque jour.

Avant de quitter Ajaccio pour me rendre à Guagno, j'ai visité quelques-uns de ces bergers qui descendent de la montagne et viennent avec leurs troupeaux et leurs familles passer l'hiver aux environs de la ville.

Les bergers de la Corse ne peuvent pas se comparer à nos bergers du continent; ces pasteurs propriétaires mènent une vie libre, indépendante et nullement misérable. Ils sont nourris et vêtus par le lait, la chair et la laine de leurs moutons, de leurs chèvres et de leurs porcs, et ces bestiaux ne leur coûtent presque rien, grâce au droit de parcours sur les vastes territoires des communes. On estime à 3 ou 4 francs par jour le produit moyen d'un troupeau de vingt chèvres ; aussi, quand on reproche à ces bergers les ravages qu'elles font et l'obstacle qu'elles apportent à la culture des arbres, ils vous répondent qu'il n'y a pas de plantations d'un aussi bon rapport que ces animaux. Quelques portions de terre leur fournissent le blé, l'orge, l'huile et le vin ; les châtaignes, que les forêts leur donnent en abondance ajoutent à leurs ressources ; enfin, au mois d'août, chacun à peu près a dans sa maison les provisions nécessaires à la subsistance de l'année. Aussi ne rencontre-t-on pour ainsi dire en Corse ni mercenaires ni pauvres proprement dits ; on ne trouve pas à donner un sou sur les routes ni dans les villages de l'aspect le plus misérable.

Le paysan corse a matériellement de quoi vivre ; mais il faut venir en ce pays, et surtout parcourir l'intérieur de l'île, pour apprendre de combien peu l'homme a besoin pour vivre, et combien son industrie a accumulé sur sa tête de désirs factices. Je me suis bien souvent demandé, en voyant ces familles de paysans, où les besoins de la vie, réduits au strict nécessaire, sont satisfaits sans grand labeur ni grand souci, où la privation d'un superflu et de jouissances inconnues ne se fait pas sentir, si, en un mot, la vie de ces pays pauvres, mais où chacun vit sur son coin de terre, en ne travaillant que pour soi, n'était pas en somme préférable à celle des pays riches, où l'industrie fait circuler l'argent et l'aisance, mais en développant des goûts et des besoins qui sont rarement satisfaits. Si l'on met dans un plateau les jouissances et les soucis, les raffinements et les privations, et les labeurs infinis de la civilisation avancée, et dans l'autre la simplicité de cette vie frugale, austère, mais libre, pleine de loisirs et de sécurité, aussi éloignée des angoisses et de la misère que du luxe et de la richesse, je ne sais de quel côté penchera la balance. Ce qui me frappe, c'est que jamais en Corse, dans ces nombreuses familles où les enfants pullulent et ne se comptent pas, on n'entend les pères se plaindre ou s'inquiéter du nombre de leurs enfants; au contraire, « nos enfants sont notre fortune : plus nous en avons, plus nous sommes contents. » Voilà comment ils parlent.

Si les avantages de cette vie simple n'étaient que le prix de l'ignorance et de la barbarie, je n'hésiterais pas à les condamner ; mais j'ai déjà dit que ces bergers sont moins grossiers que beaucoup de nos paysans ; la plupart d'entre eux savent lire et s'intéressent aux nouvelles du monde ; ils raisonnent très-bien les avantages et les inconvénients des diverses conditions. « Nous n'avons ni industrie ni argent, me disent-ils souvent, mais nous ne manquons de rien ; nos femmes filent la laine de nos moutons, tissent nos habits grossiers de drap corse, font la toile de nos chemises, et nous vivons du produit de nos troupeaux et des morceaux de terre que nous cultivons sans beaucoup d'art, mais sans beaucoup de peine. L'industrie nous apporterait de l'argent et augmenterait le prix des denrées, mais les capitalistes achèteraient nos terres, et nous serions obligés de travailler pour eux. Nous aimons mieux récolter le peu qu'il nous faut, en ne travaillant que pour nous, que de gagner de bonnes journées en travaillant pour les autres : les mercenaires du continent sont moins heureux que nous. »

Ces mœurs rudes laissent une empreinte profonde en ceux mêmes que la fortune ou le succès d'une carrière brillante a entraînés loin de leur patrie et mêlés au mouvement de notre civilisation. Les Corses sont généralement sobres, économes, graves dans leurs plaisirs et savent vivre de peu, même après avoir connu le luxe et le comfort. Combien n'ai-je pas rencontré déjà d'anciens officiers, qui, ayant vécu en France, à Paris, sont retirés dans leurs pauvres villages, et ont repris la vie corse, non-seulement sans regretter les douceurs de leur vie passée, mais avec la conviction qu'il n'y a pas de meilleure existence que celle de leurs montagnes, ni de meilleurs mets que ceux qu'ils préparent de leurs mains ! Je pourrais citer un illustre général qui paraît plus heureux ici avec sa vie de soldat laboureur, qu'au milieu des grandeurs où nous l'avons connu autrefois ; à la vérité, nulle part l'amour du pays n'est poussé plus loin ; c'est une véritable passion que l'attachement des Corses pour leur île.

Il y a de belles et curieuses excursions à faire en Corse. Je viens d'en exécuter une dans la partie la plus tourmentée et la plus sauvage ; elle est digne des amateurs. Ce n'est ni ce qu'on admire en Suisse, ni ce qui charme dans les Pyrénées ; quoique je dise souvent que la Corse est la Suisse avec le soleil et le climat d'Italie, il y a de notables différences. Ce souvenir et ce rapprochement ne me sont inspirés que par la vue des montagnes couvertes de neige, sous un beau ciel bleu ; mais quand on gravit ces montagnes, quand on parcourt ces forêts de sapins et de châtaigniers, quand on s'élève sur les sommets et que l'on descend dans les ravins, on ne retrouve ni la Suisse ni les Pyrénées. Ces montagnes-ci ne sont pas taillées sur les gigantesques proportions des Alpes, on n'y voit pas ces grands phénomènes de la nature qui donnent lieu aux glaciers, aux beaux lacs et aux cascades ; c'est quelque chose de bien plus rude et de plus sauvage : ce sont des rochers d'une forme et d'une teinte comme on n'en voit pas ailleurs. Des espèces de stalactites prodigieuses s'élançant vers le ciel en pointes, en aiguilles, en clochetons, en immenses cônes ou retombant pour ainsi dire en cascades, offrent tous les aspects que l'imagination la plus bizarre peut se représenter : des ruines de châteaux moyen âge, d'églises gothiques, et mille autres objets plus fantastiques, impossibles à décrire. Et ces monuments des convulsions de la nature sont d'une couleur qui animerait la palette d'un artiste ; des masses de rochers livides tranchent à côté d'autres masses d'un rouge ferrugineux qui feraient pâlir la cathédrale de Strasbourg ; certains rochers de granit rouge, donnant naissance à un lichen verdâtre, ressemblent à des montagnes de cuivre ou de bronze tachées de vert-de-gris. La route d'Evvisa à Otta et d'Otta à Piana est on ne peut plus curieuse sous ce rapport. Si la Corse était un pays civilisé, fréquenté par les coureurs d'eau et par les touristes, les bains de Guagno, situés près de là, ne manqueraient pas de clientèle, et la route dont je parle serait bientôt sillonnée par des caravanes et par les amateurs des belles horreurs de la nature.

Non loin de Vico est la magnifique forêt d'Aïtone, forêt de sapins séculaires dans laquelle on peut s'enfoncer pendant plusieurs lieues, et qui offre des sources d'eau fraîche et limpide auprès desquelles on fait halte pour déjeuner. Les sources sont très-recherchées en Corse ; hommes et animaux sont connaisseurs en fait de bonne eau, et ne manquent pas de s'arrêter le long des routes aux fontaines renommées par leur fraîcheur et par leur qualité. Je voyageais sur un cheval qui passait avec indifférence auprès d'une foule d'eaux courantes, mais qui se précipitait dès qu'il approchait d'une certaine fontaine d'une eau réellement excellente. Dès que les chaleurs arrivent, on apporte à Ajaccio de l'eau des meilleures sources environnantes, et il s'en fait un véritable commerce ; sans être sous la garde des nymphes, comme dans l'antiquité, les sources ont quelque chose de sacré dans l'opinion des gens du pays ; il ne s'y commet jamais de dégât, et là même où les travaux des ingénieurs ont été quelquefois saccagés par esprit de vengeance, les conduites d'eau ont été respectées.

De la forêt d'Aïtone je me suis rendu à Otta par Evvisa, en descendant la fameuse rampe de *Spelonca*. Otta en effet se trouve presque au fond d'un effroyable ravin, où il faut descendre des hauteurs de la forêt par une espèce d'interminable escalier pratiqué à travers des monceaux de rochers jetés pêle-mêle, où le pied de la mule peut seul se poser avec assurance. J'ai vu dans les Alpes des chemins plus abrupts, bordés de précipices plus profonds, mais je n'en ai pas vu d'aussi affreux, d'un aspect aussi sauvage et aussi extraordinaire. C'est là que commencent ces roches si étrangement découpées, ces espèces de stalactites dont j'ai parlé, d'une teinte si chaude et d'un effet si pittoresque.

Si on ne retrouve pas en Corse les fraîches vallées de la Suisse, on est encore bien plus loin de rencontrer les charmants chalets et les bons gîtes qui s'offrent comme par enchantement dans les lieux les plus solitaires de la Suisse. Si, en descendant la *Spelonca*, j'avais été pris d'une douleur subite dans le genou qui m'eût cloué à terre, comme cela m'est arrivé à la descente du Reichenbach, ou enveloppé par un orage formidable comme dans la grande Scheideck, j'aurais en vain appelé une chaise à porteur ou espéré un bon souper et un bon lit.

Otta est un pays perdu, sans autre communication avec le monde habité que les affreux chemins dont je parle et qu'il faut suivre pendant quatre heures pour y arriver et pendant quatre heures pour en sortir. D'auberge, il n'y en a d'aucun genre, il faut avoir recours à l'hospitalité corse, si on ne veut pas camper en plein air; mais cette hospitalité ne vous manque pas. Mon compagnon de voyage, que le sort des révolutions a jeté des plaines de la Pologne sur cette terre volcanique, avait dans ce village un parent de sa femme, au trente-troisième degré, qui s'empressa de nous accueillir, de nous héberger et de nous coucher, nous et nos chevaux; et, quand nous voulûmes le lendemain matin remercier ce digne homme et lui témoigner notre reconnaissance de sa bonne réception, il nous répondit simplement : « *È il mio dovere*, c'est mon devoir, n'êtes-vous pas le parent de ma femme, et monsieur n'est-il pas votre compagnon de voyage? »

Je croyais avoir vu tout ce qu'il y avait de plus affreux en chemin en descendant la *Spelonca*, et j'en faisais compliment à mon guide, mais il me répondit : « Vous n'y êtes pas, Monsieur ; vous verrez quand nous serons *au rocher*. » Malgré ma confiance et mon désir de voir les plus belles horreurs, j'ai cru qu'il y avait de la fanfaronnade dans cette réponse, mais ce n'était que la vérité.

Pendant plusieurs lieues, le sentier rampe sur le flanc de rochers baignés par la mer, s'élève sur des crêtes, s'enfonce dans des fourrés inextricables où l'on ne voit pas d'issue ; tout à coup le rocher se dresse tellement à pic et si haut, qu'il n'y aurait pas moyen de le franchir s'il n'existait une crevasse dans laquelle le chemin s'insinue comme un serpent, mais par des replis si courts qu'un cheval un peu plus grand que les chevaux corses ne pourrait tourner.

On sort de ce labyrinthe et on descend de ces hauteurs par un escalier taillé dans le granit, et l'on arrive sur un beau plateau où est situé le village de Piana, qui domine la mer. N'est-ce pas à cette rude nature qu'il faut attribuer le caractère et les mœurs des habitants?

De Piana à Cargèse, la route n'offre plus aucune difficulté ; cette ancienne colonie grecque conserve sans doute encore des traces de son origine, mais il y a eu tant de mélange que rien à l'extérieur ne distingue les habitants de Cargèse du reste de la Corse, si ce n'est que leur territoire est beaucoup mieux cultivé. Là, plus de maquis, plus de terres incultes ; ce ne sont que champs de blé, que champs d'orge et de seigle, que vignes et jardins.

Après un très-maigre repas, j'avais encore cinq heures de chemin à faire pour gagner la grand'route, et pour trouver une auberge moins dépourvue que les tristes cabanes de Guiterra. J'étais brisé, rompu, et peu en train de me livrer à la contemplation des beautés de la nature ; la verve manquait, car le flambeau intérieur pâlit quand l'estomac est vide ; tant le principe immortel de notre être est soumis aux vulgaires besoins de notre corps ! Néanmoins la campagne est si belle de Guiterra à Grosseta, la vallée du Taro est si riche, si splendide de végétation, les arbres sont si vigoureux, si variés de nuances, et tout ce pays est si bien accidenté, que je n'ai pu m'empêcher d'être ravi et de trouver la route trop courte.

Je ne me lasse pas d'admirer les beaux arbres, et c'est là que j'ai vu les plus magnifiques et les plus prodigieux, de superbes chênes verts et des châtaigniers qui couvrent des espaces immenses de leur ombrage. Il y a en Corse des châtaigniers vraiment monstrueux ; j'en ai vu dont le tronc n'a pas moins de 15 mètres de circonférence, et il y en a, dit-on, de plus gros encore. Ces vieux colosses sont curieux par leurs formes bizarres et contournées; leur tronc ressemble plutôt à un bloc de rocher qu'à une tige végétale. Souvent il est creusé en forme de caverne dans laquelle une dizaine d'hommes trouveraient un abri. La pourriture ou le feu des bergers a envahi et détruit le vaste cœur de ces végétaux gigantesques ; leurs principales branches, brisées et rongées à l'intérieur, s'ouvrent comme de larges gueules ou comme d'énormes tuyaux de poêle, et de ces corps, en apparence morts, de ces squelettes dépouillés et blanchis, partent des jets vigoureux aussi frais et aussi féconds que s'ils sortaient de la terre même. Tous les châtaigniers placés sur le bord des chemins portent des cicatrices, des tubérosités difformes ou sont criblés de trous fraîchement pratiqués à l'aide d'une hachette. Ce sont les vieilles blessures et les plaies récentes des balles corses, ces arbres servant particulièrement de points de mire ou de cibles dans les exercices au fusil, jeux habituels des habitants.

Mon guide n'était pas moins fatigué que moi lorsque nous arrivâmes à Grosseta ; c'était un ancien soldat qui avait été sur le continent, et nous avions causé de Paris. Il m'avait touché jusqu'au fond de l'âme en me parlant de son fils unique, actuellement au service, qu'il n'a pas vu depuis longtemps, et qu'il aime tendrement. « Ah ! je suis un pauvre homme, me disait-il, dans un jargon moitié français, moitié Corse, et avec une expression pénétrante, mais je donnerais mon petit cheval blanc pour revoir mon garçon. »

J'ai assez parlé des montagnes, des rochers et des forêts de la Corse, mais je dois dire un mot d'une délicieuse grotte qui mériterait à elle seule le voyage ; elle n'est connue que depuis peu de temps, aussi Valery (1) n'en fait-il pas mention.

La grotte de Brando est située à deux lieues de Bastia, sur les bords de la mer, auprès du village d'Erbalunga; elle appartient à un vieil officier qui l'a découverte il y a une dizaine d'années dans des rochers où il s'est créé une retraite enchantée. En faisant quelques fouilles pour gagner un peu de terrain sur ces rochers, qu'il a transformés en jardins et en terrasses, M. Ferdinandi a tout à coup pénétré

(1) Valery, *Voyages en Corse*. Paris, 1837-38.

dans une excavation profonde qui s'enfonçait au sein de la montagne; il a dû se croire dans l'habitation mystérieuse de quelque fée ou dans un palais des *Mille et une Nuits*, quand il a porté la lumière sur toutes ces colonnettes, ces aiguilles, ces draperies d'albâtre étincelantes de pierreries ; il était, en effet, dans une de ces grottes élégantes, ornées de stalactites et de stalagmites qui semblent taillées et découpées par la main capricieuse d'un artiste. Pour bien comprendre ce phénomène, il faut se rappeler le procédé qu'emploie la nature pour donner naissance à ces sculptures fantastiques.

De la voûte de certaines grottes suinte une eau chargée de sels calcaires qu'elle tient en dissolution ; cette eau s'écoule goutte à goutte et va s'évaporer. A mesure que l'évaporation s'opère, le sel calcaire cristallise, comme le sel de la mer se dépose en se séparant de l'eau que l'air et la chaleur enlèvent. Tantôt la goutte d'eau s'évapore avant de tomber du rocher et la cristallisation se fait à la voûte même de la grotte; une nouvelle quantité d'eau venant à suinter, et s'évaporant, une nouvelle quantité de sel calcaire s'ajoute à la première et produit les stalactites, comme nous voyons l'eau qui s'écoule de nos toits former en hiver ces belles aiguilles de glace qui grandissent à mesure que l'eau se gèle. Ces aiguilles, que les enfants appellent des *chandelles*, sont des espèces de stalactites produites par la congélation de l'eau ; les véritables sont dues à son évaporation et à la cristallisation des sels. Le résultat est absolument le même, et l'on peut se faire une idée de l'aspect merveilleux de ces milliers d'aiguilles, isolées, réunies, agglomérées ou symétriquement rangées les unes à côté des autres comme les fils d'une trame, et formant des voiles transparents, des rideaux et des draperies ; le tout étincelant de mille feux reflétés par les facettes cristallines.

D'autres fois l'eau, filtrant en plus grande abondance, tombe sur le sol, et c'est là que l'évaporation et la cristallisation s'opèrent ; une colonne s'élève donc peu à peu, c'est la stalagmite qui marche à la rencontre de la stalactite qui descend de la voûte : leurs extrémités se rapprochent, se soudent, se confondent et donnent ainsi naissance à des colonnes qui semblent soutenir la voûte d'un temple, et dont les différentes assises ont mis des siècles à se former. Les unes sont complètes, les autres sont en voie de construction ; de là mille formes bizarres impossibles à décrire; d'un côté sont des espèces de chapelles gothiques de l'architecture la plus délicate et la plus tourmentée; de l'autre des débris de statues ou des statuettes ébauchées ; des lampes sépulcrales, des lustres d'albâtre descendent de la voûte, des êtres fantastiques pétrifiés élèvent vers le sommet leurs membres mutilés ou reposent enveloppés dans un linceul.

Les accidents du terrain, les irrégularités du rocher ajoutent encore à l'effet de ces lieux souterrains; ici la voûte s'élève comme celle d'une église, là elle s'abaisse vers le sol ; tantôt on marche la tête haute, tantôt il faut ramper, franchir d'étroits défilés, monter des degrés faciles ou s'enfoncer jusqu'à ce qu'un réseau de stalactites et de stalagmites vous barre le passage. Le travail de filtration et de cristallisation continuant toujours, il arriverait un moment où la grotte serait obstruée si on ne détruisait des parties de ce beau travail. De nouvelles chambres de la grotte restent peut-être encore à découvrir, mais il faudrait ouvrir des voies, et pour cela porter le marteau sur ces mille colonnettes, comme on porte la hache dans une forêt vierge ; ce serait grand dommage, et on ne peut mettre trop de précaution dans cette entreprise.

Maintenant, représentez-vous cette élégante grotte de Brando éclairée par des lampes artistement distribuées dans les anfractuosités, suspendues dans ces lustres naturels posés sur des candélabres sculptés par ce mystérieux architecte, et vous imaginerez facilement l'admirable spectacle que présente un pareil phénomène. Or, c'est ainsi que M. Ferdinandi nous fait les honneurs de sa grotte ; il met de la recherche, de la coquetterie et presque de l'amour à nous la montrer dans toute sa parure ; c'est son plaisir, son bonheur et sa gloire. Avant de nous introduire dans la grotte, on nous fait attendre et reposer dans de petits salons creusés dans le roc, décorés et meublés de fragments de stalactites ; les tables, les siéges, les cheminées, tout est de même matière. Ce cabinet d'histoire naturelle sert de vestibule à la grotte elle-même. Le visiteur sait gré au propriétaire de tant de soins et des jouissances qu'il procure ; il voudrait pouvoir lui en adresser des remercîments ; mais, à l'inverse de ses pareils, M. Ferdinandi ne se montre pas pour les recevoir.

N'est-ce pas là un joli échantillon des curiosités naturelles que possède la Corse? n'avions-nous pas raison de dire que cette île est une espèce de musée dans lequel on trouve de tout, car elle a aussi ses grottes d'azur à Bonifacio, ses carrières de marbres variés aux environs de Corte, ses rochers de granit dans lequel on taille des monolithes grands comme l'obélisque de Louksor, son fameux granit orbiculaire, d'une structure si originale, si singulière, qu'elle possède seule, et dont nous sommes étonné qu'elle ne se fasse pas une industrie particulière.

Le Niolo, vallée située au centre des montagnes de la Corse, n'est intéressante que par son histoire et les mœurs de ses habitants; le pays n'est curieux ni par le pittoresque ni par la beauté de la végétation; c'est une plaine aride, entourée d'une ceinture de hautes montagnes, dans lesquelles on ne pénètre qu'en franchissant des cols élevés, ou une gorge étroite au fond de laquelle coule le torrent du Golo.

Mais c'est là que se sont réfugiées les vieilles mœurs de la Corse, c'est là qu'est conservé l'antique costume des femmes, composé d'une toque de velours noir, d'une chemise boutonnée jusqu'au menton, et d'une robe de drap bleu chamarrée de velours, ouverte à la gorge et se rapprochant de l'amazone. C'est encore là le théâtre des fameuses scènes auxquelles a donné lieu, il y a moins d'un an, la destruction des Massoni, les plus redoutables bandits de la Corse; on montre de loin la caverne inaccessible où ils étaient réfugiés, d'où ils ont donné la mort à tant de voltigeurs et où ils n'auraient pu être atteints, s'ils n'en avaient été chassés par la faim.

Mais le Niolo est surtout la patrie de cette population de bergers nomades comme on n'en trouve plus dans aucune partie du continent. Cette vallée étant fort élevée dans les montagnes, le froid y est vif, la neige y abonde, et pendant six mois de l'année elle n'offre aucun herbage aux bestiaux; son sol étant aride, les récoltes y sont maigres et ne fournissent pas la subsistance nécessaire aux habitants et aux troupeaux. Toute la richesse du pays est dans ces troupeaux; ils sont innombrables. Chaque famille possède au moins cent cinquante moutons ou chèvres (plusieurs en ont jusqu'à trois cents), une cinquantaine de porcs, des bœufs et des chevaux. On compte près de huit cents familles dans les cinq communes du Niolo; c'est donc environ cinq cent mille têtes de bétail de toute espèce à nourrir. Comment faire, en hiver, quand les montagnes sont couvertes de neige et la vallée sans ressource? C'est alors que les bergers du Niolo quittent femmes et enfants pendant six mois de l'année, partent avec leurs troupeaux pour se répandre dans toute la Corse, et paître leurs chèvres à travers l'île sans autre contrainte que celle des éléments, dans des solitudes où nos lois civiles n'ont pas encore posé les limites de la propriété. Dès la fin de septembre cette émigration commence; tout ce qu'il y a de valide en hommes, en enfants mâles, quitte la vallée, et il ne reste dans les villages que les femmes, les vieillards et les petits enfants.

C'est une rude vie que celle de ces bergers nomades : pendant les six mois qu'ils passent dans la plaine et qu'ils parcourent les pâturages, ils couchent en plein air, sur la terre nue, et sans autre abri que leur grossier manteau de poil de chèvre, leur pelone, *la casa del pastore;* ils ne se construisent même pas de cabanes. *Le pain de bois et le vin du rocher*, les châtaignes et la *polenta*, font toute leur nourriture avec un peu de lait de leurs chèvres. Eh bien ! tous ces bergers du Niolo sont forts et robustes.

Leur vie n'est guère plus douce pendant le reste de l'année ; rentrés chez eux, c'est encore pour vivre à la montagne, et coucher à la belle étoile ; seulement ils descendent de temps en temps au village et ils y jouissent des douceurs de la famille.

Le produit de ces troupeaux sert exclusivement pendant l'hiver à payer la location des pâturages ; tout le lait des brebis et des chèvres, et les fromages qu'on en tire, sont livrés aux propriétaires des terrains ou vendus pour acquitter le fermage. Les bergers du Niolo ne rapportent pas un sou à la maison au bout de leurs six mois d'émigration ; leurs troupeaux ont vécu, et voilà tout. Mais alors ils ont la laine, les chevreaux et les fromages qu'ils exportent dans toute la Corse. Pendant la belle saison, les pâturages communaux de la montagne les nourrissent à peu de frais.

Le préjugé qui maintient en Corse l'usage de se faire justice soi-même subsiste au plus haut degré dans le Niolo. Là on ne demande guère aux lois la réparation des torts et des injures qu'on a reçus ; les Niolais font leurs affaires entre eux, et si les querelles s'étendent, s'enveniment, ils se donnent rendez-vous dans quelque lieu écarté et les vident à coups de fusil dans un combat où il n'y a pas moins quelquefois de huit ou dix personnes de chaque côté ; et si la force armée intervenait, les deux partis se réuniraient contre elle.

Lorsqu'un médecin voyage en Corse, il est bientôt entouré, comme Jésus-Christ, des malades et des infirmes de la contrée ; c'est ce qui m'arrive dans la plupart de mes excursions ; malheureusement je n'ai pas le don des miracles. Mais jamais plus grand concours ne s'était présenté à moi que dans la vallée du Niolo. Dès que l'on sut qu'un docteur de Paris était arrivé, ce fut une procession de tous les malades du pays ; il y fallut mettre de l'ordre comme à la consultation de l'Hôtel-Dieu.

Chose remarquable ! ces populations aux mœurs simples et rudes ne sont affranchies d'aucun de ces maux qui affligent les populations civilisées; outre les maladies caractérisées et les affections organiques, on y retrouve les maux de nerfs et les vapeurs, absolument comme chez les belles dames de Paris ; c'est qu'au fond l'organisation et les conditions de la vie humaine sont les mêmes partout, et que les maux vagues et indéterminés, qui sont d'un côté le produit d'excès, sont amenés d'un autre par défaut; l'équilibre n'est pas moins détruit par un certain manquement, par l'absence du bien-être que par l'excès et la mollesse. Combien n'ai-je pas vu dans le Niolo de jeunes filles aux pâles couleurs, se plaignant de palpitations, de langueurs auxquelles une bonne nourriture, un peu de bon vin et les préparations ferrugineuses seraient nécessaires ! A ces causes physiques il faut joindre les effets de l'imagination qui est la même partout, quoiqu'elle s'exerce sur des sujets différents ; il n'y a qu'à voir les terreurs auxquelles ces malades sont en proie, et dont l'objet ne ferait aucune impression sur nos enfants.

PROMENADES D'HIVER AUX MONTAGNES DE LA LOZÈRE, ET DE LA HAUTE-LOIRE (1).

A M. LE DOCTEUR REYNAUD,

médecin au Puy (Haute-Loire).

Mon bon et savant confrère,

Je viens de renouer avec vous des relations interrompues pendant trente ans; ces relations, commencées sur les bancs de l'école, dans les salles des malades de la Pitié, autour de la table de marbre où nous demandions à la mort, sous la direction de M. Louis, notre maître à tous deux, les secrets de la vie et de la maladie, nous allons les reprendre sur nos vieux jours, en nous communiquant les résultats de notre expérience, de nos déceptions, et en faisant le compte de ce qui nous reste des convictions de notre jeunesse. C'est un examen intéressant et qui n'est pas sans charme, malgré le voile de tristesse qui le couvre et qui peut fournir des notions profitables aux jeunes gens venant après nous.

Je ne connais pas d'existence médicale plus ins-

(1) Montpellier, mars 1864.

tructive que la vôtre, et si vous me permettez d'en révéler quelques traits, j'espère qu'ils pourront servir d'exemple à la jeunesse de nos écoles, qui dissipe étourdiment des années précieuses d'où dépendent souvent son avenir et sa fortune.

Et puis ce sera une occasion pour moi de parler de votre pays, si curieux au point de vue de l'histoire du globe et des sciences naturelles ; et, quoique Le Puy ne soit ni une contrée perdue ni une ville ignorée, il n'est peut-être pas commun qu'on lui rende visite en hiver, avec un mètre de neige; c'est un tort, car il a encore plus de caractère sous cette couche blanche qui fait mieux ressortir ses cônes de roches basaltiques, ses poussées volcaniques, et sa physionomie si originale. Les générations qui s'élèvent ne connaîtront bientôt plus de la France que les grandes lignes sillonnées par les chemins de fer et les points les plus importants auxquels ces lignes aboutissent; l'intérieur de ces cases qui forment le grand damier de la France, on n'y pénétrera pas souvent, ou du moins on n'y séjournera pas, et les lieux les plus fameux de notre histoire, les points les plus intéressants de nos contrées géologiques ne seront plus visités que par les savants naturalistes. Je crois donc pouvoir parler des montagnes de la Lozère et de la Haute-Loire, revêtues de leur parure d'hiver, sans crainte d'aborder un sujet trop connu et trop vulgaire; peut-être aurai-je à signaler quelques particularités dignes d'intéresser les gens du monde qui nous lisent.

Mais je commence par vous, mon cher confrère, qui êtes ici mon point de départ, comme vous avez été autrefois mon premier guide dans la carrière médicale; car c'est vous qui m'avez ouvert les portes de ce temple qui offre encore bien des parties obscures, bien des passages inexplorés, bien des lueurs trompeuses, malgré la foule des initiés qui le parcourent et qui cherchent à l'éclairer depuis Hippocrate.

Je me perdais dans ce labyrinthe où je prétendais me conduire avec le fil des sciences exactes, et appliquer à l'étude des maladies la rigueur des méthodes qui conduisent si sûrement en botanique, en physique, en chimie. Je ne pouvais me faire au vague des théories nuageuses de l'école, en face de problèmes morbides qu'il s'agissait de résoudre, et je commençais à me décourager, lorsque vous m'emmenâtes avec vous dans les salles de M. Louis, à l'hôpital de la Pitié. La lumière se fit pour moi dès que je vis employer cette analyse qui consiste à examiner l'une après l'autre toutes les fonctions et l'état des organes qui en sont le siége, de manière à arriver au point malade, au mécanisme dérangé, par voie d'élimination.

Je ne me rappelle pas sans reconnaisance et sans admiration ces leçons de diagnostic faites au lit du malade par ce docte clinicien à la figure austère et grave qui voulait résoudre un problème morbide comme on résout un problème de physique. Il ne se payait ni de théories ni de mots; mais, appliquant les procédés d'observation exacte à la machine humaine, comptant les pulsations et les inspirations, palpant les parties, mesurant les volumes et les espaces occupés par le mal, écoutant les bruits de la respiration et du cœur, analysant les produits morbides, il voulait constater le dérangement du mécanisme, découvrir l'affection cachée au sein des organes, la circonscrire, et mettre le doigt sur le point lésé.

Ce n'est pas tout sans doute que de reconnaître la lésion matérielle, il faut s'élever plus haut, et remonter jusqu'aux lois vitales qui président aux fonctions et qui sont probablement elles-mêmes susceptibles d'éprouver des perturbations indépendantes de modifications appréciables de la matière. C'est là le grand principe philosophique qui domine dans la célèbre école à laquelle j'ai l'honneur d'être attaché par mes fonctions administratives. J'honore cette doctrine, j'en reconnais les mérites et je la crois juste, mais j'aime à la voir assise sur une base solide, c'est-à-dire sur les notions et sur les faits que nos sens et l'observation directe peuvent nous fournir.

L'examen des malades, selon les méthodes empruntées aux sciences exactes, donne à l'enseigement clinique une précision et une vie que la science abstraite seule ne peut lui procurer.

Aussi quelle ardeur, quelle activité dans ces salles d'hôpital où nous passions nos matinées, mon cher confrère ! quels soins pour arriver à un diagnostic exact et pour recueillir de bonnes observations ! et comme de là on courait avec empressement à l'amphithéâtre pour vérifier l'exactitude de nos jugements, pour apprécier les systèmes en vogue et l'efficacité des traitements !

Nous pouvons dire qu'on faisait à cette époque de fortes études sur la partie la plus positive de notre art.

Vous étiez à notre tête, mon cher ami, et votre réputation était déjà si bien établie parmi vos camarades et parmi vos maîtres, que personne ne doutait que vous ne fussiez destiné à rester à Paris et à prendre place au premier rang. Mais il s'est trouvé un préfet bien inspiré qui, sachant qu'un enfant du Puy se distinguait à l'École de Paris, voulut le rappeler à son berceau, et, vous disputant à la capitale, il parvint, par les offres les plus brillantes, à vous fixer au milieu de vos compatriotes ; c'est ainsi qu'au début de votre carrière vous avez été mis à la tête de l'hôpital du Puy et de tous les services médicaux dont le préfet pouvait disposer. Votre fortune était faite, et vous la deviez à votre bonne renommée d'élève. Avis aux étudiants si peu soucieux de leur temps et de leur réputation tant qu'ils sont sur les bancs !

Après trente ans de séparation et ayant chacun suivi notre voie dans une direction différente, mais non divergente quant aux principes et aux idées, nous nous sommes revus, et notre première pensée, après les effusions du cœur, a été de nous interroger sur l'état de nos sentiments et de nos convictions médicales.

Nous nous sommes avoué que, restant toujours attachés aux grands faits acquis et formant la base inébranlable de la médecine, un grain de scepticisme se mêlait à nos opinions d'autrefois, ébranlées par bien des déceptions et des mécomptes ; que nous en étions à peu près arrivés à ne croire que ce que nous pouvions voir et constater nous-mêmes, et que, dans la pratique, notre confiance dans les remèdes n'était plus ce qu'elle avait été jadis ; nous avons même confessé tout bas que nous nous étions plus souvent repentis de ce que nous avions fait que de ce que nous n'avions pas fait.

Après ces aveux, vous m'avez fait parcourir votre curieuse cité, vous me l'avez fait voir sous tous ses aspects ; nous avons visité votre magnifique et intéressante cathédrale, et enfin nous avons gravi le rocher qui semble avoir éventré la ville, qui la domine et qui sert de gigantesque piédestal à la statue colossale récemment érigée en l'honneur de la Vierge et de l'enfant Jésus.

C'est donc de votre pays que je dois maintenant parler ; mais je veux y arriver par la route que j'ai suivie pour y parvenir.

Parti une première fois le 9 février pour les Cévennes et pour la Lozère, j'ai été surpris par la neige à Lodève ; elle est tombée subitement en si grande abondance que le vaste plateau de montagnes qu'on appelle le Larzac est devenu infranchissable ; ce plateau, qui s'élève entre la vallée de l'Hérault et celle du Tarn, n'a pas moins de dix lieues en tous sens ; il est aride, presque désert, avec quelques oasis seulement et quelques châteaux ; il s'incline au midi vers Lodève, au nord vers Milhau, à l'est vers le Vigan, la patrie du chevalier d'Assas, et s'étend à l'ouest jusque vers les célèbres caves de Roquefort.

C'est une industrie curieuse que celle des fromages de Roquefort, ce roi des fromages qui règne en maître sur les tables les plus recherchées, ne laissant que la seconde place au fromage de Gruyère, plus modeste et moins aristocratique ; arrêtons-nous donc un instant sur ce point fameux où affluent à certaines époques les voyageurs de commerce qui viennent s'approvisionner de cette denrée pour l'exporter jusqu'aux extrémités du monde civilisé.

On sait que le caractère particulier du roquefort résulte à la fois de certains procédés de fabrication et de l'influence spéciale du lieu dans lequel on l'expose pendant un certain temps. Aussi le vrai roquefort ne peut-il se faire qu'à Roquefort même, et sa production est-elle fort limitée, ce qui, indépendamment de sa qualité réelle, fait son prix et sa rareté ; car le fromage de Roquefort est cher et relativement rare, et il est assez difficile de se procurer les premières qualités, retenues d'avance par les grandes maisons de comestibles de France et de l'étranger.

Voici, en abrégé, l'histoire de cette fabrication :

A dix lieues à la ronde, les brebis de toutes les métairies fournissent le lait qui compose le fromage. C'est une opération désagréable à voir, que la traite des brebis : les pauvres bêtes ne donnent leur lait que sous l'action d'une espèce de violence. On les saisit donc, on leur donne de vigoureux coups de poing dans les mamelles et on recueille ainsi une très-petite quantité de lait pour chacune.

Ce lait est réuni dans de grands chaudrons, mis à cailler, chauffé, puis moulé en fromages.

Mais pour devenir roquefort, c'est-à-dire pour acquérir le persillé et le goût particulier de ce fromage, il faut qu'ils soient exposés et soignés pendant plusieurs semaines dans des caves jouissant d'une propriété spéciale. Les métairies sont impuissantes à opérer cette transformation, et dans aucune autre cave que celles de Roquefort même, le fromage de lait de brebis n'acquiert la qualité du fromage de Roquefort.

Quelles sont donc ces caves précieuses, précieuses en vérité, car, étant en petit nombre, elles ont une très-grande valeur ? Quelle est leur disposition et à quoi peut-on attribuer leur vertu ?

Ces caves ne s'enfoncent pas sous terre, comme d'autres caves non moins fameuses, situées à l'autre extrémité de la France, comme ces profondes caves de la Champagne, creusées à plusieurs étages dans un massif de craie qui semble destiné à cet usage. Car, chose curieuse et qui ferait presque croire que le Dieu créateur de ce monde n'a pas seulement songé à meubler la future habitation de l'homme de tous les produits nécessaires à son existence et à son développement, mais qu'il s'est aussi occupé de nos jouissances ! le vin de Champagne serait impossible si la vigne et le climat propres à le produire ne se trouvaient réunis avec l'épaisse couche crayeuse dans laquelle on taille, à peu de frais et sans maçonnerie, ces immenses galeries souterraines où le vin se façonne et se conserve au sein d'une atmosphère d'une grande fraîcheur ; de même le fromage de Roquefort est dû à un phénomène naturel, très-singulier, dont nous ne prétendons pas pénétrer le mystère, mais dont nous saisirons quelques particularités.

Je dis que les caves de Roquefort ne s'enfoncent pas dans le sol ; elle se bâtissent contre les parois d'un immense rocher, ce ne sont donc pas de véritables caves, on n'y descend pas; elles sont au niveau du sol, et n'ont des caves proprement dites que l'obscurité et la fraîcheur. Qu'on se figure une muraille de rochers crevassés de fentes par lesquelles souffle un air très-froid ; qu'on élève contre cette muraille des constructions voûtées, closes et n'ayant d'autres ouvertures que la porte et quelques soupiraux, et et l'on aura une cave de Roquefort. Les fromages apportés de toutes les métairies des environs sont comptés, pesés, enregistrés, puis rangés en ordre sur des bâtis en bois régnant dans toute l'étendue de la cave ; des femmes du voisinage venant là dans la saison des fromages, comme les moissonneurs se rendent en Beauce et dans la Brie quand le blé est mûr, soignent les fromages, les essuient, les retournent, ne les laissent pas, en un mot, envahir par une moisissure complète, tout en les exposant à l'influence qui développe en eux ces productions organiques auxquelles ils devront ensuite leur saveur.

On raconte beaucoup de choses de l'influence de ces caves, de ce séjour prolongé dans cette atmosphère arrivant des entrailles de la terre sur le tempérament des jeunes filles qui y sont soumises ; on dit, par exemple, qu'elles sont stériles pendant toute cette période, et Dieu sait ce qui résulte de cette croyance, qui n'est peut-être qu'un conte, pour la morale et pour les mœurs ; mais passons et revenons aux fromages.

Quelle est donc la qualité de l'air de ces caves merveilleuses? Voici quelles sont ses propriétés appréciables : j'ai dit que la muraille de rochers qui sert de paroi aux caves est crevassée de fissures par lesquelles souffle un air sec et froid. Cet air provient sans doute de vastes cavités creusées au sein de la montagne, dans lesquelles il se rafraîchit. Supposons, en effet, de grandes cavernes souterraines, ayant des ouvertures en quelques points, et dans lesquelles vienne s'engouffrer l'air extérieur; cet air se rafraîchit dans les entrailles de la terre, et vient souffler par les fissures du rocher; c'est ce qui existe et ce que l'on peut constater en s'approchant des fissures, quelle que soit d'ailleurs la source de cet air. Les caves sont donc sans cesse parcourues par un courant d'air froid et sec incessamment renouvelé. C'est la condition qui paraît nécessaire à la bonne confection des fromages : il faut qu'ils soient exposés à l'action d'un air froid, non humide, et constamment renouvelé ; telles sont effectivement les propriétés des caves de Roquefort, et c'est tout ce que nous pouvons en dire, voulant rester dans l'observation des faits positifs. Y a-t-il, outre cela, quelque vertu mystérieuse et cachée dans cet air? l'électricité, l'ozone, y jouent-ils un rôle? c'est ce que nous ne savons pas ; aussi en resterons-nous là.

Toujours est-il qu'au bout d'un mois, six semaines, les fromages ont acquis les qualités qui les distinguent, ils sont enlevés par les commissionnaires, expédiés dans tous les pays du monde et, comme pour beaucoup d'autres produits, c'est souvent sur les lieux mêmes et dans les points les plus rapprochés qu'il est le plus difficile de se procurer les qualités de premier choix. Il est plus facile d'avoir du bon roquefort chez Chevet et chez Corcellet, et probablement même dans les magasins de comestibles de Londres et de Saint-Pétersbourg, qu'à Sainte-Affrique et à Montpellier.

Du plateau de Larzac, je me dirigeai, par Milhau et par Marvejols, sur Mende, chef-lieu du département de la Lozère, qui possède les meilleures eaux, les fontaines les plus fraîches que l'on trouve en France.

Là, un nouvel encombrement de neige m'attendait, car cette année a été remarquable par la quantité de neige qui est tombée dans le Midi, quand l'hiver semblait être à sa fin. Le 20 février, toutes les routes de la Lozère, du Gard et de l'Hérault, les chemins de fer eux-mêmes furent envahis par une telle quantité de neige, que toute circulation devint impossible ; à Villefort, patrie de M. Odilon Barrot, elle s'est élevée jusqu'à un mètre et demi. C'est une position assez singulière que celle d'un voyageur qui se trouve emprisonné dans une localité éloignée, au fond de quelque vallée étroite entourée de hautes montagnes qu'il devient impossible de franchir. Heureux encore quand il n'est pas arrêté dans quelque trou, dans une de ces auberges de village comme j'en connais, où il n'y a pas même de chambre à cheminée ! A Mende, avec des livres, un peu de besogne et un bon moral, le séjour n'a rien d'effrayant, et j'y suis resté une semaine sans trop d'ennui. De ma fenêtre j'ai pu admirer le courage et la vigueur des conducteurs de diligences, qui sont partis à toute heure du jour et de la nuit avec de la neige tombant à flots, jusqu'à ce qu'ils fussent arrêtés par des amoncellements, appelés *congères* dans le pays, tout à fait infranchissables. Alors plus de mouvement dans la ville, plus de nouvelles d'aucun pays pendant plusieurs jours; les journaux de Paris n'ont guère cessé pourtant, étant apportés par des courriers à cheval, et c'était une grande ressource.

Enfin le dégel vint, et je pus, avec quatre chevaux, gravir les plus hauts plateaux des montagnes de la Lozère, jusqu'à Langogne, où j'avais affaire. On s'élève à 1,280 mètres au-dessus du niveau de la mer, et là on trouve une pyramide avec une inscription indiquant le point de partage des eaux de la Loire et du Lot.

On atteint Pradelles, la ville le plus haut perchée des villes de l'Empire : c'est là ou aux environs qu'est né Olivier de Serres, le père de l'agriculture en France. On rencontre aussi le monument élevé à la mémoire de Duguesclin, mort pendant qu'il assiégeait Château-Neuf-Randon, dont le gouverneur, qui avait promis de se rendre, vint déposer les clefs sur le tombeau du héros.

On descend enfin des plateaux arides et désolés de ces montagnes dans la délicieuse et fertile vallée au milieu de laquelle s'élève, comme un pain de sucre, le noir rocher auquel est adossée, du côté du midi, la ville du Puy surmontée du piédestal qui supporte la colossale statue de la Vierge.

On sait combien est curieux et intéressant pour la science et pour l'histoire du globe le pays volcanique du Velay, qui naguère encore offrait un problème insoluble à l'imagination des géologues. Qu'étaient-ce donc que tous ces noirs rochers qui se dressaient çà et là et ces espèces de cirques, ces puits que l'on rencontre à leurs sommets et qui s'étendent jusqu'en Auvergne? Un simple fabricant de dentelles débrouilla ce chaos, tout en s'occupant de son commerce, et Bertrand-Roux de Doue (1) fait autorité dans la science ; il est consulté par les géologues de tous les pays, et c'est depuis lors que l'ancienne province du Velay est si souvent visitée par des savants venant de divers points de la France, de l'Angleterre et de l'Allemagne. Le règne animal primitif a laissé des débris instructifs dans les couches de cette contrée, et il est encore représenté en ce moment par quelques espèces des plus rares ; c'est ainsi du moins qu'on a tué, il y a peu d'années, aux environs du Puy, un lynx, le dernier peut-être qui existât en France (2).

(1) Bertrand-Roux de Doue, *Description géognostique des environs du Puy en Velay*. Paris, 1828.

(2) Voy. Brehm, *La vie des Animaux illustrée*. Paris, 1869, t. I, p. 393.

On connaît l'antique célébrité de la Vierge du Puy, appelée la *Notre-Dame de France*. Une statue noire avec l'enfant Jésus, rapportée d'Orient par saint Louis, fut donnée à la ville du Puy et devint bientôt l'objet d'une grande vénération et le but de nombreux pèlerinages. Louis XI et François Ier y eurent une dévotion particulière. Cette statue périt en 1793, brûlée par les Vandales de cette époque; elle a été remplacée depuis, mais ce n'est plus qu'une imitation de la vieille et vénérée relique. La première idée d'élever une statue colossale de la Vierge sur le rocher Corneille qui domine la ville appartient au Père de Ravignan. Mais, en 1850, l'abbé Combalot donna la vie à cette idée qui n'était qu'en germe; à la suite d'une chaleureuse invocation de l'ardent missionnaire, une souscription fut ouverte, et bientôt le projet du monument fut élaboré, mis au concours, et le modèle, dû au ciseau de M. Bonassieux, fut couronné. On s'adressa à l'Empereur, qui, outre sa part de souscription, mit à la disposition de la ville les canons en fonte de Sébastopol. On doit savoir gré au conseil municipal du Puy d'avoir tenu à ce que la statue fût élevée à la gloire de la Vierge antique, de la Mère de Dieu, tenant dans ses bras l'enfant Jésus; c'est en effet d'après ce type consacré que la statue a été édifiée : c'est la Reine Mère présentant au monde qu'il bénit, son fils, qui est le Fils de Dieu et le vrai Dieu lui-même.

Ce que nous admirons le plus dans ce monument, c'est sa proportion et son effet général. Il a fallu un juste coup d'œil pour calculer les dimensions convenables d'une statue élevée à une si grande hauteur et sur un piédestal si gigantesque ; le résultat est complétement satisfaisant.

Voici les mesures exactes des différentes parties du monument. Le rocher s'élève à une hauteur de 132 mètres au-dessus du sol ; le piédestal a 7 mètres au-dessus du rocher ; la statue a 16 mètres au-dessus du piédestal ; c'est un peu moins que la célèbre statue de saint Charles Borromée élevée auprès du lac Majeur, mais celle-ci est en métal repoussé, et la Vierge du Puy reste le plus grand morceau fondu, non, à la vérité, d'une seule pièce.

Quand nous aurons dit que le pied seul de la Vierge a tout près de 2 mètres de long, on jugera comme nous que ce n'est pas un petit mérite que d'avoir réussi à donner à ce colosse un aspect gracieux et bien en rapport avec l'élévation du lieu et les objets qui l'entourent.

Après cette bonne visite, je vous ai dit adieu, mon cher confrère, ou plutôt à revoir ; car nous ne resterons plus des années sans nous serrer la main, nous n'en avons plus le temps, et je compte sur votre promesse de venir bientôt me voir à Montpellier.

EN SUISSE, DE GENÈVE A BERNE.

Nous entrons en Suisse par Genève.

Si nous étions mieux disposé à jouir des beautés de la campagne, si notre cœur moins serré était accessible aux douces émotions, quel plaisir n'aurions-nous pas à côtoyer ce beau lac Léman entouré de ses maisons peintes et de ses jardins comme d'une ceinture de fleurs, dont le reflet contraste dans ses eaux limpides avec celui du mont Blanc.

Et pourquoi non ? Pourquoi ne nous laisserions-nous pas aller aux impressions que réveillent toujours en nous les beaux aspects de la nature et qui ont leur source inépuisable dans notre cœur? L'âme retrouve du calme à la vue des bois et des montagnes, dont les lointains obscurs lui offrent l'image de la solitude et du repos.

Pour moi, je n'ai jamais mieux ressenti l'influence et la douceur de la vue des champs; jamais je n'ai plus admiré les magnificences de la végétation, la splendeur des campagnes animées par le soleil de juin; jamais mon âme n'a été plus ouverte aux bruits harmonieux du soir, à cette voix de la nature qui semble appeler l'homme à elle pour le ramener à la vérité par la contemplation de ses lois éternelles; jamais je n'ai mieux compris ce langage que depuis que j'ai été forcé de chercher un refuge à la campagne; l'esprit fatigué éprouve du soulagement en voyant l'ordre et la régularité de ces phénomènes auxquels nous devons le retour périodique et le développement des produits de la terre; il se complaît dans l'observation de ces lois immuables, et dont rien ne vient troubler le majestueux accomplissement.

Je ne repousserai donc pas les souvenirs des beautés pittoresques et des phénomènes naturels que j'ai rencontrés; on me pardonnera de détourner un moment les regards du spectacle des œuvres humaines pour les reporter sur celles de Dieu.

La route la plus directe de Genève à Loèche est par le Valais; mais, ayant fait mon itinéraire par Fribourg et Berne, pour me rendre de là par Bâle à Strasbourg, je pris ma direction vers Loèche, par le canton de Berne; aussi bien je désirais visiter l'Oberland, que je ne connaissais pas, et j'allai m'établir à Interlaken.

Je ne parlerai pas de cette route classique des touristes par Thunn et Interlaken, ni de cette délicieuse vallée située au pied de la Jungfrau, avec ses jolis lacs de Brientz et de Thunn. Tout cela est aussi connu aujourd'hui que le bois de Boulogne, et malheureusement presque aussi fréquenté par de beaux équipages. Je me hâte de courir à Kandersteg pour franchir le Gemmi de bon matin et pour arriver à Loèche par cette singulière route taillée dans un mur de rocher de 1,600 pieds de haut, au bas duquel est situé le petit village de Loèche-lès-Bains.

L'auberge de Kàndersteg occupe le fond de la gorge fermée par la montagne qu'il faut franchir pour passer de la vallée de Frugiten dans le Valais.

Du côté de Kandersteg, la montée n'est pas trop rude, et la route est parfaitement praticable pour les chevaux et les mulets ; cette route n'offre rien de remarquable jusqu'au moment où l'on arrive de l'autre côté, au point où le sol, manquant tout à coup sous les pieds, vous laisse au bord de cet immense gouffre de 1,600 pieds de profondeur, dans lequel le regard plonge et tournoie.

Lorsque j'arrivai sur le penchant de cet abîme, à huit heures du matin, après quatre heures de marche, les nuages et les vapeurs de la nuit remplissaient encore cette profonde vallée, c'était comme un rideau blanc ondulé par les vents qui me séparait de la plaine ; mais bientôt un rayon de soleil venant échauffer et dilater ces vapeurs, elles s'élevèrent en longues écharpes contre le flanc des rochers, puis, le voile se déchirant tout à coup, les toits brillants des petites maisons de Loèche apparurent dans un lointain infini, à peu près comme les objets que l'on regarde par le gros bout d'une lorgnette. Le rideau se referma, et la scène disparut ; mais l'air s'échauffant de plus en plus, à mesure que le soleil s'élevait et pénétrait dans la vallée, toutes ces vapeurs blanches et mamelonnées se mirent pour ainsi dire à danser dans l'espace et à s'élancer comme des fusées vers les pics aigus où elles restaient quelquefois attachées en flottant comme à la hampe d'un drapeau.

Ce spectacle, cette espèce de mirage, avait quelque chose de fantastique, et jamais il ne s'est offert à moi dans un lieu plus pittoresque et dans des circonstances plus favorables.

Tout se dissipa enfin sous l'influence de la chaleur, et la petite vallée de Loèche se découvrit tout entière inondée de lumière; les objets étaient si nets et tous leurs détails s'apercevaient si distinctement à travers une atmosphère si transparente, qu'il semblait que j'allais y toucher en descendant quelques marches de ce gigantesque escalier au haut duquel j'étais placé. Mais il faut suivre pendant plus d'une heure cette rampe cent fois repliée sur elle-même, qui s'attache comme un long serpent aux flancs perpendiculaires du rocher, qui disparaît dans ces anfractuosités pour reparaître un peu plus loin sur des crêtes et sur des saillies d'où l'on plonge sur Loèche comme du sommet des tours de Notre-Dame on plonge sur le parvis.

On sait que ce merveilleux chemin de la Gemmi, pratiqué dans les parois de cette formidable muraille, dans un trajet de plus de deux mille pieds, et d'une manière si directe, que le point de départ et celui d'arrivée se correspondent presque perpendiculairement, est l'œuvre de hardis Tyroliens qui voulurent se frayer un passage du Valais dans le pays de Berne.

Le petit village de Loèche n'a rien de séduisant, et il ne se compose guère que de baraques en bois; car comment bâtir des maisons élégantes et régulières dans un pays qui passe plus de la moitié de l'année englouti sous les neiges, heureux quand les avalanches ne viennent pas renverser et détruire de fond en comble ses pauvres habitants? Quelques beaux hôtels se sont pourtant élevés depuis peu d'années dans les lieux les moins exposés.

N'ayant pas eu le temps de faire des excursions aux environs de Loèche, je ne parlerai pas des promenades au Torrenthorn, au Guggerhubel, au glacier de la Dala, etc., que l'on dit superbes.

Je repris ma route par la Gemmi dont je fis l'ascension de deux heures à six heures du matin, avec un vieux guide que j'aimerais à retrouver si jamais j'avais le bonheur de faire de nouvelles excursions en Suisse. Ce guide au jarret de fer ne se fatiguait que lorsqu'il marchait en plaine, sur un sol horizontal ; mais, dès qu'il gravissait un rude sentier qui me faisait ruisseler de sueur, il retrouvait la liberté de ses allures, et il eût marché tout le jour sans s'arrêter. Puissance de l'habitude !

Après avoir visité le plus célèbre établissement thermal de la Suisse, je vais vous conduire dans un des plus ignorés et des plus obscurs, mais qui mérite par sa situation la visite des amateurs du pittoresque. Au reste, les voyageurs ne manquent guère de passer par la vallée de Rosenlewi, où est situé ce petit établissement, et si peu de personnes s'arrêtent pour prendre les bains, toutes vont admirer son magnifique glacier, l'un des plus beaux et des plus curieux de la Suisse.

En partant d'Interlaken, on va d'abord à Lauterbrunnen pour admirer sa magnifique cascade, puis on se rend à Grinderwald, dont le glacier n'est pas à dédaigner. Rien ne ressemble moins à un glacier, et ceux de Grinderwald et de Rosenlewi présentent un contraste frappant. Le premier, formé d'une glace blanche et transparente, était l'année dernière, quand je l'ai visité, creusé par-dessous d'une vaste caverne, dans laquelle je me suis introduit, guidé par un petit garçon dont l'intrépidité m'a fait plus d'une fois frémir. La voûte de cette caverne, d'abord assez élevée, s'abaisse bientôt de telle sorte, qu'elle ne laisse plus entre elle et la terre qu'un étroit passage par lequel il faut ramper. J'hésitais à me glisser sous cette effroyable couche de glace dont le moindre affaissement m'eût écrasé ; mais il n'y eut pas moyen de résister à l'air engageant de mon petit guide, qui, me prenant par la main, m'attirait en souriant dans cet étroit passage. Je sentais sur mon dos cette terrible voûte de glace de plusieurs centaines de pieds d'épaisseur, et il ne faut pas beaucoup d'imagination pour se représenter toutes les horreurs d'un semblable tombeau où le moindre ébranlement de la glace pourrait vous enterrer vivant.

Après avoir rampé quelque temps sur les genoux et sur les mains, on voit avec satisfaction la voûte se relever ; on respire plus à l'aise, mais on attend encore avec une certaine impatience le moment où l'on sortira de cette redoutable prison.

Ce qu'il y a de plus curieux dans cette caverne à parois si épaisses, c'est que, grâce à la blancheur et à la transparence parfaite de la glace, la lumière y pénètre avec autant de facilité que si l'on n'était séparé du jour que par une mince couche de verre. Aussi cette excavation est-elle resplendissante par les effets de la lumière qui se joue, qui se brise et se reflète sur les petits cristaux de la glace.

Le glacier de Rosenlewi est, au contraire, formé d'une glace d'un bleu foncé ; rien n'est plus beau que ces immenses prismes de glace, séparés par des crevasses dans lesquelles la teinte bleue va fonçant de plus en plus, depuis l'extrémité légèrement nuancée des arêtes jusqu'au bleu intense des profondeurs. Ce glacier est suspendu au-dessus d'un effroyable torrent qui se précipite dans une fente de rocher où on l'entend mugir sans le voir, tant cette fente est profonde.

C'est un autre genre d'émotion que l'on éprouve ici lorsque, gravissant le glacier, on sent que le moindre faux pas sur cette glace, où l'on ne peut fixer le pied qu'à l'aide de petites entailles faites avec une hachette dont est armé le guide qui vous précède, vous précipiterait dans ce gouffre, où l'on entend sans l'apercevoir l'eau se briser avec tant de fracas. Mais combien le pied de ces guides est solide, comme il se pose avec assurance sur la glace, et quelle confiance vous inspire cette main qui vous tient d'une manière si ferme ! Néanmoins j'ai frissonné de tout mon corps, lorsque j'ai vu un de ces montagnards sauter sur le bord même du gouffre avec autant de tranquillité que nous le ferions sur la terrasse de Saint-Germain ; je l'ai pourtant suivi dans ce point où les oreilles sont assourdies, où le regard est pris de vertige, pour contempler cette imposante voûte de glace azurée, si hardiment jetée au-dessus du torrent.

C'est au pied de ce glacier qu'est située la petite auberge qui sert de refuge au voyageur dans cette vallée sauvage, et où existe un petit établissement de bains. Je puis bien appeler cette auberge un refuge, car, ayant été surpris par l'orage dans les forêts de sapins que l'on traverse en descendant la grande Scheideck, à Rosenlewi, nous sommes arrivés, ma femme et moi, mouillés jusqu'aux os, dans cette auberge, où l'on est du reste très-bien reçu. Nous fûmes d'autant plus sensibles à la complaisance de nos hôtes, que, partis d'Interlaken le matin pour y rentrer le lendemain, nous étions sans provisions de voyage, et ce n'est qu'à l'aide d'un bon feu et d'une foule d'emprunts que nous parvînmes à nous sécher ; on verra néanmoins bientôt que ce ne fut pas impunément que je reçus les torrents d'eau qui nous inondèrent dans cette étroite et froide vallée.

Les chalets qui servent d'auberge dans les montagnes sont construits en planches de sapin, qui ne mettent aucun obstacle aux bruits qui se passent dans l'intérieur de ces habitations. Sauf la vue qui ne peut s'exercer d'une chambre à l'autre, c'est absolument comme si tous les voyageurs étaient réunis dans la même pièce, on entend tout ce qui se dit et se fait dans les chambres au-dessus, au-dessous et à côté de soi.

Je ne fus donc pas étonné d'être bientôt troublé par le tapage effroyable d'une troupe de joyeux voyageurs qui venaient d'arriver, et qui se préparaient en soupant à passer la nuit dans cette auberge.

A la gaieté de leur entretien, aux éclats de rire qu'excitait chaque mot et qui couvraient tellement la voix, que je ne distinguais pas l'idiome dans lequel on parlait, je ne doutai pas que ce ne fussent des Français. Je me présentai donc dans la salle à manger pour essayer de prendre part à la joie de mes compatriotes, mais je fus très-surpris de me trouver au milieu d'une société d'Allemands, de jeunes gens de la Suisse allemande. La conversation ne s'engagea pas moins entre nous, et, à propos d'excursions, ces messieurs me demandèrent si je ne comptais pas être le lendemain à Berne pour assister à la grande fête patriotique qui devait réunir les plus fameux lutteurs de la Suisse.

C'était une rude journée pour un homme qui

n'est pas seul, que d'aller de Rosenlewi à Berne, en passant par le Reichenbach que nous voulions visiter, et par Interlaken, où nous avions nos bagages à reprendre. Mais poussés par le désir de voir une de ces fêtes populaires et primitives dont on fait tant de récit en Suisse, nous partîmes le lendemain matin de bonne heure, et nous pûmes voir encore la fameuse chute du Reichenbach et arriver à l'heure du départ du bateau à vapeur de Thunn, où nous devions retrouver notre voiture pour aller à Berne.

J'oubliais de dire que l'établissement minéral de Rosenlewi se compose de quelques baignoires dans lesquelles on amène l'eau d'une source sulfureuse qui coule dans les environs; cette eau est analogue à celle d'Enghien, froide comme elle, et on la fait chauffer pour l'usage des malades.

Nous cheminions donc aussi rapidement que possible pour exécuter notre grand trajet, lorsqu'à la descente de la montagne, là où il devient impossible de rester à cheval, je fus désagréablement surpris, en mettant pied à terre, de me sentir cloué au sol par une force invincible ou plutôt par une douleur atroce; c'était une douleur rhumatismale dans l'articulation du genou, fruit des torrents d'eau glacée que j'avais reçus la veille!

Mais les plus profondes vallées de la Suisse et les lieux les plus escarpés offrent aujourd'hui plus de ressources et de commodités aux voyageurs que les environs de Paris. A peine me trouvais-je ainsi fixé à terre, sans pouvoir bouger, dans l'impossibilité de continuer la route à cheval ou de la faire à pied, que je vis arriver une chaise portée par deux vigoureux montagnards ; ils me prirent, me placèrent sur leur brancard, et me descendirent doucement ainsi pendant plusieurs heures, en me faisant passer par le Reichenbach et par les sentiers les plus abruptes, d'où l'on jouit d'une magnifique vue sur la vallée de l'Aar.

Quant à la fête patriotique de Berne, elle ne valait assurément pas l'empressement que nous avions mis à l'aller voir ; les luttes des athlètes suisses ne valent pas un des tours d'Auriol, et il se fait tous les jours aux Champs-Élysées mille cabrioles qui valent mieux que cette gymnastique des descendants de Guillaume Tell.

EAUX MINÉRALES

MODE D'ACTION DES EAUX MINÉRALES

Quel est le mode d'action des eaux, quelles sont les ressources que possèdent les établissements thermaux, quels sont les divers procédés d'administration des eaux, quels sont les rapports des médecins avec les malades, et quelles sont les propriétés spéciales et générales des eaux minérales ? voilà autant de questions vastes et difficiles que je n'ai pas la prétention de résoudre toutes, mais que je voudrais éclairer par la discussion et par les faits que j'ai eu l'occasion d'observer.

Avant d'exposer le peu que l'on sait sur ce sujet, n'est-il pas nécessaire de se demander d'abord si elles ont une action réelle ; si les effets qu'on leur attribue ne sont pas plutôt le résultat de l'imagination, du changement d'air et de vie, de la distraction, que des propriétés mêmes des eaux, et des principes qu'elles contiennent? Cette question serait oiseuse, si, à côté des médecins qui préconisent avec enthousiasme l'efficacité des sources thermales, il n'y en avait pas d'autres assez nombreux qui leur refusent toute action spéciale autre que celle que l'on obtient en tout lieu par l'application des substances semblables à celles qu'elles renferment. Il y a exagération des deux côtés, et la vérité est entre ces deux extrêmes.

A la rigueur nous pourrions nous dispenser de discuter la question qui consiste à se demander comment agissent les eaux minérales, et comment on peut se rendre compte des effets qu'elles produisent.

La solution de ce problème n'est nullement exigée en médecine. Car, chose remarquable, les médicaments dont l'effet est le plus constant, le plus certain, sont précisément ceux dont le mode d'action est en même temps le plus obscur, le plus incompréhensible, exemple : le quinquina, l'opium, le mercure, le vaccin et tous les autres spécifiques.

Mais les eaux thermales ne sont pas, à propreprement parler, des spécifiques, et d'ailleurs l'étude de leur manière d'agir se lie tellement à la connaissance des cas dans lesquels elles conviennent, que l'on ne peut guère séparer l'une de l'autre; et, si le problème est encore insoluble, nous voudrions au moins indiquer le meilleur moyen de l'éclairer.

Il n'est pas indifférent dans cette question d'invoquer le témoignage de l'antiquité, de rappeler l'usage que faisaient les Romains des eaux minérales et de montrer les nombreux vestiges des thermes, des temples et des *ex-voto*, élevés par la reconnaissance près des principales sources que nous fréquentons encore aujourd'hui.

Où ce grand peuple n'a-t-il pas laissé des traces de son séjour ou de son passage? Jusque dans les gorges les plus reculées de nos montagnes, partout où existent des sources thermales, au centre comme à l'extrémité de la France, dans l'Auvergne comme dans les Pyrénées, les Romains avaient élevé des thermes et consacré des temples aux divinités bienfaisantes de ces lieux. Et, tandis qu'aujourd'hui nous ne parvenons qu'à grand'peine à construire des bâtiments carrés, sans aucun ornement, tandis que quelques-uns de nos établissements thermaux, dépourvus de toute architecture, ne sont pas achevés, les fouilles du Mont-Dore, de Bagnères, de Néris, etc., font découvrir des débris de riche sculpture, des colonnes monumentales ayant appartenu à des édifices dignes des grandes cités.

Après tout, ce n'est qu'en appeler à l'expérience des siècles, et cette expérience est encore un des plus précieux témoignages que nous possédions en faveur de la vérité, témoignage plus inébranlable souvent que les décisions de la science et des académies.

Mais, si l'on veut des preuves d'un ordre moins élevé, plus à portée de certaines intelligences, nous citerons l'exemple des animaux, des chevaux poussifs que l'on conduit chaque année aux Eaux-Bonnes, à Cauterets, à Bagnères-de-Luchon, et qui ne subissent pas moins que l'homme l'influence salutaire de ces eaux, probablement sans le secours de l'imagination.

Les eaux minérales se divisent en cinq groupes : *Eaux sulfureuses, eaux ferrugineuses, eaux salines, eaux alcalines, eaux gazeuses.*

Mais cela ne suffit pas, et il faut établir des subdivisions dans ces groupes trop compactes. Ainsi je partagerai donc les eaux sulfureuses, au point de vue de l'application et de la convenance des malades, en eaux plus ou moins excitantes pour le système nerveux, en eaux fortes et en eaux faibles, en eaux à la fois salines (j'entends salines à un haut degré) et sulfureuses, en eaux riches en chlorure de sodium, ayant une action spéciale sur les organes de la respiration, et enfin, sous le rapport du climat, en eaux situées dans des régions plus ou moins chaudes. Il y aurait aussi à tenir compte du degré de température, de l'abondance de la source, et du mode d'administration; mais ces considérations ne viennent qu'en seconde ligne.

Et d'abord il paraît bien démontré que l'effet des eaux thermales sur l'économie n'est pas proportionné à la quantité de principes minéraux que l'analyse chimique y découvre. Les eaux sulfureuses, dont le soufre paraît être le principal agent, les eaux ferrugineuses, qui doivent leur principale propriété au fer, tiennent probablement en partie leur vertu du mode de combinaison de ces substances, de leur association avec quelque autre élément difficile à saisir, car les plus riches en soufre ou en fer ne sont pas toujours celles qui agissent le mieux. Les sources de Baréges et les autres sources naturelles sulfureuses des Pyrénées, Luchon, Cauterets, contiennent beaucoup moins de soufre que certaines eaux sulfureuses accidentelles, telles que celles d'Enghien, et elles sont néanmoins, dans certains cas, plus actives que celles-ci (1).

Il est vrai que les eaux naturelles, outre le soufre, renferment une matière organique particulière, dont la nature intime est peu connue et que la chimie moderne décrit sous le nom de *barégine;* cette matière, que l'on voit se déposer sous forme d'une gelée

(1) Voyez plus loin sur Bagères, p. 284.

transparente, n'appartient qu'aux eaux sulfureuses naturelles et contribue probablement à leur efficacité.

Il ne faut pas oublier non plus la haute température de ces sources, qui agit sans doute puissamment sur l'économie ; cette température ne peut être remplacée par la chaleur artificielle qui altère et affaiblit toujours plus ou moins l'énergie des principes en dissolution.

Le problème est encore plus difficile et plus curieux pour certaines eaux salines dans lesquelles l'analyse chimique ne découvre qu'une quantité de matières tout à fait en disproportion avec leur degré d'énergie, comme dans les sources du Mont-Dore, par exemple ; il y a donc là un *inconnu* digne d'exercer la sagacité des savants et des médecins.

Quelquefois même la quantité de matière minérale est tellement faible dans certaines eaux, que l'on ne conçoit pas comment elles peuvent influer sur l'économie, et on serait tenté de nier leur action. Les eaux de Forges, par exemple, ne donnent pas même un grain de sel de fer par litre ; que peut faire une si minime proportion de substance que nous sommes obligés d'administrer à haute dose dans la médecine ordinaire pour produire quelque effet ! Et pourtant personne ne conteste la propriété éminemment ferrugineuse des eaux de Forges. Le fer est sans doute combiné dans ces eaux à un état particulier qui le rend plus facilement assimilable. Les eaux de Néris sont dans le même cas relativement aux sels que l'analyse en retire.

Les eaux de Plombières sont de celles qui démontrent le mieux que les sources thermales, que ces eaux préparées dans le sein de la terre, par des procédés inconnus, jouissent de propriétés dont la science et l'analyse ne rendent pas encore compte : il est un autre exemple plus remarquable encore de ces propriétés mystérieuses, et bien propre à convaincre les esprits les plus incrédules, dans une eau fameuse de la Suisse, dans la source de Loèche, qui, de même que les eaux de Plombières, ne fournissent à l'analyse que quelques matières salines, et dont l'action est des plus énergiques, quelquefois même redoutable. Le phénomène de la *poussée* qui se manifeste à la peau, tantôt par des éruptions de plaques rouges semblables à l'érysipèle, à la rougeole ou à la scarlatine, tantôt par la tuméfaction des membres ou par une transsudation abondante, une sorte de suppuration de toute la surface du corps, ce phénomène particulier aux eaux de Loèche (1) se

(1) Voy. plus loin l'article consacré à Loèche.

montre quelquefois, mais à un faible degré, aux eaux de Plombières; on voit survenir des *ébullitions* qui disparaissent par l'usage même des bains. On serait tenté d'attribuer cette réaction singulière, soit à la température élevée de l'eau, soit à la durée des bains, à la macération que fait éprouver à la peau le séjour prolongé des malades dans des piscines où ils ne demeurent pas moins de trois à quatre heures par jour; mais, en parlant des bains de Loèche, je démontrerai que la *poussée* tient à une action spéciale de l'eau, indépendante de sa température et de son application plus ou moins longue, à la surface de la peau.

Faut-il admettre, avec certains auteurs, que les eaux thermales n'agissent que par leurs propriétés excitantes, propriétés qu'elles doivent tantôt au soufre, tantôt aux sels et aux matières terreuses, mais surtout à leur température, et que toutes sont comparables, sauf le degré d'excitation qu'elles produisent?

Nous savons bien que les mêmes maux sont quelquefois guéris par des eaux de diverses natures : par des eaux salines et par des eaux sulfureuses, par des bains de mer comme par les sources thermales. Nous avons vu des cas de rhumatisme traités avec succès par les eaux froides de la mer, aussi bien que par les eaux chaudes de Luchon ; de même que, dans la médecine ordinaire, on applique avec avantage tantôt le froid, tantôt le chaud, tantôt les vapeurs brûlantes, tantôt les compresses glacées sur les membres affectés de douleurs rhumatismales. Ces moyens différents, opposés en apparence, aboutissent au même effet : une réaction vive sur la peau, qui souvent enlève le mal ; mais ce n'est pas une raison pour refuser aux eaux minérales une action spéciale dont l'analyse chimique ne rend pas suffisamment compte. « Les chimistes, disait Chaptal, n'analysent que le cadavre des eaux minérales. »

Certains praticiens exercés à la thérapeutique des eaux pensent que l'action des sources thermales réside surtout dans l'espèce de perturbation qu'elles produisent, dans l'excitation qu'elles portent à la peau, dans la réaction qu'elles déterminent vers les parties malades ; c'est plutôt, suivant eux, en suscitant un travail organique, en rétablissant des sécrétions supprimées, en imprimant une nouvelle activité à des maux stationnaires, à des organes languissants et engorgés, que les eaux rétablissent la santé, que par une action spéciale, par une vertu particulière sur la nature même du principe morbide. Dans l'opinion de ces médecins, les eaux thermales (sauf les exceptions faciles à saisir) agissent toutes à peu près de la même manière; ce que l'on obtient avec l'une, on pourrait, à un degré plus ou moins prononcé, l'obtenir avec l'autre, et la plupart des sources des Pyrénées seraient aussi propres les unes que les autres à la cure des différentes catégories de maladies chroniques, que l'on adresse à chacune d'elles. Je ne me rends pas garant de cette opinion; mais elle m'a été exprimée par un médecin attaché depuis longtemps à un des établissements les plus suivis des Pyrénées.

Nous concluons que le mode d'action des eaux thermales, comme celui de beaucoup d'autres médicaments, est encore peu connu.

CHOIX D'UNE STATION THERMALE.

Les sources thermales que la France possède en si grande abondance, et en si grande variété, sont une des richesses de notre pays, et l'avenir ne peut qu'accroître cette richesse si on sait en tirer un bon parti.

Nos eaux minérales, par leur abondance et par leur variété, peuvent rivaliser avec les sources les plus favorisées de nos voisins, et même les surpasser; nulle part sur le globe on ne trouve une réunion de sources thermales comparable à celle qu'offrent les Pyrénées; en aucun point, des lieux plus beaux ne se présentent à la vue des baigneurs ennuyés; et, pour compléter cet ensemble, aucun pays ne possède en son centre des sources telles que celles de Vichy et du Mont-Dore, à sa circonférence de plus belles plages pour les bains de mer que celles de l'Océan et de la Méditerranée, surtout depuis que les grandes lignes de chemins de fer ont ouvert des voies rapides aux nombreux malades qui sont assurés de trouver le bien-être et une bonne direction dans nos établissements d'eaux minérales, en même temps qu'un remède à leurs maux!

Les eaux minérales du nord, de l'est et de l'ouest de notre pays, n'offrent pas à beaucoup près des observations aussi intéressantes que celles du midi.

Est-ce ma faute, ou celle du climat, du soleil, de l'aspect des lieux, ou bien enfin est-ce que les sources minérales de cette partie de la France n'ont pas pour le médecin l'intérêt et l'importance qu'offrent celles des Pyrénées, de l'Auvergne et du Bourbonnais?

Il est vrai que la partie nord de la France est beaucoup moins bien partagée sous ce rapport que ne l'est la partie du midi. Tirez une ligne de Nantes à Besançon, et d'un côté vous aurez les sources remarquables de Vichy, de Néris, du Mont-Dore et une foule d'autres eaux acidulées ; et, à l'extrémité méridionale, la riche collection d'eaux sulfureuses et salines dont l'immense chaîne des Pyrénées renferme le précieux dépôt dans son sein. De l'autre côté, dans la partie nord, vous ne trouverez plus, sauf quelques rares exceptions, que des sources ferrugineuses répandues çà et là. Le soufre, le gaz acide carbonique, les sels alcalins et la température, ces éléments énergiques ont disparu pour faire place presque partout à des eaux froides chargées de fer, principe essentiel à la vérité, qui joue un grand rôle aujourd'hui en thérapeutique, mais dont l'action uniforme ne s'applique qu'à un seul ordre de maladies.

Et puis les montagnes escarpées, les vallées étroites et profondes, les torrents, les forêts de sapins, les aspects pittoresques, en un mot, ne sont-ils pas le complément indispensable des eaux thermales?

Or la Flandre, la Normandie, et même les Vosges ne peuvent rivaliser avec les Pyrénées. Aussi quelle que soit la valeur intrinsèque des eaux de Plombières, de Bourbonne, de Luxeuil, de Contrexeville, de Saint-Amand et de Forges, ces sources ne peuvent prétendre à la vogue dont jouissent celles de Luchon et de Cauterets.

La grande variété d'eaux minérales est un embarras pour le malade et souvent même pour le médecin. Comment faire son choix au milieu de toutes ces sources, dont la plupart s'adressent aux maladies, et où se diriger? Toutes les eaux chaudes par exemple, sulfureuses ou non, ne guérissent-elles pas les rhumatismes et les douleurs? Toutes les eaux sulfureuses ne sont-elles pas bonnes pour les maladies de la peau, les plaies anciennes, etc.?

Il y a pourtant quelques règles à établir dans cette confusion.

L'embarras vient surtout de ce que ces eaux variées, les plus diverses en apparence, sont également recommandées dans des affections de même nature. Je le répète, toutes les eaux thermales ont la prétention d'être favorables aux rhumatismes de tout genre, et celles qui sont froides prétendent bien au même avantage, à l'aide d'une température artificielle. A quelle source donner la préférence, dans ce dédale d'eaux plus ou moins thermales, qui surgissent de tous les points de la France et autour d'elle?

Il faut bien le reconnaître, il y a là une difficulté inhérente à la nature des choses, à l'état actuel de la science des eaux, et même à celui de la médecine. Nous ne connaissons pas encore assez à fond les principes constituants des eaux, leurs agencements et leur mode d'action; nous ne distinguons pas toujours assez bien les variétés des affections morbides de même espèce, pour dire précisément quelle nature spéciale d'eaux, quelle dose de principe minéralisateur conviennent à telle nuance de rhumatisme. Cette science n'est pas faite, peut-être même n'est-elle pas faisable, et les éléments n'en existent-ils pas; il y a peut-être, et dans le mode d'action des eaux, et dans les variétés de maladies que nous prenons pour exemple, un fonds commun qui permettra toujours d'appliquer à ces maladies des moyens en apparence divers, mais ayant des propriétés générales communes. Quant à présent, nous admettons que la température, aidée de quelque propriété excitante, est une condition générale favorable à la guérison des affections rhumatismales. Nous ne sommes guère plus avancés, sous ce rapport, qu'au temps où madame de Sévigné allait redemander à Vichy l'usage de ses mains rhumatisées.

Toutefois, nous trouverons dans les progrès récents de l'analyse chimique, dans l'appréciation des constitutions, et dans la connaissance des lieux, des moyens de nous guider et d'établir au moins des catégories.

Pour nous, voici ce que nous admettons d'une manière générale avec les meilleurs auteurs (1) :

(1) Voyez Durand Fardet, Lebret et Lefort, *Dictionnaire des Eaux minérales*. Paris, 1860.

Les sources de Bourbonne, de Bourbon-l'Archambault, de Balaruc, sont favorables à certaines espèces de paralysie ;

Les Eaux-Bonnes, le Mont-Dore, Cauterets, sont très-efficaces dans les affections chroniques de la poitrine ;

Vichy, Saint-Nectaire, Contrexeville, la Preste dans les engorgements des viscères et dans la gravelle ;

Saint-Sauveur, Néris, Bagnères-de-Bigorre dans les affections nerveuses ;

Baréges, Bagnères-de-Luchon, etc., dans les maladies de la peau, les rhumatismes et les plaies d'armes à feu.

Ce qui ne nous empêche pas de tenir compte des circonstances individuelles, du tempérament, etc., pour choisir telle eau de préférence à telle autre analogue.

Parmi les eaux sulfureuses énergiques, il en est qui portent, principalement, leur action sur le système nerveux général, d'autres dont l'action est plus locale ; les premières telles que Luchon, quelques sources de Cauterets, Ax dans l'Ariége, sont surtout riches en principes sulfureux, volatils, les autres telles que Barèges, Saint-Sauveur et quelques autres sources de Cauterets, en principes sulfureux fixes. L'état du système nerveux, son plus ou moins de susceptibilité, doivent donc déterminer le choix entre ces différentes eaux et leurs analogues, dans le cas où l'on veut avoir recours aux eaux sulfureuses.

Parmi les eaux sulfureuses douces, je place Aix en Savoie, Arles, et le Vernet dans les Pyrénées-Orientales.

Mais il ne faudrait pas croire que les eaux dans lesquelles dominent les principes fixes, que celles mêmes où le soufre est en petite quantité, soient inoffensives à l'égard du système nerveux et le laissent en repos ; toutes les eaux sulfureuses sont plus ou moins excitantes ; si donc on a affaire à une organisation éminemment impressionnable, et que le soufre ne soit pas un agent indispensable du traitement, gardez-vous des eaux sulfureuses les plus douces en apparence, même de celles d'Aix, adressez-vous à Plombières, à Néris, à Bourbon-Lancy, à Bourbon-l'Archambault, à Bagnères-de-Bigorre, à Ussat, aux bains de Lamotte, à Bourbonne, à Bagnoles, etc.

En fait d'eaux énergiques, celle de Challes, près de Chambéry, est au premier rang. Les plus fortes eaux connues marquent 40 degrés au sulfhydromètre ; celle-ci, chose inouïe, marque 200 degrés. Dès qu'elle touche une pièce d'argent, elle la noircit, et, quand on la boit, il semble que l'on boit du soufre liquide. Cette eau extraordinaire est froide ; outre sa grande proportion de soufre, elle renferme du brome et de l'iode : elle rend de grands services dans le traitement du goître. Deux ou trois bouteilles de cette eau suffisent à rendre un bain très-sulfureux ; aussi l'emploie-t-on dans quelques établissements, à Aix en particulier, pour augmenter dans quelques cas le degré de sulfuration de l'eau.

Après Challes vient Enghien, puis l'établissement d'Allevard, dans le Dauphiné.

Est-il nécessaire d'agir sur la peau et de produire en même temps une dérivation sur les voies digestives ? Allez à Uriage, à Baréges, etc.

Les eaux qui ont une action spéciale sur les organes de la respiration sont les Eaux-Bonnes et les Eaux-Chaudes, Gréoulx en Provence, et les eaux des Pyrénées-Orientales, le Sernet, Amélie.

Sous le rapport du climat, les eaux de Gréoulx sont à la portée des malades, pendant plus de six mois de l'année ; celles de Castéra-Verduzan, dans le Gers, et celles des Pyrénées-Orientales jouissent aussi d'une température méridionale.

Aix en Savoie a pendant quatre mois un climat délicieux ; la plupart des autres eaux sulfureuses sont dans les montagnes avec les conditions des sites élevés.

Les eaux ferrugineuses sont très-communes au centre, à l'ouest et au nord de la France ; il y en a d'excellentes autour de Paris, entre autres celles de Passy. Les plus fameuses sont celles de Forges et de Spa ; l'une et l'autre sont très-efficaces ; les sources de Spa sont plus variées, et leur établissement est plus complet.

Parmi les eaux salines, alcalines, gazeuses, il faut distinguer celles qui ont une action spéciale bien connue ; les eaux de Contrexeville, si efficaces dans les maladies de la vessie et des reins ; les eaux de la Preste, des Pyrénées-Orientales pour la gravelle. Il est presque inutile de rappeler la spécialité des eaux de Vichy ; on connaît leur action dans la goutte, et celle des eaux de Carlsbad, qui fond et dissipe à vue d'œil les plus énormes engorgements du foie. Les fameuses piscines de Loèche se recommandent dans les maladies de la peau les plus invétérées, etc.

Les paralytiques et les perclus ont le choix entre Balaruc et Lamotte, espèces de bains de mer chauds, et les boues de Saint-Amand ; les eaux de Bagnères, de Néris, de Plombières, de Luxeuil, d'Ems, et bien d'autres, se partageront cette foule de maladies nerveuses, de dérangement des fonctions digestives, et de tant d'autres affections sans nom, résultat des fatigues de la vie mondaine, des préoccupations des affaires ou des travaux de cabinet.

Le régime de vie des différents pays où l'on va prendre les eaux n'est pas non plus indifférent. Si votre estomac ne peut supporter les assaisonnements à l'huile et à la graisse, n'allez pas dans le midi. Mais où aller pour les eaux sulfureuses, car il n'y en a pas dans les régions du bon beurre? Aix en Savoie est une des localités les mieux partagées à cet égard, et où les habitudes parisiennes se trouvent le moins dérangées.

Quant au mode d'administration des eaux, il varie et se perfectionne de jour en jour, nos établissements ont beaucoup gagné sous ce rapport depuis quelques années. J'aime ceux où l'on trouve une surabondance d'eau qui détourne de toute idée de fraude et de parcimonie; j'aime une température assez élevée pour dispenser de tout moyen de chauffage, et, quand l'eau m'arrive en outre par sa pente naturelle et sans interruption, c'est la perfection. Peu d'établissements réunissent toutes ces conditions à la fois.

Néris et Bourbon sont riches en eau et en température.

Le Mont-Dore est un établissement modèle.

Les établissements des Pyrénées proprement dits

sont généralement riches en eau, en température et en appareils.

Les établissements de l'Ariége sont en voie de progrès ; ceux des Pyrénées-Orientales sont ingénieusement disposés.

En parlant de chaque station en particulier je ne dissimulerai pas mon goût pour telle ou telle station. Je tâcherai de faire connaître les ressources et les distractions que chacun, suivant son caractère, peut trouver dans ces différentes localités.

LES EAUX MINÉRALES DE LA CHAINE DES PYRÉNÉES

Balaruc. — Les eaux de Balaruc sont salines et chaudes, et participent des principes des eaux de mer.

Elles sont purgatives, et leur action extérieure est tonique et stimulante. Prises en boisson, elles purgent ou excitent modérément l'estomac, suivant leur dose; en bains, elles stimulent énergiquement la peau et fouettent le sang, lorsqu'on plonge dans le bassin même de la source, où la température est de 45 degrés centigrades; mais, en bains mitigés, elles fortifient l'action musculaire et sont favorables aux tempéraments lymphatiques, dans les affections scrofuleuses, les douleurs et dans quelques cas de paralysie.

On a fait de grands frais pour relever l'établissement de Balaruc et pour lui rendre son ancienne splendeur. Y réussira-t-on ? on peut l'espérer. Indépendamment de leurs qualités réelles, les eaux de Balaruc sont favorisées par leur voisinage de la célèbre Faculté de médecine de Montpellier; leur prospérité tient à la sienne.

Comme tous les pays du midi situés près de la mer, Balaruc n'offre dans ses environs rien de bien gracieux ni de bien séduisant pour la promenade ; ce n'est pas encore la Camargue (1), mais quelque chose qui en approche, de grands étangs d'eau salée, peu de végétation et des horizons plats.

Lamalou. — Les eaux de Lamalou appartiennent à la classe des eaux ferrugineuses bicarbonatées ; de plus, *par une exception assez rare dans les eaux de cette classe, elles sont thermales*, c'est-à-dire chaudes. C'est là en effet ce qui caractérise Lamalou ; les eaux ferrugineuses sont généralement froides, tandis que celles-ci sont à la température de 35 degrés, juste le point convenable pour les bains et pour les piscines ; une source atteint 44 degrés, ce qui la rend propre aux douches et à son emploi en vapeur.

(1) Voyez *Excursion en Camargue*, p. 160 et 167.

Quant aux propriétés médicales, voici comment s'expriment les auteurs du *Dictionnaire des Eaux Minérales* (1) :

La spécialité thérapeutique des eaux de Lamalou se rapporte exclusivement au rhumatisme, à la plupart des névropathies, y compris les paralysies nerveuses, à la chlorose et à l'anémie. Tous les auteurs qui ont écrit sur ces eaux ont rapporté de remarquables exemples de guérisons rapides de paraplégies, dans l'étiologie ou la pathogénie desquelles le rhumatisme et les causes débilitantes prolongées jouent le principal rôle.

Si j'ajoute que les eaux sont administrées sous la direction de l'excellent docteur Privat, d'une expérience consommée en pareille matière, et que le propriétaire de l'établissement y fait tous les ans des améliorations qui n'iront qu'en croissant, on verra que Lamalou n'est un lieu ni trop sauvage ni dépourvu de qualités essentielles, et que les malades, même les plus civilisés, peuvent s'y rendre avec confiance.

Amélie-les-Bains. — C'est dans la vallée du Rech que s'élèvent les bains Amélie, qui étaient autrefois connus sous le nom de *bains d'Arles*, en raison de la petite ville du même nom située dans le

(1) Durand-Fardel, Lebret et Lefort, *Dictionnaire des Eaux minérales et de l'Hydrologie médicale.* Paris, 1860 t. II.

voisinage, aux frontières d'Espagne, et auxquels le nom de la reine des Français devait porter bonheur.

Les bains Amélie alimentent deux établissements : celui du docteur Hermabessière, et celui du docteur Pujade.

L'ancien établissement du docteur Hermabessière se compose d'une jolie maison d'habitation et d'un bel édifice thermal, où abonde l'eau sulfureuse, qui se répand en bains, en douches, en vapeur et en piscine.

Non loin de là, le docteur Pujade a fait jaillir du rocher une douzaine de sources qu'il a habilement distribuées dans les différentes parties d'un établissement nouveau. Ce qui distingue cet établissement, c'est la présence de l'eau minérale à tous les étages de la maison, de telle sorte que le cabinet de bain est souvent situé à côté de la chambre du malade et fait partie de son appartement ; on peut se baigner sans sortir de chez soi, sans monter ni descendre, circonstance inappréciable pour les malades impotents, et se remettre au lit sans s'exposer aux courants d'air. C'est le seul établissement thermal dans lequel j'aie rencontré une semblable disposition.

Nos soldats fatigués et malades trouvent dans le grand établissement que l'État a fait construire, et pour lequel il a acheté une partie des eaux surabondantes du docteur Hermabessière, un remède à leurs maux d'autant plus efficace, qu'à l'action des eaux sulfureuses et chaudes se joint le bienfait d'un climat méridional qui ne connaît point d'hiver. C'est une bonne pensée d'avoir consacré à nos troupes, habituées à la température de l'Afrique, un établissement thermal, situé dans la chaude vallée du Tech, où croissent l'aloès et le grenadier, et qui se rapproche des conditions atmosphériques des contrées où nos soldats font la guerre.

Les bains d'Amélie sont situés au pied du Canigou, but d'excursion intéressante, que l'on peut faire dans la même journée (1).

Le Vernet. — La route de Perpignan au Vernet, par Prades et Villefranche, est délicieuse. Je connais les plus jolies vallées des Pyrénées; il n'y en a pas de plus charmante que celle-ci. Le sommet des montagnes qui la bordent manque un peu de bois et de verdure, grâce au droit de parcours qui livre à la dent des bestiaux ces roches dénudées et met un éternel obstacle au reboisement. Mais le pied de ces montagnes couvertes de vignes, grattées jusqu'au rocher par la main du vigneron, qui plante un ceps partout

(1) Voyez *Excursion au Canigou*, p. 45.

où il peut réunir et fixer quelques poignées de terres, les maisons des pauvres villages groupées en amphithéâtre et s'ouvrant comme de vraies tanières sur le flanc des montagnes, et au-dessous la végétation vigoureuse et luxuriante de la vallée, tout cela, couronné par les pics neigeux du Canigou, forme à chaque sinuosité de la route autant de tableaux qui touchent l'âme et la font rêver. Les forts de Villefranche, qui ferment si hermétiquement ce passage des Pyrénées, sont d'un effet pittoresque. Lorsque les ponts-levis de cette petite place, resserrée entre des montagnes de rochers à pic, sont levés, la France est absolument fermée de ce côté ; c'est comme une bonne serrure sur un grand coffre-fort. Les feux croisés des forts incrustés de chaque côté dans la roche ou perchés sur les sommets écraseraient une armée qui tenterait de franchir cet étroit passage.

On ne se fait pas une idée des rues des villages que l'on traverse en allant au Vernet, ce ne sont pas des rues, ce sont des fentes dont on ne croirait jamais pouvoir se dégager ; on ne songeait guère aux voitures lorsqu'elles ont été construites, et leurs pauvres habitants n'imaginaient pas qu'ils y verraient un jour circuler des équipages, et pourtant ces ruelles étroites, tournant à angle droit, ont été traversées par ceux d'Ibrahim et par les grandes voitures de la cour que le roi Louis-Philippe avait mises à la disposition de l'illustre malade. On ne conçoit pas comment on a pu se tirer dè ce labyrinthe sans abattre ou sans écorner les maisons; il a fallu dételer les fourgons et les traîner à bras, mais aujourd'hui encore ces rues sont sillonnées le jour et la nuit par les diligences et par les omnibus des établissements thermaux, dont les conducteurs vous mènent rondement et sans accrocher.

En sortant de ce défilé, la vallée s'élargit, et l'on aperçoit les établissements situés au pied des montagnes qui s'arrondissent en cirque autour d'eux. Le premier que l'on rencontre est celui de M. Mercadet; le second, situé un peu plus loin au milieu des jardins et des bosquets qui semblent faire le fond de cette petite vallée, est celui que l'on nomme l'établissement des Commandants ; c'est là qu'a été reçu et traité Ibrahim-Pacha. Cet établissement, dont l'histoire est curieuse, presque romanesque, va nous offrir des dispositions nouvelles et intéressantes à observer.

Et d'abord qu'est-ce que les Commandants ? Je ne puis pas faire l'histoire du Vernet sans dire quelque chose des hommes qui l'ont à peu près fondé et qui le dirigent ; eh bien ! les commandants sont en effet deux anciens militaires, ayant tous les deux commandé la petite ville de Villefranche. Après avoir honorablement servi leur pays, MM. Couderc et de Lacvivier, vivant en frères, mettant leur avoir en commun, ont acquis le Vernet ; ils s'y sont retirés, et, appliquant les ressources de leur esprit comme celles de leurs épargnes à l'amélioration de l'établissement, ils en ont fait ce que je vous dirai tout à l'heure, un établissement unique par les conditions nouvelles et par les perfectionnements qu'ils ont réalisés.

L'association de ces deux frères d'armes a failli un moment être troublée, non par la discorde, l'accord le plus parfait ayant toujours régné entre eux, mais par des circonstances qu'ils n'avaient pas prévues.

Ayant tout mis en commun sans contrat, et sur cette parole qui entre militaires est un engagement d'honneur, ils n'avaient pas songé à ce qui arriverait après eux ; le dernier vivant devait hériter de l'autre. Sur ce simple engagement, ils se mirent à l'œuvre, et, quoique, l'esprit d'entreprise soit encore peu développé dans cette partie de la France, leur intelligence et leur résolution inspirèrent confiance, et les capitaux qui leur manquaient leur furent offerts par de nombreux amis. De là, des intérêts assez compliqués pour l'avenir, dont ils se seraient peu inquiétés pour eux-mêmes. Mais un événement qu'ils n'avaient pas prévu se présenta; ils vivaient à peu près en garçons, n'ayant point d'enfant, quoique l'un d'eux fût marié depuis longtemps. Et voilà qu'un beau jour, soit par la vertu des eaux du Vernet, soit par une de ces causes que les recherches du docteur Négrier, d'Angers, nous ont révélées, voilà, dis-je, que la femme d'un de ces messieurs met au monde un bel enfant, puis deux, puis trois.

Grande complication, comme on le conçoit, dans cette association si simple jusque-là, et grand sujet de préoccupation pour l'un des deux associés, la communauté n'était plus à conditions égales; ce contrat, fondé sur l'insouciance de l'avenir, déshéritait la nouvelle famille et devait attrister l'âme de l'une des parties contractantes. Mais, entre vieux amis, est-ce que tout ne s'arrange pas? est-ce que ces anciens frères d'armes ne faisaient pas une seule et même famille ? est-ce que les enfants de l'un n'étaient pas les enfants de l'autre ? Donc la convention du dernier vivant pouvait subsister, et elle fut en effet maintenue entre tous les anciens et les nouveaux venus. Le commandant garçon a peu de chance, à la vérité, d'hériter de la nouvelle génération, mais que lui importe ! l'association du Vernet n'est pas une spéculation ; on vit ensemble, on mourra ensemble, un peu plus tôt, un peu plus tard, et voilà tout.

Une fois ce point définitivement réglé, rien ne pouvait plus arrêter le développement que l'on voulait donner au Vernet. Inspirés et encouragés par un illustre professeur de la faculté de Montpellier, Lallemand, de l'Institut, les Commandants résolurent de transformer l'établissement très-incomplet qu'ils avaient acquis. Pour cela, l'un d'eux commença par aller étudier l'aménagement et l'administration des eaux d'Aix en Savoie ; il ne pouvait aller à meilleure école, Aix en Savoie est pour nous un établissement thermal modèle, parfaitement outillé et parfaitement dirigé. Tout ce qu'un simple particulier peut emprunter à un établissement royal, M. le commandant Coudeic l'a emporté au Vernet.

Nous ne voulons pas comparer le Vernet à l'établissement d'Aix, ni aux grands établissements de l'État, tels que Vichy, Néris, Plombières, ni même aux établissements communaux de Bagnères de Bigorre, de Luchon ou de Cauterets ; dans ce que nous allons dire du Vernet, il ne faut pas oublier qu'il s'agit d'un établissement particulier, fondé dans un pays pauvre et arriéré, avec les ressources de deux anciens sóldats. Le Vernet est loin d'être ce qu'il pourrait devenir s'il était entre les mains de l'État ; le matériel est simple comme il convient, mais il est bien approprié aux différents cas morbides ; les appareils sont ingénieusement disposés, et l'on n'y trouve ce que l'on ne possède pas encore dans nos grands thermes de l'État, un vaporarium ou grande étuve, construit sur le modèle de celui d'Aix.

Ce qui manque surtout dans les bains particuliers de notre pays, c'est le personnel, ce sont des baigneurs et des doucheurs exercés et intelligents; mais comment faire au Vernet et aux autres établissements particuliers de notre pays le reproche de n'être pas encore bien pourvus sous ce rapport, quand on ne trouve pas toujours ce personnel même dans nos grands établissements nationaux qui devraient être des écoles de baigneurs ? Il faut aller jusqu'en Savoie pour trouver un commencement d'éducation bien entendue sur ce point.

Mais ce qui distingue le Vernet, c'est le système de chauffage des appartements. Profitant de la hauteur à laquelle l'eau thermale sort du rocher, on a eu l'idée de faire circuler cette eau chaude au moyen d'un système de tuyaux dans chaque appartement du premier et du second étage. La chaleur se répand ainsi dans toute la maison et entretient une douce température autour des malades. Et comme le climat du Vernet est par lui-même d'une douceur extrême, comme il n'y a pas d'hiver dans cette heureuse contrée, on peut y prendre les bains pendant toute l'année et continuer le traitement que la rigueur de la mauvaise saison force d'interrompre ailleurs ; précieux avantage pour les malades qui vont chercher la santé aux eaux.

Les douches de toute espèce, en volume, en force et en température, les bains de vapeur et les bains ordinaires sont d'ailleurs établis au Vernet avec plus de soin qu'on n'en trouve dans plusieurs de nos grands établissements.

C'est donc là que le fils de Méhémet-Ali est venu se faire traiter d'une grave affection ; il y a reçu les soins du professeur Lallemand, il y a subi une délicate opération avec un succès qui lui a permis de venir ensuite visiter Paris, et il est retourné guéri dans son pays. Le pacha d'Égypte n'avait pas voulu confier son fils à d'autres mains que celles d'un chirurgien français.

Le séjour d'Ibrahim au Vernet n'est pas un des épisodes les moins curieux de l'histoire de cet établissement. Ce n'est pas une petite affaire que de recevoir un de ces souverains absolus, étrangers à nos mœurs, et habitués à ne rencontrer aucune résistance à leur volonté ; espèce d'enfants gâtés tout-puissants, entourés d'esclaves toujours prêts à obéir au moindre signe et à satisfaire leurs plus ridicules fantaisies. Il a fallu tout l'ascendant d'un caractère tel que celui de Lallemand pour plier cette nature indomptée aux exigences d'un traitement long et pénible. Ce n'était pas le courage qui manquait à Ibrahim, il a supporté l'opération sans mot dire, mais c'était la patience et la modération dans ses caprices.

Au milieu d'une foule d'actes barbares, eu égard à nos mœurs, on vit pourtant quelquefois sortir de cette âme rude des sentiments de délicatesse et de bonté dont une éducation européenne eût tiré un excellent parti. C'est ainsi que la grossièreté habituelle d'Ibrahim envers les femmes s'est en certaines occasions changée en galanterie fine et du meilleur goût. Voulant faire un cadeau aux dames de la famille de son médecin, il fit un soir enlever les châles que ces dames avaient déposés dans l'antichambre de ses salons. Lorsqu'on vint pour reprendre ces châles, grand fut l'étonnement de ne les plus retrouver; on commençait à s'inquiéter, lorsque Ibrahim fit jeter de magnifiques cachemires sur les épaules de ces dames.

Quelquefois il boudait son docteur au point de ne

plus vouloir le regarder; mais bientôt, poussé par la reconnaissance, il se jetait dans ses bras et le remerciait des services qu'il lui avait rendus.

L'arrivée du prince égyptien au Vernet fut entourée de toute la solennité qu'on pouvait déployer en ce lieu. C'était le soir; tout était illuminé sur son passage, et les montagnes elles-mêmes étaient éclairées par des feux de joie.

On avait fait de grands frais pour installer l'illustre malade; un pavillon tout entier avait été disposé et richement meublé; les lustres étaient allumés, et la maîtresse de la maison attendait avec impatience l'effet des soins qu'elle avait pris pour recevoir convenablement son hôte. Elle s'informait à l'un de ses officiers de la manière dont il exprimerait sa satisfaction ou son mécontentement : « Si son Altesse est contente, répondit l'officier, elle dira (j'ai oublié les mots propres, mais prenons les premiers venus, cela ne fait rien à l'affaire), elle dira : *Ama;* et, si elle est fâchée, elle dira : *Baïbi.*

Le prince arrive enfin, il est conduit dans ses appartements; il se jette sur un sofa, et d'un air de mauvaise humeur il répète dix fois de suite : *Baïbi! Baïbi! Baïbi!* Ce mot fatal va durement retentir au cœur de la pauvre dame. Ce que l'on avait fait pour bien accueillir Ibrahim était précisément ce qui le fâchait ; il était contrarié de tout le luxe qu'on avait déployé pour le recevoir, et il lui fallut quelques moments pour se remettre de cette première impression. Il se décida enfin à admettre les propriétaires de la maison et à leur faire accueil ; mais le premier abord fut rude, et Lallemand, qui n'était pas la patience même, fut sur le point d'envoyer Son Altesse se faire traiter ailleurs.

C'est pendant le séjour d'Ibrahim au Vernet qu'eut lieu une catastrophe qui faillit ruiner l'établissement. Il n'y avait pas alors de propriété moins bien garantie, que celle des eaux minérales. Grâce à la loi, si juste d'ailleurs, qui veut que chacun soit maître sur son terrain, le propriétaire de la source la plus précieuse pouvait en être dépouillé un beau matin et voir son eau s'écouler sur la propriété de son voisin. C'est ce qui serait arrivé aux propriétaires du Vernet, si le décret du gouvernement provisoire n'était venu à leur secours en même temps qu'au secours de Vichy. Mais l'affaire était bien plus grave, bien plus piquante au Vernet qu'à Vichy.

A Vichy, un propriétaire voisin des sources de l'État fait un trou de sonde dans son jardin; il en jaillit de l'eau qui paraît produite plus ou moins au dépens de la source de l'établissement ; mais enfin rien ne prouve absolument qu'une communication directe existe entre les deux sources, et même, à en juger par la qualité de cette nouvelle eau, elle pourrait bien contenir au moins autant d'eau de l'Allier que d'eau minérale proprement dite. Il n'y avait peut-être pas de quoi effrayer l'État autant qu'on a réussi à le faire.

Comment fixer d'ailleurs la limite précise dans laquelle il ne sera pas permis de sonder? A Vichy, partout où l'on fouille la terre, on voit venir l'eau minérale, en creusant les fondations d'une maison aussi bien qu'en faisant un puits, et toutes ces eaux souterraines communiquent probablement entre elles. On ne peut pourtant pas interdire indéfiniment l'établissement d'un puits ou la construction d'une maison. Le décret du gouvernement provisoire n'en est pas moins très-sage dans ses dispositions

Mais jamais la question ne s'est présentée d'une manière aussi nette qu'au Vernet.

Les sources de l'établissement des Commandants ne jaillissent pas du flanc même de la montagne; elles sortent de la paroi du rocher qui forme en cet endroit comme une épaisse muraille. Un côté de cette muraille appartient aux Commandants, c'est celui qui donne issue à l'eau minérale; l'autre côté est la propriété du voisin. Or, ce voisin, en vertu de la loi qui lui permet de jouir de son terrain comme bon lui semble, les conditions de ne pas nuire à autrui étant tout à fait illusoires en fait d'eaux minérales, ce voisin se mit un jour à ouvrir dans le rocher une énorme tranchée précisément dans la direction des sources voisines. Pendant plus de six mois, les propriétaires des sources furent condamnés à entendre jouer la mine et frapper les coups de pioche qui faisaient sauter en éclat la roche qui recélait leur trésor. Aucune loi ne les défendant contre cette atteinte directe portée à leur propriété, leurs réclamations et leurs plaintes furent inutiles. Ils étaient dans la position d'un homme qui, ayant sa fortune dans son secrétaire, entendrait percer la cloison de sa chambre, attendant à chaque instant, et sans pouvoir s'y opposer, que les pièces d'or s'écoulent dans la chambre de son voisin. Cet instant arriva effectivement pour les Commandants. Un soir, on vint leur annoncer que l'eau avait jailli de l'autre côté, après un dernier coup de mine heureusement dirigé; et il n'était que trop vrai que cette eau était bien la leur, car le niveau des réservoirs baissa rapidement. Ainsi, plus d'eau pour alimenter les douches et les baignoires, plus de circulation de chaleur dans les chambres des malades !

La position était cruelle; l'établissement pouvait être ruiné, et le public y eût perdu lui-même un puissant remède à ses maux, des servitudes particulières interdisant au voisin d'utiliser les sources qu'il détournait sur son terrain.

Ce fut dans cette situation critique qu'intervint le décret du gouvernement provisoire (décret des 8-10 mars 1848) qui suspend toute exploitation de sources obtenues par de semblables moyens, aux environs de sources appartenant à d'autres (1).

Olette. — Je n'ai pas voulu quitter le Vernet sans aller voir, près d'Olette, les magnifiques sources d'eau sulfureuse bouillante qui sortent en abondance de tous les points d'un rideau sur les bords du torrent, et qui restent là sans emploi.

Ces eaux, signalées par J. Anglada (2), n'ont pas moins de cent degrés de température ; elles sont riches en principes sulfureux.

Transportons-nous maintenant à Ussat ; la route qui y conduit, ainsi qu'à Ax, suit les bords de l'Ariége en passant par Tarascon ; je pourrais essayer de dépeindre cette vallée vraiment splendide, entourée d'une ceinture de montagnes neigeuses, et coupée çà et là de monts en pain de sucre de l'effet plus original ; mais je crains d'abuser des descriptions, et je me hâte d'arriver à Ax.

(1) Voy. Durand-Fardel, *Dict. des eaux minérales*. Paris, 1860, t. II, p. 155, art. LÉGISLATION.

(2) Anglada, *Eaux minérales sulfureuses*. Paris, 1827.

Ax. — La petite ville d'Ax, située au fond de la vallée de l'Ariége, est une véritable localité thermale; le sol repose sur une nappe d'eau minérale; les vapeurs sulfureuses s'échappant par toutes les fissures imprègnent l'air d'une odeur de soufre; l'eau chaude jaillit en une multitude de points, elle est à la discrétion des habitants; elle sert à tous les usages domestiques, on en pétrit le pain, comme on en fait la lessive, le pain est excellent et le linge parfaitement blanchi. C'est un spectacle curieux de voir les femmes du pays faire leurs opérations de ménage à la fontaine bouillante, tandis que d'autres lavent dans le bassin public, ou s'y baignent les jambes. Cette population serait sans doute bien embarrassée de vivre dans un pays où les fontaines ne donneraient que de l'eau froide; jamais on ne fait chauffer d'eau en ce pays, pas même pour se faire la barbe.

Ax, par sa position, par son aspect et par la nature de ses eaux, est le Luchon de cette partie des Pyrénées, avec une nature moins grandiose, et moins pittoresque, mais avec beaucoup plus d'eau.

Ax est remarquable par l'abondance, la variété et la température de ses eaux; on ne compte pas moins d'une quarantaine de sources sulfureuses à divers degrés et formant une véritable gamme thermale, dans laquelle chaque malade peut choisir le ton approprié à ses besoins, la température, modérée dans les unes, et brûlante dans les autres.

Il ne faudrait pas croire pourtant que ce pays est aussi dénué que pourraient nous le faire croire, à nous autres Parisiens, son éloignement et son nom encore peu connu de nous. Ax possède trois établissements thermaux : l'un, situé au centre, près d'une belle promenade, est vieux et délabré ; le second, parfaitement situé pour la vue, contient un bon nombre de cabinets de bain et de chambres d'habitation qui ne demanderaient qu'un peu plus de confortable ; le troisième enfin, adjoint au bel hôtel de M. Sicre, est élégant et complet.

La petite ville d'Ax, bien plantée et bien entretenue, possède de beaux et grands hôtels et des maisons garnies, dans lesquels on est bien logé et bien nourri pour quatre francs par jour.

Il y a en outre un charmant petit hôpital, dont l'intérieur pourtant ne répond pas à l'extérieur, mais comment n'a-t-on pas encore élevé à Ax un grand hôpital civil ou militaire? Y a-t-il une localité plus propre que celle-là, par l'abondance de ses eaux, par le bon marché de ses denrées et par la quiétude dont on y jouit, à un grand établissement de ce genre ?

Au delà d'Ax, on n'a trouvé longtemps que des sentiers pour aller, à pied ou à cheval, à Mérens, à Puycerda et dans la petite république d'Andorre. Mais aujourd'hui la belle route qui vient de Toulouse va réjoindre la route d'Olette ; ainsi est établie la communication entre les établissements thermaux de l'Ariége et ceux des Pyrénées-Orientales.

Ussat. — Les eaux minérales d'Ussat sont situées à quelques lieues de Foix, sur les bord de l'Ariége, au pied d'un immense escarpement et du talus formé par les éboulements de cette haute muraille de rochers.

Le nouveau bâtiment de bains contient une quarantaine de baignoires en marbre blanc dans lesquelles l'eau va en diminuant successivement de température, depuis le degré des bains les plus chauds jusqu'au degré le plus frais, et sans mélange d'eau froide. C'est là une des grandes ressources de cet établissement, dont on tire un excellent parti dans les affections nerveuses.

Les eaux salines d'Ussat sont particulièrement employées dans les maladies des femmes ; voisines des eaux sulfureuses d'Ax, elles leur viennent en aide pour calmer leur action excitante, ou sont aidées par celles-ci dans leur propre action. Ces sources, douées de propriétés très-distinctes, se prêtent un mutuel concours; c'est l'avantage que présente aux malades la réunion dans la même localité de sources de natures diverses.

Audinac.— Audinac est un joli petit établissement de bains situé à deux lieues de Saint-Girons,au milieu d'un jardin anglais, dans une vallée assez fraîche. Ce lieu n'est pas destiné aux amateurs qui vont chercher au loin les grands effets de la nature, et pour lesquels l'usage des eaux minérales n'est bien souvent qu'une occasion de faire diversion aux fatigues de leur esprit. Il offre aux malades de l'Ariége et des départements voisins des eaux salutaires et les agréments d'une vie facile, dans une jolie campagne à portée de la ville.

Les eaux d'Audinac sont rangées dans la classe des eaux thermales acidules ferrugineuses.

Ces eaux à la fois toniques et légèrement purgatives sont très-utiles dans une foule de cas; elles doivent à la réunion de ces deux propriétés de pouvoir être administrées avec persévérance dans les affections qui réclament l'emploi du fer, sans produire les inconvénients ordinaires de cette substance; elles contiennent en effet en elles-mêmes le remède propre à combattre les effets du fer sur les entrailles; et d'un autre côté leur action tonique en même temps que laxative les rend précieuses pour le traitement de certaines altérations des voies digestives, dans lesquelles il faut laver pour ainsi dire les organes sans les débiliter.

L'établissement possède deux sources abondantes et tièdes, et se compose d'un élégant bâtiment de bains contenant douze cabinets et deux douches.

Aulus. — Aulus est un établissement dont il est curieux d'observer et l'origine et le développement; par sa situation, il deviendra le point d'union entre les eaux minérales des Hautes-Pyrénées et celles des Pyrénées-Orientales.

En 1823, un jeune lieutenant d'un régiment de ligne, commandant un détachement placé à la frontière d'Espagne, atteint depuis longtemps d'une maladie que les remèdes spécifiques n'avaient pu guérir, errait mélancoliquement dans la vallée d'Aulus. Frappé de la teinte rouillée d'un petit ruisseau qui coulait au milieu de roseaux et d'un terrain tourbeux, il eut l'idée que cette eau pouvait être douée de propriétés médicales, et que peut-être elle lui serait utile. Il lui fallut braver le préjugé du pays qui considérait cette eau comme malsaine, en raison des reptiles et des crapauds qu'elle semblait attirer, et qu'elle attirait en effet par sa température plus douce que celle des ruisseaux environnants. Le malade essaya l'usage de cette eau; s'en trouvant bien, il continua, et sous l'influence de ce régime il recouvra, dit-on, la santé.

Toujours est-il que ce fait eut du retentissement

dans la contrée, des malades du même genre vinrent boire l'eau d'Aulus; la renommée de cette modeste source cachée dans des roseaux, au fond d'une vallée des Pyrénées, s'étendit, et le nombre des malades s'accroissait chaque année.

Bientôt enfin les propriétés toutes spéciales de cette eau parurent démontrées, et le concours des malades fut tel, relativement aux ressources de cette pauvre localité, qu'il fallut bâtir quelques maisons et disposer des chambres pour recevoir les étrangers. La source fut entourée d'une enceinte de maçonnerie, et peu à peu la cabane où était installée la seule baignoire en bois que l'on possédait se transforma en un petit établissement bien modeste encore, mais ayant déjà une dizaine de cabinets. Un pont a été construit sur le torrent qui sépare la source de la commune d'Aulus, l'avenue a été plantée d'acacias, et des hôtels, de vrais hôtels s'élèvent à l'entrée du village.

On dit qu'un cheval attaqué de la morve, bien et dûment déclaré morveux par les vétérinaires de Toulouse, a été guéri par l'usage des eaux d'Aulus. Or on sait, grâce aux travaux de Rayer (1), que la morve, outre les ravages qu'elle fait parmi les che-

(1) Rayer, *De la morve et du farcin chez l'homme.* (*Mémoires de l'Académie de médecine.*) Paris, 1837, t. VI, p. 625.)

vaux, est une de ces maladies qui ont le fatal privilége de se transmettre à l'homme; elle est constamment mortelle pour lui, et à peu près incurable chez les animaux.

Nous sommes loin de prétendre qu'il faille ajouter foi immédiatement à ce que l'on rapporte des propriétés spécifiques des eaux d'Aulus; nous faisons même toutes nos réserves à cet égard; mais c'est bien le cas d'examiner. Ce que l'on peut dire de positif de ces eaux, c'est qu'elles sont à la fois purgatives, toniques et excitantes.

Quant à leur composition chimique, l'analyse de MM. Filhol et Pinaud a démontré qu'elles contiennent des chlorures, des sulfates, de la magnésie, de la chaux, du fer, de l'acide carbonique libre, des traces de magnésie, de cuivre et d'arsenic. Est-ce à cette dernière substance, si efficace dans certaines affections de la peau et dans plusieurs maladies invétérées, que les eaux d'Aulus devraient les propriétés qu'on leur attribue? Nous ne savons, mais dans tous les cas, ce n'est pas là une composition indifférente.

Aulus est une de ces vallées qui semblent à la limite de la terre habitable, ou du moins l'enceinte de montagne qui la termine et l'enveloppe comme d'un mur paraît infranchissable ; mais que ne franchissent pas l'homme et les animaux ! Ces montagnes sont en effet peuplées pendant la belle saison de bergers et de troupeaux qui vont chercher l'herbe succulente des hautes vallées; un port (passage), assez âpre, les fait communiquer avec l'Espagne, un autre conduit à la vallée d'Ustou, le pays des ours, c'est là que sont dressés tous ceux que l'on montre sur nos foires, c'est l'industrie des habitants de ce village.

Bagnères de Luchon. — Les eaux de Luchon sont éminemment sulfureuses, et elles ont une température très-élevée, trop élevée même pour pouvoir être administrées telles qu'elles sortent du rocher (ou *griffon* en terme technique) ; la source la moins chaude, dite *eau blanche*, n'a pas en effet moins de 36 degrés centigrades, c'est la seule dans laquelle on puisse se baigner sans la refroidir, les autres ont 47, 52, 55, 59 et jusqu'à 67 degrés ; ce sont, dans le même ordre, ainsi que je l'ai constaté pendant mon séjour, les sources de l'*Enceinte*, de *Richard*, de la *Grotte supérieure*, de la *Reine* et de *Bayen*.

Cette haute température des sources de Luchon est un inconvénient; car, s'il est bon d'avoir beaucoup de chaleur, suivant l'axiome : *qui peut plus peut moins*, il est nécessaire d'avoir un bon système réfrigérant pour appliquer ces eaux au corps humain.

Une des conditions qui donnent de l'avantage à certains établissements sur Luchon, à Bagnères en particulier, c'est de posséder des sources sortant de terre au degré propre à notre nature et toujours le même.

Quant au degré de sulfuration des eaux, il varie, dans les différentes sources de Luchon, dans la proportion de 3 à 7, et offre ainsi les plus grandes ressources pour le traitement des diverses maladies. Cette appréciation de la quantité de soufre, si longue et si délicate par les anciens procédés de la chimie, est un jeu aujourd'hui depuis que M. Dupasquier, professeur de chimie à Lyon, a fait connaître son ingénieuse méthode (1). Ce procédé qui permet d'apprécier immédiatement la quantité de soufre contenue dans les eaux sulfureuses, et de comparer les sources les unes aux autres, est fondé sur la propriété qu'a l'iode de se combiner d'une part au soufre, et de l'autre de bleuir l'amidon lorsque, la combinaison étant opérée, tout le soufre a été absorbé par l'iode. Veut-on savoir combien une eau contient de soufre ? il suffit d'avoir une dissolution alcoolique, titrée d'iode, et de verser de cette dissolution dans l'eau sulfureuse préalablement mêlée à

(1) A. Dupasquier, *Mémoire sur la construction et l'emploi du sulfhydromètre*. Paris, 1841.

une petite quantité d'amidon. Tant qu'il y a du soufre dans l'eau, il absorbe l'iode, et l'amidon ne bleuit pas; mais, dès que les dernières parcelles de soufre sont combinées à l'iode, la propriété qu'a cette dernière substance de bleuir l'amidon apparaît, le liquide prend une teinte bleuâtre, et c'est le point où il faut arrêter l'opération. La quantité de solution iodique employée pour saturer le soufre indique la proportion de cette substance contenue dans l'eau ; c'est ainsi que, pour les différentes sources de Luchon, il a fallu, pour la source dite *Eau blanche*, 2 degrés d'iode; pour celle de l'*Enceinte*, 3 ; pour celle de la *Reine*, 5 ; et pour celle de *Bayen*, 7. A l'aide du calcul indiqué par M. Dupasquier, il est facile de tirer de ces chiffres les quantités de soufre contenues dans chacune de ces eaux.

Maintenant à quel état, sous quelle forme, dans quelle sorte de combinaison le soufre se trouve-t-il dans les eaux sulfureuses ? C'est un point sur lequel l'opinion des plus habiles chimistes n'est pas encore unanime, et nous n'entrerons pas dans cette discussion.

Il y a un grand travail à faire sur les eaux thermales en général, et surtout sur le groupe si important de la chaîne des Pyrénées; c'est l'analyse et le jaugeage exact de toutes ces sources. Ce travail a déjà été fait, me dira-t-on, et par des hommes de mérite et d'autorité en pareille matière; les analyses de J. Anglada (1), celles des membres de l'Académie de Médecine (2) spécialement chargés des eaux minérales, et surtout les travaux de J. P. A. Fontan (3), auquel on doit d'utiles recherches sur les eaux minérales en général, et sur celles des Pyrénées en particulier, sont des documents précieux. Mais, d'une part, la science marche, et, de l'autre, les analyses ne sont pas complètes ou n'ont pas le caractère officiel d'un travail d'ensemble entrepris par les ordres du gouvernement. Toute analyse exécutée loin des sources elles-mêmes, sur de l'eau envoyée avec toutes les précautions désirables, et à plus forte raison sur des résidus d'évaporation, est une analyse incomplète et souvent nulle.

Il va sans dire que les eaux de Luchon sont na-

(1) J. Anglada, *Mémoires pour servir à l'histoire générale des eaux minérales sulfureuses et des eaux thermales.* Paris, 1827-1833, 2 vol. in-8, et *Traité des eaux minérales et des établissements thermaux des Pyrénées orientales.* Paris, 1833.

(2) *Bulletin de l'Académie de médecine.* Paris, 1836-1869, tomes I à XXXIV. *Passim.* Cette publication est le recueil officiel où se publient les analyses d'eau faites par les membres de l'Académie, à la demande du ministre de l'Agriculture, qui désire s'éclairer et faire constater les propriétés des eaux, avant de les déclarer d'utilité publique.

(3) Fontan, *Recherches sur les eaux minérales des Pyrénées.* Paris, 1853.

turellement sulfureuses, comme la plupart des sources des Pyrénées, c'est-à-dire qu'elles se combinent au soufre dans les profondeurs de la terre, d'où elles proviennent, et non par leur rencontre avec des matières organiques en décomposition, ainsi que cela arrive pour certaines eaux sulfureuses dites *accidentelles*, comme celles d'Enghien par exemple. Cette distinction, déjà indiquée par Orfila a été (1) parfaitement établie par Fontan.

Une autre question plus importante pour l'art et pour l'application, est de savoir si le soufre est le seul agent thérapeutique des eaux sulfureuses, si c'est à ce principe seul qu'il faut attribuer l'efficacité de ces eaux dans les maladies, si, en un mot, on peut se rendre compte de leur action par la seule présence du soufre.

Nous renvoyons le lecteur à ce que nous avons déjà dit de cette question dans l'étude consacrée à l'examen du mode d'action des eaux (2).

Les maladies traitées à Luchon sont particulièrement les affections rhumatismales anciennes, les affections catarrhales des membranes muqueuses, les affections lymphatiques et scrofuleuses, les maladies de la peau et les paralysies.

(1) Orfila, *Mémoires sur les eaux de Cauterets*, 1834.
(2) Voyez p. 237.

Il faudrait des séjours répétés et prolongés pour observer les malades et se prononcer sur les résultats du traitement ; il ne m'appartient donc pas de discuter cette question, et c'est aux médecins de la localité à nous faire connaître les faits de leur pratique.

Bagnères de Bigorre. — Si nous allons de Bagnères de Luchon à Bagnères de Bigorre, nous trouvons des lieux d'un autre aspect, et des malades d'une tout autre nature. Bagnères de Bigorre est la ville la plus propre et la plus nette que l'on puisse imaginer ; tout autour d'elle est gracieux ; sa vallée, largement ouverte, est parsemée de vertes prairies arrosées, comme la ville elle-même, par une multitude de petits canaux dérivés de l'Adour, et qui les fécondent admirablement. Tenant d'un côté à la plaine de Tarbes, on y arrive directement et sans passer par les gorges étroites et sévères qui donnent accès aux vallées enfoncées dans l'intérieur des montagnes, comme la vallée de Luchon ou comme celles de Barèges, de Cauterets ou des Eaux-Chaudes. Moins élevée que ces dernières, la température y est plus douce, et c'est à peine si l'on commence à apercevoir la neige des premiers monts avancés des Pyrénées ; Bagnères de Bigorre semble reposer au milieu d'un parc qui se prolonge jusque dans la fameuse vallée de Campan et dont le premier plan des Pyrénées forme l'horizon. Aussi point de sites sauvages autour de cette ville, mais partout des promenades charmantes, plantées de bouquets d'arbres disposés comme par la main d'un artiste pour l'ornement des points de vue et pour le plaisir des yeux.

Cette nature est parfaitement en harmonie avec la propriété de ces eaux ; ce ne sont plus ici des sources sulfureuses destinées aux maladies graves, aux infirmités les plus tristes de la nature humaine. Les eaux salines de Bigorre conviennent aux tempéraments fatigués, aux femmes nerveuses chlorotiques ou épuisées par la vie et les plaisirs des grandes villes, ce séjour appelle les constitutions délicates, languissantes ou surexcitées par les impressions morales, par les excès du système nerveux. Tout y est disposé pour reposer ces organisations délabrées, pour calmer les agitations des nerfs, rafraîchir les imaginations et les esprits, et même pour consoler les cœurs quand ils sont accessibles aux douces beautés de la nature ; l'usage gradué de ces eaux onctueuses, toniques et légèrement excitantes, dissipe les vapeurs, chasse le *spleen*, cette cruelle maladie de l'âme, en ranimant les forces digestives, et en raffermissant les entrailles. Il est difficile de résister à la douce influence des sources de *Foulon* et de *Salut*, auxquelles on arrive par une allée de jardin anglais et dont les flots tombent sans jamais s'arrêter (les conduits n'ont pas même de robinets) dans de vastes baignoires de marbre.

Les douleurs réelles et caractérisées, les affections prosaïques, comme les rhumatismes invétérés ou comme les engorgements du foie, trouvent de précieuses ressources dans les eaux variées de force et de température qui sourdent en abondance du sol de Bagnères.

L'établissement thermal est remarquable par le luxe de ses constructions toutes en marbre, par sa disposition intérieure et par ses cabinets de bains.

Barèges. — Quel contraste, entre Bagnères de Bigorre et Barèges ! Ici encore, quelle harmonie entre l'aspect des lieux et le remède qu'ils offrent aux maux de l'humanité ! Comme il faut être sérieusement malade pour venir dans ce pays triste et froid, dans cette gorge étroite et dénudée, ravagée par les avalanches et par les torrents, obscurcie par les brouillards et que les loups seuls peuvent habiter pendant six mois d'hiver !

C'est qu'en effet les eaux de Barèges sont la dernière ressource des malades rongés de douleurs, perclus de leurs membres, des infirmités contractées à la guerre, des anciennes plaies qu'aucun autre moyen ne peut cicatriser et des espèces les plus hideuses de l'innombrable famille des affections cutanées. Aussi les eaux de Barèges n'appartiennent pas seulement à la France, ce sont les eaux du monde entier, et l'on y voit venir des malades des contrées les plus éloignées du globe. Que d'infirmes et d'éclopés on rencontre, et quelle activité règne nuit et jour à l'établissement, aux bains, aux piscines et à la douche ! Combien de pauvres créatures qui ne peuvent se montrer, se cachent dans ces chaises fermées qui circulent et se croisent sans cesse, pour les porter à ces sources salutaires d'où elles attendent une nouvelle vie ! Que de mystères renferment ces chaises que l'on voit passer près de soi pleines de douleurs que l'on ignore !

On ne vient pas à Barèges pour son plaisir, ou si par hasard quelques curieux y passent en joyeuse humeur, combien cette disposition est promptement réprimée par la vue des capotes grises des malades de l'hôpital militaire, qui se marient si tristement au sombre aspect des ravins et des flancs nus et déchirés des montagnes !

Et pourtant, on s'amuse à Barèges, on s'y réunit, on y joue et on y danse. Quelle est la physionomie de ces bals et de quels danseurs se composentils ? Je ne saurais vous le dire, par expérience ; mais des Parisiennes qui s'y connaissent m'ont assuré que les bals étaient très-gais, très-animés ; n'est-ce pas là un des miracles si communs, dit-on, produits par les eaux de Barèges ?

Les sources de Barèges offrent le double avantage de jouir d'une grande vertu par leur composition, et de sortir de terre à des températures variées, toutes appropriées à l'organisation humaine. La moins chaude ne descend pas au-dessous de 28 degrés, et la plus chaude ne s'élève pas au-dessus de 44 ; entre ces deux extrêmes, la nature a échelonné tous les degrés intermédiaires, de telle sorte que l'on prend ici les eaux telles qu'elles jaillissent du rocher, sans être obligé de les chauffer ou de les refroidir en passant par tous les degrés suivant le cas.

Cauterets. — Cauterets est une ville considérable pleine de mouvement et fréquentée par un grand nombre de baigneurs. Des sources sulfureuses abondantes, nombreuses, variées de force et de température, justifient cet empressement. Il y a en effet à Cauterets des sources pour tous les degrés des maladies auxquelles s'appliquent les eaux sulfureuses ; on n'en compte pas moins de dix. Les plus importantes sont la source dite des *Espagnols,* qui marque 48 degrés, et celle de la *Raillère*, qui marque 38 degrés.

Ces deux sources alimentent deux établissements bien disposés, mais dont l'un surtout, celui des *Espagnols*, est complet ; jadis perché à mi-côte, dans un lieu éloigné de la ville, d'un accès difficile, il s'élève aujourd'hui au sein de Cauterets, à portée de tous les malades, et réunit en bains, douches et piscines tout ce qui est nécessaire au bien-être et au traitement des diverses affections ; là, enfin, j'ai eu le plaisir de trouver des vestibules spacieux, des cabinets élégants et commodes divisés en deux sections, et des douches de toute espèce d'une grande énergie que l'on peut augmenter et modérer à volonté suivant le besoin.

Eaux-Bonnes. — Depuis que les médecins ont compris qu'il ne fallait pas attendre que les malades fussent dans un état désespéré pour les envoyer aux Eaux-Bonnes, qu'il fallait au contraire les prendre au début, l'efficacité de ces eaux dans les affections de poitrine, contre les premières atteintes de phthisie, a été mise hors de doute, et les succès nombreux que l'on en obtient chaque année, justifient la vogue immense que leur ont donnée les médecins de Paris.

C'est aux Eaux-Bonnes que l'on trouve la société la plus élégante des Pyrénées.

La médecine est facile à faire aux Eaux-Bonnes ; constater l'état de la poitrine et le degré d'altération des poumons, renvoyer les malades trop avancés, dont le traitement ne pourrait que hâter la fin, et qui compromettraient inutilement la réputation des eaux ; garder les autres en leur faisant boire chaque matin quelques verres d'eau sulfureuse, suivant l'état de leur force et leur susceptibilité nerveuse, tel est à peu près le régime universel des malades des Eaux-Bonnes.

L'établissement thermal, élégant de forme, ne peut pas manquer d'être suffisant pour un traitement si simple ; il se borne à la buvette, à laquelle chacun vient puiser à son heure ; les bains ne sont qu'un accessoire compté pour peu de chose.

Bonnes s'est singulièrement améliorée et embellie depuis quelques années, grâce à l'argent qu'y répandent une foule de malades riches et au zèle intelligent de quelques personnes reconnaissantes qui l'ont dotée d'une promenade précieuse pour les malades à courte haleine ; le chemin horizontal, créé par les soins des comtes de Kergorlay et Dulong de Rosnay et de MM. Deville et Moreau, est un véritable monument qui mérite la reconnaissance des malades, les promenades Grammont et Jacqueminot ont également leur prix pour les personnes auxquelles l'usage des eaux a rendu la respiration plus libre et la force de gravir la montagne.

Cambo. — A Cambo, nous trouvons une source sulfureuse accidentelle dans le genre de celle d'Enghien, et une source ferrugineuse.

L'établissement de Cambo est très-fréquenté par les habitants de Bayonne; ils y sont attirés non-seulement par les eaux qui ont toutes les propriétés des eaux sulfureuses et ferrugineuses, mais par les agréments du pays.

Cambo est situé dans une des plus charmantes vallées du pays basque, sur les bords de la Nive, que l'on peut descendre en barque, jusqu'au bourg d'Ustaritz, en franchissant sept ou huit chutes d'eau sur lesquelles les mariniers du pays font glisser la barque avec une adresse étonnante. Cette promenade des *nasses*, ainsi qu'on la nomme, est une des plus piquantes que l'on puisse faire, lorsque l'eau est un peu haute. C'est à Cambo que, pour la première fois, j'ai vu les cacolets, dont l'usage se perd chez nous à mesure que nos routes s'améliorent, mais qui sont toujours adoptés dans les provinces basques espagnoles. C'est, suivant moi, une délicieuse manière de voyager; j'aime ces couples d'hommes et de femmes suspendus aux flancs d'une mule, qui se livrent au plaisir de la conversation en même temps qu'ils sont doucement portés. Je regrette que le bon état de nos routes permette d'aller partout en voiture, et que les cacolets, dont l'effet se marie si bien au pittoresque des montagnes, soient abandonnés. Je voudrais qu'il prît fantaisie à quelques élégantes de les importer à Paris, au bois de Boulogne, et je suis sûr qu'avec un bon cheval, un bel harnachement et l'habileté que mettraient certaines écuyères à les conduire, ils auraient le plus grand succès.

LES EAUX MINÉRALES DE LA PROVENCE ET DU DAUPHINÉ

Gréoulx. — Gréoulx est à peu de distance d'Aix et de Marseille, mais Gréoulx est surtout à peu de distance d'Hyères, et l'on pourrait s'y rendre en un jour, malgré les montagnes qu'il faut traverser, si les communications par Barjols étaient régulièrement établies. Je signale ce voisinage parce que ces deux localités médicales me paraissent se rattacher l'une à l'autre par certains liens et destinées à se prêter un mutuel concours : Gréoulx pourrait être, suivant moi, le *Bonnes* des malades qui vont à Hyères pour finir l'hiver et respirer un air plus doux.

La constitution des eaux de Gréoulx a de l'analogie avec celle de la célèbre source des Pyrénées; ces eaux sont sulfureuses comme les Eaux-Bonnes, elles contiennent des sels de même nature, une forte proportion de chlorure de sodium et une matière organique onctueuse; l'une et l'autre déterminent un certain degré d'excitation que l'on tempère en les coupant avec du lait ou un sirop adoucissant; elles conviennent aux tempéraments lymphatiques, aux enfants et aux jeunes filles faibles, et ne deviennent purgatives qu'à une dose élevée.

Voilà bien des points de contact, mais quelle différence dans les conditions du climat?

L'une est située dans une gorge de montagnes couvertes de neige, délicieuses en été, mais inaccessibles pendant les trois quarts de l'année; l'autre est en pleine Provence, au milieu des chaudes campagnes où croît l'olivier et où l'on ne connaît pas l'hiver.

Ce n'est pas chose commune qu'une source sulfureuse chaude dans un pays ouvert et loin des neiges; presque toutes les eaux chargées de soufre sortent de terre au pied des glaciers; pour les atteindre, il faut gravir les montagnes et s'exposer aux réactions de la nature âpre et sévère qui les entoure. Ici, au contraire, à Gréoulx, quel climat, quel ciel, quelle douceur d'atmosphère le soir! Pas d'abaissement subit de la température, et la froide humidité ne vient pas vous saisir après le coucher du soleil. Voilà une région, voilà un climat fait pour les constitutions molles et lymphatiques, pour les poitrines délicates, pour les poumons malades, et à leur disposition pendant six mois de l'année. Je m'étonne qu'on ne les y envoie pas, aussi bien que les malades affectés de douleurs et de rhumatismes; une saison à Gréoulx serait bien souvent le complément d'un hiver passé à Hyères.

La source et l'établissement sont situés au milieu de beaux ombrages, et de sa chambre on se rend aux bains, à la douche et à la buvette, sans sortir de la maison. Les eaux sont tellement abondantes qu'elles coulent sans interruption dans les baignoires; la nuit, le jour, jamais on ne ferme les robinets; il n'y en a pas. C'est un bruit de cascade étourdissant. Les bains se prennent donc à eau courante; chaque baignoire est une sorte de piscine où l'eau, sans cesse renouvelée, conserve une température fixe et permet un séjour indéfiniment prolongé. Gréoulx est une de ces sources privilégiées qui fournissent une eau intarissable, à une température précisément en rapport avec celle du corps, n'ayant besoin d'être ni réchauffée ni refroidie; cette eau s'écoule en outre par une pente naturelle, sans réclamer le secours des pompes et des réservoirs. On sait, par comparaison avec des établissements dans des conditions contraires, ce qu'il faut de peine et de frais pour produire imparfaitement ce que la nature prodigue si libéralement ailleurs. Les propriétaires de Gréoulx n'ont eu à construire qu'un appareil à vapeur pour élever la température des étuves. Ils feraient bien, pourvus comme ils le sont d'eaux surabondantes, de creuser un beau bassin où les malades et les enfants s'exerceraient à la natation. Ils ne peuvent faire moins après avoir amené dans leur parc des eaux jaillissantes qui annoncent l'intention de donner à leur établissement tout le développement et tout l'agrément dont il est susceptible.

Sans être un lieu de plaisir, Gréoulx est un séjour agréable. Des eaux, de beaux ombrages, un salon de réunion, de musique et de bal, un cabinet de lecture, un café, un billard, etc. ; au dehors, des sites pittoresques et la promenade sur les bords du Verdou, n'est-ce pas assez pour de vrais malades qui vont aux eaux sérieusement chercher la santé ?

Digne. — A une demi-lieue de Digne est une autre source minérale, analogue à celle de Gréoulx, mais plus chaude, plus riche en principes sulfureux et plus active.

L'analogie ne s'étend pas aux établissements, quoiqu'ils appartiennent, dit-on, au même propriétaire. Celui-ci est dans l'état le plus simple, le plus primitif, et même le plus barbare. Des grottes ou plutôt des cavernes obscures, taillées dans le rocher, de la voûte desquels l'eau tombe par une fissure naturelle, servent d'étuves et de cabinets de douche. Que me parle-t-on, dans les livres, de hauteur de douches et de volume d'eau variant à volonté ! L'art ne va pas si loin à Digne ; vous descendez dans un antre où la lumière pénètre à peine, et, après vous être frotté les yeux, vous apercevez à terre des corps mouvants comme des reptiles ; ces corps se tournent et se retournent pour exposer à l'eau qui tombe d'en haut les parties affectées de leurs membres, leurs articulations gonflées ou immobiles ; ce sont les baigneurs. Le cabinet de bain et le bâtiment d'habitation flanqué contre la montagne sont dignes de ces antres et de ces étuves souterrains pratiqués dans le roc. Je n'ai visité les chambres que les portes entre-bâillées, et je n'ai pas eu envie d'y pénétrer.

Dire ce qu'il y a d'eau à Digne, c'est impossible ; elle sort en plusieurs points du rocher, et jamais on n'a pris la peine de la recueillir et de la mesurer. Je la crois abondante, et ses vertus sont démontrées par l'expérience et par la composition.

On ne conçoit pas comment une source aussi intéressante, située à portée d'une ville chef-lieu de département, sur la rive d'un torrent orné d'arbres, qui fait une des promenades de la ville, n'est pas devenue la propriété de cette ville ou du département. Cette source, qui pouvait peut-être devenir, pour Digne, ce que sont les eaux d'Aix en Savoie, pour la ville qui les possède, est restée négligée, abandonnée comme si elle était reléguée dans un point inaccessible des montagnes ; tandis que l'on a souvent fait les plus grands efforts pour atteindre les plus cachées ! Nous allons en voir un bel exemple.

Lamotte-les-Bains. — A quatre lieues de Grenoble, au milieu d'un pays sauvage, au fond d'un ravin profond, sur le bord de la Drac, torrent formidable dans lequel se précipite une cascade comparable aux plus belles de la Suisse, jaillit une source chaude d'une température élevée, d'une abondance excessive, et analogue, par sa composition chimique, à l'eau de la mer.

S'il était possible d'asseoir en ce lieu un établissement thermal, ce serait assurément le plus riche en ressources thérapeutiques, celui qui disposerait le plus amplement de ces puissants modificateurs que l'on trouve dans les eaux chargées de sel et de chaleur. Mais comment construire dans cette fente et comment s'y faire place ? Le rocher descend à pic des deux côtés du torrent ; et comment se fixer auprès de ces eaux qui, gonflées tout à coup par la fonte des neiges, s'élèvent de plusieurs mètres et roulent avec fracas les blocs arrachés aux flancs de la montagne ? Nul espace n'existe, et, à moins de faire sauter à la mine ces murailles gigantesques qui resserrent le torrent et la source, ou de jeter sur ce torrent lui-même une voûte allant d'un escarpement à l'autre, pour recevoir les fondements d'un édifice, il n'y a pas moyen de s'établir en ce lieu. Et que deviendraient les malades forcés d'habiter au fond de ce gouffre, où le soleil ne pénètre que lorsqu'il tombe à plomb sur la tête, entre ces deux murailles qui ne laissent entrevoir que le ciel ? Il existe, à la vérité, quelques pauvres établissements dans des conditions du même genre. J'ai souvenir d'en avoir aperçu un dans les Pyrénées-Orientales, qui nous apparaissait, à quelques centaines de pieds au-dessous de nous, comme si nous le considérions par le gros bout d'une lorgnette. Mais les malades aujourd'hui sont plus délicats que jadis, ils ne s'accommoderaient guère d'un pareil séjour.

Et pourtant les Romains n'avaient pas reculé devant ce site redoutable ; on trouve tout au fond de ce précipice des vestiges de ces constructions impérissables que l'on est sûr de rencontrer partout où il y a une source minérale, et qui attestent la passion de ce peuple pour les bains, sa foi dans les vertus de ces eaux mystérieuses élaborées au sein de la terre.

Comment les modernes s'y sont-ils pris pour utiliser ces eaux précieuses? Pendant des siècles, on allait les puiser à la source et on les transportait à dos de mulet jusqu'au village voisin. Cet usage étant encore suivi il y a quelques années, c'était le seul moyen de se procurer les eaux de Lamotte; mais leur renommée était si grande, leur efficacité si bien établie dans l'opinion du peuple, qu'on ne s'arrêtait devant aucune difficulté.

On a fait un pas de plus, pas gigantesque, comme on va le voir, et pour lequel il a fallu une grande résolution, une sorte d'acharnement. A un kilomètre de la source et à 2 ou 300 mètres au-dessus d'elle, s'élève un mamelon isolé sur lequel on voyait les ruines d'un château, ancien domaine de la famille de Morges. C'est là qu'une compagnie a entrepris de faire arriver les eaux de Lamotte. Le château a d'abord été reconstruit et disposé pour un établissement de bains. Un grand réservoir a été établi, et, au-dessous, des cabinets pour les douches, les bains et les étuves.

Une machine hydraulique simple, mais d'un puissant effet, pompe l'eau de la source et la pousse dans des tuyaux de fonte jusqu'à une hauteur de 200 pieds. Le moteur est l'eau de la cascade elle-même, qui tombe d'un point moins élevé, mais dont le volume compense ce qui manque à sa chute. Cette eau arrive directement dans des pompes disposées horizontalement ; elle repousse les pistons et aspire par le même effort l'eau minérale ; celle-ci, agissant à son tour sur l'autre face des pistons, les presse en sens contraire ; une soupape interceptant tout à coup l'arrivée de l'eau motrice, et la laissant échapper au dehors, les pistons, refoulés par l'eau minérale, reviennent sur leurs pas ; un nouvel effort et un nouveau mouvement de l'eau motrice déterminent une nouvelle course des pistons, qui force l'eau minérale à s'introduire dans le tuyau d'ascension : c'est ainsi que par les efforts opposés de ces masses d'eau et par le jeu alternatif de la machine, l'eau minérale, toujours pressée par derrière, s'élève jusqu'à 900 pieds, en suivant les tuyaux de fonte qui s'attachent comme un long serpent aux flancs des rochers. Arrivée à ce point d'élévation qui domine l'établissement thermal, elle trouve un canal qui, par une pente naturelle, l'amène dans les réservoirs. La machine représente donc une sorte de cœur, dont les contractions aspirent d'un côté l'eau naturelle, et lancent de l'autre l'eau minérale ; les tubes d'eau froide représentent les veines, et les tubes d'eau chaude les artères de ce cœur formé par les pompes ;

l'établissement est le corps de ce vaste appareil, auquel aboutit la circulation.

Mais dans ce long trajet, qui n'a pas moins de 1900 mètres de développement, combien d'eau est perdue et combien de chaleur ! L'eau, qui a plus de 60° à la source, n'en possède plus que 33 ou 34 à l'établissement ; cette température, suffisante pour les bains, est trop faible pour les douches et les étuves ; il faut donc réchauffer l'eau, et c'est à cet effet qu'est établi un serpentin qui fait circuler de la vapeur au sein de l'un des réservoirs. Outre le regret de voir ajouter cette dépense aux frais énormes de la machine, quel regret plus vif n'éprouve-t-on pas en songeant à cette quantité de calorique naturel perdu, et à cette masse d'eau qui ne parvient pas à sa destination ! Combien on envie les conditions heureuses de ces sources qui arrivent d'elles-mêmes à la température et avec la pente convenable ! Que d'engins dispendieux et sujets à accidents, que de bras employés et que de journées de travail chèrement payées dans les établissements qui ont à élever et à chauffer leurs eaux ! Mais dans aucun on ne voit rien de comparable à cette machine fonctionnant au fond d'un affreux précipice, prenant l'eau dans cette profondeur et la portant à 2 kilomètres de distance et à 300 mètres de hauteur.

Eh bien ! ce n'est pas tout. Il est question maintenant d'envoyer les eaux de Lamotte jusqu'à Grenoble !

Ces eaux sont donc bien précieuses? Elles ont en effet une grande renommée dans tout le Dauphiné, leur réputation est confirmée dans l'opinion du peuple et dans celle des médecins. On y vient de toute l'ancienne province, et des départements voisins chercher un remède contre les rhumatismes et les douleurs, contre les suites des luxations et des fractures ; contre les plaies des os et les ulcères ; contre les scrofules et les maladies de la peau, certaines espèces de paralysie, etc.

A défaut de plaisirs proprement dits, les bains de Lamotte offrent des sites curieux et pittoresques. Les mines d'anthracite, que l'on va chercher jusqu'au cœur de la montagne, méritent d'être visitées; il y a des rochers inaccessibles pour les amateurs d'ascensions et d'entreprises hasardées. Le ravin, la cascade et la machine elle-même sont des phénomènes dignes des amateurs de contraste et de belles horreurs de la nature.

Uriage. — Il faut nous transporter maintenant dans le domaine d'un riche gentilhomme qui met sa passion, son amour-propre et son luxe dans l'établissement thermal situé au pied de son château.

Héritier de ce domaine, M. de Saint-Ferriol n'est pas le fondateur de l'établissement, il existait en vestige avant lui ; mais d'une simple chaumière il a fait des thermes qui rivalisent avec ceux de l'État ; chaque jour il agrandit, perfectionne, embellit les bains, les maisons d'habitation, les jardins environnants, les promenades et les routes, car M. de Saint-Ferriol est un homme de goût, un artiste qui a le bonheur d'être riche. On dit qu'il a déjà consacré 2 millions à l'établissement d'Uriage. Son château, d'une architecture gothique et originale, est au sommet d'un mamelon planté au milieu d'une de ces vallées de l'Isère si verdoyantes et si fécondes ; c'est un musée qui réunit dans ses salles gothiques les produits de l'art de différentes civilisations et de plusieurs siècles. Les bains sont au pied de ce monticule et font point de vue au château, comme le château leur fait point de vue. La vallée, entourée de belles montagnes encore couvertes de neige au printemps, mais qui dans peu de jours seront émaillées de fleurs et parsemées de troupeaux, s'étend jusqu'à Vizille, célèbre par l'assemblée des États de province où furent proclamés les principes qui devaient bientôt après retentir dans le Manége de Versailles.

On arrive à Uriage par une charmante route ; à une lieue de Grenoble, cette route se détourne pour s'enfoncer entre les replis de montagnes qui cachent de petites vallées délicieuses. En une heure on est à l'établissement, et des omnibus font un service continuel.

C'est un lieu très-animé qu'Uriage : outre les nombreux baigneurs qui y séjournent, c'est un but de promenade pour les habitants de Grenoble. On y va aussi de la ville prendre des bains mitigés.

Après les salons de Vichy et les salons de conversation des établissements d'Allemagne, celui d'Uriage est un des plus beaux; aussi y donne-t-on des soirées et des bals où la foule se presse. Grenoble fournit, au besoin, danseurs et danseuses.

Les eaux d'Uriage sont à la fois salines et sulfureuses; elles contiennent par litre jusqu'à 14 grammes de sel de chaux, de soude et de magnésie, et 10 centimètres cubes de gaz acide sulfhydrique.

Ce sont des eaux excitantes, propres à agir sur la peau et sur les intestins; à certaine dose, elles sont purgatives; cette action est utilement employée comme moyen dérivatif. Leur usage est particulièrement indiqué dans les maladies chroniques de la peau, les dartres de toutes espèces; c'est là, pour ainsi dire, leur spécialité. Mais M. le docteur Gerdy les a employées aussi avec avantage dans beaucoup d'autres affections, dans les cas de scrofules, de rachitisme, contre les rhumatismes, etc., etc.

La température peu élevée de ces eaux, 27 degrés centigrades, exige qu'on les chauffe pour les bains et les douches. Il paraît que les Romains les employaient déjà ainsi, car on a retrouvé, dit-on, les ruines romaines d'un appareil de chauffage, le seul exemple de ce genre que l'on connaisse jusqu'ici.

M. de Saint Ferriol n'a rien épargné pour l'aménagement des eaux; elles sont amenées, du centre de la montagne, par une galerie de 300 mètres; la disposition des douches, bains de vapeur et bains russes, rappelle celle de l'établissement de Néris.

Vouloir parler des excursions d'Uriage, ce serait entreprendre la description des merveilles du Dauphiné. Il suffit de dire qu'on va chercher des montagnes et des sites pittoresques en Suisse, et que l'on pourrait bien s'arrêter à Grenoble; la Suisse n'offre pas beaucoup de sites plus curieux que le département de l'Isère. La seule route de Gap à Grenoble mériterait d'être parcourue. Les Alpes françaises sont beaucoup moins connues que les Alpes suisses, et il deviendrait original d'en entreprendre l'exploration. Nous en dirons quelques mots à propos des eaux d'Allevard.

Allevard. — Allevard est plus connu des artistes,

des géologues et des métallurgistes, que des coureurs d'eaux minérales ; ses mines de fer carbonaté, qui donnent le meilleur fer de France, sa fonderie et ses paysages sont explorés depuis longtemps ; sa source est au contraire de date récente ; elle était encore ignorée il y a quarante ans, et se perdait inutilement dans le torrent de Bréda.

L'eau minérale d'Allevard est une eau sulfureuse à peu près froide, plus riche en principes sulfureux que celle d'Uriage, mais contenant moins de sels. Elle est donc chauffée pour être administrée en bains, en douches et en vapeur.

Elle convient dans les affections rhumatismales, dans les maladies de la peau et dans d'autres circonstances que M. Nièpce, le médecin inspecteur, a soigneusement décrites avec l'indication des règles à suivre pendant le traitement des eaux minérales.

L'eau est conduite à quelque distance de la source dans un bel établissement thermal, agréablement situé, au milieu d'un jardin, où se trouve également un hôtel confortable.

La clientèle d'Allevard est nombreuse ; on y vient chercher non-seulement les bains sulfureux, mais les bains de petit-lait que M. Nièpce a établis à l'imitation de ceux de la Suisse, et qu'il combine heureusement avec l'usage de l'eau minérale dans le traitement des affections nerveuses et catarrhales. Le petit-lait est apporté chaque matin de la montagne, à dos de mulet, par les bergers faiseurs de fromages.

La position d'Allevard est belle, et tout ce qui l'entoure est vraiment délicieux; la route qui y conduit de Grenoble à travers la vallée du Grésivaudan offre tout ce que le contraste des montagnes et des vallées profondes, tout ce que la végétation féconde au pied des rochers et des cimes couvertes de neige, ont de plus resplendissant. En descendant d'Allevard du côté de la Savoie, c'est plus merveilleux encore; à quelques centaines de pieds au-dessous de la route est une magnifique vallée, parsemée de villages avec leurs clochers bordés de fer-blanc reluisant au soleil; un mont, couvert de la plus riche verdure, s'élève au milieu de cette vallée comme un pain de sucre, et projette au loin son ombre; à l'horizon s'étendent les hautes montagnes aux neiges éternelles. Quand cette vallée, cette verdure, ces rochers et cette neige sont inondés de la lumière oblique du soleil couchant, l'effet est admirable, il ne frappe pas seulement les yeux, mais il pénètre le cœur et élève l'âme.

Il faut environ cinq heures pour aller de Grenoble

à Allevard ; on suit l'Isère pendant la moitié du chemin, puis on gravit la montagne à droite; Allevard est à l'entrée d'une gorge étroite au fond de laquelle mugissent à la fois les eaux du torrent qui se précipitent avec fracas, et les martinets et les forges de la fonderie de M. Charrière. Ce haut fourneau, où l'on voit le minerai passer successivement à l'état de fonte, de fer et d'acier, puis prendre sous les marteaux et dans les filières toutes les formes réclamées par l'industrie, n'est pas la moindre curiosité d'Allevard. Ces fournaises ardentes, ces machines, ces turbines, ces soufflets, ces lourds marteaux mis en mouvement avec une force prodigieuse par la chute du torrent, dans un pareil lieu, près de la cascade du Bout du-Monde, sont d'un effet saisissant ; tous ces bruits divers donnent le vertige. Mais cette espèce de précipice est bien différent de celui de Lamotte : les escarpements de rochers sont ici couverts d'un tapis de verdure; de leur sommet à la base, ils laissent pousser entre leurs crevasses les plus vigoureux sapins.

A quelques pas de la fonderie, au centre d'un fourré que l'œil ne pénètre pas d'abord, est l'élégante habitation de M. Charrière, véritable maison parisienne au milieu d'un jardin anglais, dont les accidents sont formés par un torrent et par des rochers bien naturels. Rien n'est moins sauvage que l'intérieur de cette maison : salon orné avec goût, galerie de tableaux servant de salle de billard, rien ne manque pour faire oublier que l'on est au bout du monde; et, en effet, M. Charrière passe toute l'année, l'hiver même, sans ennui, avec sa famille, dans ce lieu plus que champêtre.

L'établissement thermal est dans la partie la plus ouverte de la vallée; le soleil inonde le jardin au milieu du jour, mais il se cache de bonne heure derrière la montagne, et il faut se garantir soigneusement du froid qui descend de ces hauteurs et qui s'élève du torrent glacé.

Parmi les excursions que l'on entreprend d'Allevard, il en est une d'un genre nouveau que j'ai bien regretté de ne pouvoir exécuter. Ce n'est pas celle du Pont-du-Diable ni du Ponthaut, ce n'est pas celle des Sept-Lacs qui doit être bien belle, ni même du château de Bayard; c'est celle de la montagne que l'on a imaginé de faire descendre en traîneau. On met deux heures à gravir cette montagne à cheval, et dix minutes à redescendre par ce moyen; cette promenade me paraît fort piquante, et j'aurais voulu essayer cette montagne russe d'un nouveau genre.

Aix en Provence. — Dans leur passion pour les

eaux minérales, les Romains, que n'éclairait pas la science de la chimie, ne consultaient que l'instinct et l'expérience. Mais cet instinct était sans doute assez sûr, car nous avons encore recours aujourd'hui aux sources qu'ils fréquentaient. Ce n'était pas la proportion exacte de soufre ou de tel principe salin qui déterminait leur choix ; l'importance de leurs constructions atteste qu'ils suivaient d'autres règles. Ils avaient élevé des thermes considérables à Aix en Provence et à Aix en Savoie, deux sources peu riches en ce que nous nommons *principes minéralisateurs*.

L'eau d'Aix en Provence, surtout, n'est nullement sulfureuse ; elle contient à peine quelques sels, mais elle est abondante ; sa chaleur, en sortant de la terre, est en rapport avec celle du corps, et cette eau est douce et onctueuse à la peau ; il n'en fallait sans doute pas davantage pour la faire adopter par les conquérants des Gaules. Ces sources existent encore, et leurs qualités n'ont pas changé ; et pourtant Aix n'est pas une localité thermale courue aujourd'hui. C'est que la manière de prendre les bains est bien différente chez nous de ce qu'elle était chez les Romains; c'était alors une grande affaire, dans laquelle la composition chimique de l'eau jouait le moindre rôle. Voici comment on procédait : le baigneur déposait ses vêtements dans une espèce de vestiaire appelé *apodyptère;* de là il se rendait à une autre pièce, l'*onctuaire*, où des esclaves l'enduisaient d'une huile parfumée. Il passait ensuite dans la salle du gymnase, et, après s'y être livré à divers exercices, il allait, le corps en sueur, se plonger dans une des vastes baignoires du *caldaire*, dont l'eau était maintenue à une température élevée. Là on le brossait, ou plutôt on le râclait assez rudement avec une lame de métal ou d'ivoire nommée *strigile*. A côté du bain chaud on trouvait l'étuve humide ou *tépidaire*, qu'il ne faisait en quelque sorte que traverser pour se rendre au *frigidaire*, immense bassin d'eau froide où l'on pouvait se livrer à la natation. Ce bain était précédé et suivi de plusieurs frictions. A sa sortie de l'eau, des esclaves enveloppaient le baigneur dans une couverture moelleuse appelée *sindon*, l'essuyaient bien soigneusement avec du linge et des éponges, le parfumaient d'essences précieuses, puis enfin le reportaient à *l'apodyptère*, où il reprenait ses vêtements. Autre temps, autre manière de prendre les bains. Voilà un bain complet, comme il ne nous est pas donné d'en prendre à nous autres modernes.

Ce que les Romains demandaient à la gymnastique, nous le demandons aux vertus chimiques de l'eau, voilà pourquoi Aix, ce grand therme antique, où l'on se rendait sans doute des provinces éloignées de l'empire, n'est plus qu'un établissement de bains agréable, fréquenté par les habitants du pays et des environs. Mais ce n'est pas un établissement à dédaigner ; l'abondance de ses eaux, leur température, leur propriété onctueuse et la facilité de les prendre toute l'année, dans un lieu commode, sous un beau ciel, sont des avantages inappréciables pour les malades dont les nerfs ébranlés réclament une eau douce et calmante, et qui ne peuvent ni attendre ni aller loin.

On assure que la ville d'Aix a l'intention d'agrandir et d'améliorer son établissement de bains ; de vastes projets sont, dit-on, à l'étude pour remplacer le bâtiment actuel par de grandes constructions au sein desquelles les baigneurs trouveraient à la fois toutes les variétés de bains, de douches, de piscines et d'étuves, des logements confortables et de beaux jardins.

Les eaux d'Aix mériteraient que l'on mît à exécution un pareil projet ; on pourrait les rendre pour ainsi dire universelles, en leur communiquant artificiellement les propriétés des eaux minérales actives ; elles se prêteraient on ne peut mieux à ces mélanges, tels qu'on les pratique en Allemagne, avec les principes des autres eaux. Que l'on ait à Aix, comme à Bade, un dépôt des principales eaux minérales de toute l'Europe, les sels tout préparés pour faire à volonté un bain alcalin, sulfureux, les eaux mères des salins voisins, comme on le fait à Hombourg, et l'on pourra prétendre, non à la brillante destinée des établissements qu'enrichissent à la fois leur tapis vert et la belle nature qui les environne, mais à une prospérité proportionnée à l'accroissement des ressources thérapeutiques.

LES EAUX MINÉRALES DE LA CORSE.

La Corse est riche en eaux minérales d'espèces variées ; eaux sulfureuses chaudes et froides à tous les degrés de sulfuration, source alcaline, eau ferrugineuse et gazeuse : voilà de puissants éléments de thérapeutique. Joignez à cela les bains de mer, la magnifique plage d'Ajaccio et son été perpétuel, et vous aurez une idée des ressources médicales de ce pays. Est-il nécessaire, je le répète, d'aller chercher à l'étranger les bienfaits d'un climat méridional, de la mer et des eaux minérales, quand on les possède réunis dans un département français ? Certes, Ajaccio vaut mieux que Pise, et la Corse est un pays plus curieux pour les esprits blasés que le Piémont et la Toscane.

Je commencerai l'étude des eaux minérales de la Corse par celles qui existent de ce côté-ci des monts ; je terminerai en faisant connaître celles de la côte orientale.

Guagno. — Les eaux de Guagno sont à quinze lieues d'Ajaccio et à deux lieues de Vico, un des anciens évêchés de la Corse ; Vico est fort joliment situé, et Guagno a un établissement militaire et un établissement civil ; l'un et l'autre sont fréquentés pendant la saison, le gouvernement y envoyant les soldats malades de notre armée d'Afrique, et les habitants de la Corse venant des différentes parties de l'île y chercher un remède à leurs maux.

Les eaux de Guagno, étant sulfureuses, conviennent surtout aux affections de la peau, aux vieilles douleurs, aux rhumatismes, au traitement des raideurs articulaires résultant de blessures ou de vice scrofuleux. Leur température est très-élevée : 51 degrés centigrades, et la source est assez abondante ; on peut donner environ trois cents bains par jour.

Je ne puis pas dire que l'établissement offre tout le confortable que l'on pourrait désirer, que les malades y trouvent les agréments nécessaires à la vie des eaux, et qu'il ne manque rien à l'outillage et au mode d'administration des bains et des douches ; tel qu'il est néanmoins, il rend de grands services aux malades militaires et civils ; ces eaux sont efficaces; beaucoup de perclus y ont retrouvé l'usage de leurs membres et y ont retrempé leur constitution délabrée ; il s'améliore chaque année ; le propriétaire est zélé et plein de bonne volonté; avec un peu d'aide, il le portera au degré de perfection que l'on est en droit de réclamer aujourd'hui dans les établissements thermaux.

Le site de Guagno est sévère, entouré de hautes montagnes dont quelques-unes sont couvertes de maquis et de forêts de châtaigniers, où l'on peut chasser le sanglier en tout temps.

Guitera. — Une autre source sulfureuse existe aux environs d'Ajaccio, c'est celle de Guitera.

Moins chaude (36 degrés centigrades), moins forte en principes sulfureux, plus douce à la peau que celle de Guagno, elle est beaucoup plus abondante et laisse dégager une grande quantité de gaz.

Mais ici l'art n'a encore rien fait pour ajouter à la nature; l'eau sort de terre, s'accumule dans un réservoir en plein air, et de là coule dans un bassin ou plutôt dans un trou où les malades se plongent pêle-mêle. Rien n'est moins ragoûtant que cette manière de se baigner ; l'eau, limpide à sa source, devient bientôt noire et fétide, et les malheureux qui ont le courage de descendre dans ce cloaque n'ont pas même un abri pour se garantir des ardeurs du soleil; les plus favorisés étendent un parapluie au-dessus de leur tête.

J'ai éprouvé un grand désappointement en approchant de cette source; j'avais entrepris le voyage à pied, en passant par le beau village de Bastelica, situé dans la montagne, au milieu de bois de châtaigniers; j'avais traversé la *Querceta*, véritable forêt vierge de chênes blancs et de hêtres, où les arbres tombent de vétusté, faute de route pour les exploiter; et, malgré un repas frugal, pris au bord du torrent qui traverse cette forêt, près d'une source excellente nommée Fontaine de l'Évêque, qui sort d'un rocher comme celle que Moïse fit jaillir dans le désert d'un coup de sa verge sacrée, j'arrivai à Guitera, épuisé de fatigue, de chaleur et de faim. Depuis une heure je jouissais en imagination du plaisir que j'ai souvent goûté de me plonger dans un de ces bains délicieux préparés par la nature, qui réconfortent si bien le cœur et les membres endoloris par la marche et couverts de poussière; mais, hélas! au moment où, tout haletant, j'approche de cette source, je ne trouve que cet affreux trou noir, boueux, infect, dans lequel, pour comble d'horreur, s'agitait un être humain couvert de lèpre, une vieille et hideuse femme dont j'apercevais les membres flétris à travers la transparence douteuse de l'eau. La vue d'un animal immonde m'eût frappé de moins de stupeur que celle de cette femme; je reculai et ne me sentis pas le courage d'affronter un pareil contact.

Je comptais au moins me dédommager sur le déjeuner; mais autre déception non moins cruelle en pareille circonstance : il n'existe ni auberge ni cabaret autour des sources de Guitera, et, dans les deux ou trois pauvres maisons que l'on a bâties pour recueillir les malades, il n'y avait absolument rien à manger; il fallut nous contenter d'un morceau de pain et d'un reste de saucisson corse que mon guide retrouva au fond de son sac.

Et pourtant les eaux de Guitera sont recherchées, car elles sont salutaires et efficaces; lorsque les malades y affluent, ils se logent comme ils peuvent dans les baraques, sous des tentes, en apportant tout ce qui est nécessaire pour se coucher et pour se nourrir. J'ai rencontré une caravane qui se dirigeait déjà vers cette source avec des mulets chargés comme pour traverser le désert. Le département ne tardera sans doute pas à faire quelques frais pour les eaux de Guitera, ne fût-ce qu'un hangar pour les couvrir ; il y a de l'inhumanité à laisser les malades dans un tel dénûment.

Caldaniccia. — Les eaux de Guagno et de Guitera ne sont pas les seules que possède l'arrondissement d'Ajaccio; à la porte de cette ville est une autre source d'une tout autre nature, car on trouve en Corse presque toutes les variétés d'eaux minérales; l'autre côté des monts nous offrira de nouvelles espèces qui ne se rencontrent ordinairement qu'à de grandes distances les unes des autres, et que la nature a réunies dans ce pays privilégié.

Les eaux de la Caldaniccia rappellent celles de Vichy par le bicarbonate de soude qu'elles contiennent; leur alcalinité toutefois est moins prononcée, mais elles laissent dégager une grande quantité de gaz que l'on dit être du gaz azote. Leur température est précisément celle qui convient aux bains, 29 degrés centigrades. Ces eaux sont douces, onctueuses, très-agréables, et on va les prendre en été par pur agrément.

L'établissement est modeste.

A côté des eaux alcalines de la Caldaniccia, coule une petite source sulfureuse très-douce et capable de rendre autant de services dans les affections de poitrine que celle de Bonnes des Pyrénées.

Orezza. — La source minérale la plus remarquable de la Corse est celle d'Orezza.

Cette eau est d'une nature plus rare que les eaux sulfureuses; je ne puis comparer l'eau d'Orezza qu'à celle de Spa, et, entre ces deux points si éloignés l'un de l'autre, je ne connais aucune source du même genre. On sait que les eaux de Spa sont acidules et ferrugineuses, c'est à-dire qu'elles contiennent de l'acide carbonique et du fer auquel elles doivent surtout leurs propriétés. Ce sont les mêmes principes qui dominent dans les eaux d'Orezza, mais dans des proportions différentes et diversement associés. L'eau minérale de la Corse est beaucoup plus riche en gaz acide carbonique que celle de Spa ; elle pétille comme du vin de Champagne, tant le gaz s'en dégage avec abondance; c'est une sorte d'eau de Seltz ferrugineuse, très-agréable à boire, et jouissant des propriétés toniques et stimulantes de ces deux principes. L'eau d'Orezza contient en outre du sel marin, de l'alumine, de la silice, etc.

Cette belle source est merveilleusement située, au milieu d'une forêt de châtaigniers, parsemée de nombreux villages ; elle s'échappe du rocher et vient jaillir dans une cuvette de granit où les malades la puisent pour la boire ; on y a recours dans les ma-

18.

ladies chroniques des organes abdominaux, dans les affections nerveuses, dans les engorgements du foie, de la rate et des reins, et dans les cas nombreux de l'appauvrissement du sang qui donnent lieu à une si grande variété de phénomènes morbides.

Il n'existe pas d'établissement spécial à Orezza ; les malades se logent comme ils peuvent dans les villages aux environs de la source.

Ces eaux sont très-fréquentées et sont même une espèce de rendez-vous de campagne pour les habitants de Bastia, d'Ajaccio et des autres villes du littoral, qui vont pendant l'été chercher la fraîcheur dans les montagnes. Nul lieu n'est plus propice et plus agréable sous ce rapport : une belle nature, de magnifiques ombrages, des promenades variées et infinies sous un dôme de verdure, et, à quatre heures de là, la route de Bastia, sur laquelle roulent incessamment les omnibus qui conduisent les baigneurs aux eaux du Fiumorbo ou les ramènent à la ville ; tout contribue à faire d'Orezza un véritable séjour d'eau minérale. Mais il y faudrait un établissement pour la commodité et pour l'agrément des malades. Cet établissement ne tardera sans doute pas à s'élever, car il est pour ainsi dire tout fait et ne demande qu'une appropriation ; l'ancien couvent de Piedicroce est on ne peut mieux situé pour devenir le centre de réunion de la clientèle déjà nombreuse d'Orezza.

L'eau d'Orezza est réellement précieuse pour cette infinie variété de maux résultant d'un appauvrissement du sang chez les femmes, chez les jeunes filles, chez les enfants et chez les convalescents; j'ai eu plusieurs occasions de la recommander dans mes excursions à de pauvres malades à qui elle aurait certainement fait grand bien; mais croirait-on que cette eau, qui appartient au département, ne se vend pas moins de vingt sous la bouteille en Corse même, c'est-à-dire aussi cher que l'eau de Spa qu'on ferait venir de trois cents lieues! N'est-il pas déplorable que les habitants ne puissent pas jouir à meilleur marché d'une eau qui jaillit du sol de leur île? Ce n'est pas, bien entendu, que le département spécule sur l'eau d'Orezza; il ne vend pas le droit de puiser à la source, mais les transports en Corse sont si chers et si mal organisés, que, rendues à Ajaccio, les bouteilles coûtent un franc; or proposez donc à un pauvre ouvrier, ou à une famille de bergers, de dépenser vingt sous par jour pour recouvrer la santé; ils ne le pourraient pas quand il s'agirait de la vie! ce serait donc une question d'humanité pour le département que d'établir dans chaque arrondissement de la Corse un dépôt d'eau minérale d'Orezza, à la portée de toutes les bourses et de toutes les misères. Avec une légère somme il pourvoirait aux besoins de la population, et rendrait de grands services à de nombreux malades; jamais argent ne serait mieux dépensé.

Puzzichello. — Cette source est située sur la côte orientale, à deux lieues des ruines de l'antique ville d'Aléria.

C'est une eau sulfureuse froide, riche en gaz acide sulfhydrique, et qui contient de la silice, des carbonates de chaux et de magnésie, du sel marin et une matière organique. Elle me paraît avoir de l'analogie avec celle d'Enghien.

Il y a quelques années, aucun établissement n'existait à Puzzichello, les malades y campaient dans des baraques et sous des tentes. Aujourd'hui, un vaste bâtiment s'élève à côté de la source; on y trouve des cabinets de bain et des piscines; une maison d'habitation pour les étrangers a été construite dans une position agréable; plus de six cents malades fréquentent actuellement ces eaux, qui sont efficaces dans les affections auxquelles conviennent les eaux sulfureuses.

Pietrapola. — Voilà la source minérale la plus riche, la plus abondante, la plus chaude de la Corse; aussi les Romains y avaient-ils construit des thermes dont on retrouve les ruines.

Elle est située dans le Fiumorbo, et l'on s'y rend de toutes les parties de la Corse; on y vient même de quelques points du continent, particulièrement d'Italie.

Il n'y a pas moins de sept sources à Pietrapola, et l'on peut y donner jusqu'à deux mille bains par jour : leur température varie de 40 à 60 degrés centigrades.

L'établissement s'agrandit et se perfectionne chaque année, il est destiné à prendre un grand développement.

M. le docteur Carlotti a étudié leur action avec grand soin et dans une multitude de cas les plus variés. A l'inverse de beaucoup d'eaux sulfureuses, elles ne paraissent ni excitantes ni stimulantes : elles calment le pouls et réussissent dans les affections des organes digestifs, dans les affections nerveuses, la chlorose, etc.

LES EAUX MINÉRALES DE LA SAVOIE.

Aix en Savoie. — J'ai une prévention favorable pour les eaux d'Aix, et je leur dois même une certaine reconnaissance. Fatigué par l'ardeur du soleil de Provence au mois de juillet, je suis arrivé souffrant, presque malade en Savoie. Ayant perdu les forces et l'appétit, je n'avais plus de goût à continuer mon voyage; dans cet état de langueur et de maladie insupportable, contre lequel il n'y a guère de remède spécial, j'ai eu l'idée d'avoir recours aux eaux, non pas d'une manière méthodique et continue, mais selon la médication perturbatrice ; c'est-à-dire que je me suis fait donner une douche générale, alternativement chaude et froide, ou douche écossaise, avec friction et massage des membres ; après quoi j'ai été hermétiquement enfermé dans des couvertures de laine chaudes, et soumis à une transpiration abondante pendant une heure. C'est merveille, comme je suis sorti de là souple, frais, dispos, la tête et l'estomac dégagés, respirant à l'aise et ne ressentant plus rien de cet accablement qui frappait tous mes organes. N'ai-je pas raison de dire que les sources thermales sont des remèdes préparés par la nature pour toute sorte de maux, et qu'il ne s'agit que de les bien choisir et de les bien appliquer?

Aix est une localité thermale privilégiée ; la nature lui a prodigué ses faveurs : eaux à différents degrés de sulfuration et d'activité, d'une température telle, qu'on n'est obligé ni de les chauffer ni de les refroidir, s'écoulant par une pente naturelle en douches variées et puissantes, et dans une telle abondance qu'elles sont intarissables, qu'elles jaillissent librement jour et nuit par je ne sais combien de robinets qu'on ne ferme jamais, qu'elles inondent les cabinets, alimentent les piscines et les fontaines publiques ; et toute cette richesse dans un pays délicieux, au pied de ces belles montagnes qui s'élèvent en gradins jusqu'au mont Blanc, et sur les bords du Bourget, ce beau lac formant lui-même comme un grand bain qui vous invite à vous plonger dans ses eaux azurées. Quel bain en effet, et quel charme que ces eaux, limpides et bleues comme les eaux des lacs glacés, et chaudes comme celles de la mer?

A-t-on réalisé tout ce que de telles conditions semblent offrir, et l'art s'est-il montré au niveau de la nature, dans cet heureux pays ?

Aix peut servir de modèle aux autres établissements en plusieurs points.

Les eaux d'Aix sont parfaitement administrées, l'établissement est organisé et outillé d'une manière remarquable, et tout y est prévu ; on a varié autant que possible les moyens de les appliquer à tous les cas ; nulle part la médecine n'a déployé plus d'invention et n'a imaginé plus de procédés ingénieux pour varier les applications de l'eau sous toutes ses formes, à tous ses degrés de force, de température, de volume, etc., depuis le jet insensible de la vapeur, ou du filet d'eau le plus mince, le plus souple, qui va frapper le mal dans un endroit précis ou caresser doucement un organe douloureux, jusqu'à la douche générale, agissant sur tout le corps, en masse ou en arrosoir, jusqu'aux effets brûlants de l'enfer et à la percussion vésicante de la douche à colonne, on peut passer par tous les intermédiaires, et soumettre les infirmités humaines à tous les genres d'action, à tous les degrés d'excitation et à toutes les transitions. Les ajutages de toute forme, pour les tuyaux de douche ; les engins de toute espèce, pour exposer le mal à l'action de l'eau sans gêner ni fatiguer le malade, forment un arsenal, un musée curieux à voir, et que l'esprit observateur et inventif du médecin directeur, M. Despine, tend sans cesse à augmenter, pour répondre à toutes les conditions. Ajoutez à cela les piscines ou plutôt les bassins de natation pour hommes ou pour femmes, les cabinets de vapeur chaude et intense, les rotondes où l'on peut respirer, en se promenant ou en lisant, un air tiède et légèrement humide, et enfin la nature des eaux, leur température précisément appropriée à la température du corps, leur volume et leur chute qui permettent de graduer à volonté la force et la dimension des douches, et vous aurez une idée de toutes les ressources que l'établissement d'Aix offre aux malades et au médecin habile qui les dirige.

Je dois pourtant dire que les doucheurs et les doucheuses, les sécheurs, ont encore des progrès à faire dans l'art si utile du frictionnement et du massage; quelque soin que mette l'administration au choix et à l'éducation de ces importants employés, ils sont loin de réaliser ce qu'on nous raconte des baigneurs de l'Orient; et, sans même les comparer à de si grandes renommées, on sent qu'ils pourraient mettre infiniment plus de moelleux dans la compression d'une articulation douloureuse, dans le massage de muscles fatigués ou endoloris par le rhumatisme; il faut, si l'on peut dire ainsi, pétrir doucement les membres et les chairs, et non les presser durement, pour leur rendre l'élasticité et la souplesse. Un établissement thermal pourvu d'un personnel vraiment habile en ce genre se recommanderait à l'estime des malades affectés de douleurs.

M. Despine a eu l'heureuse idée de former un musée anatomique composé de pièces artificielles représentant aussi exactement que possible les cas de maladies les plus graves et les plus intéressants qui ont été traités à l'établissement d'Aix, les uns avec un succès complet, les autres avec amélioration, les autres enfin sans aucune efficacité. Ce sont là de véritables annales de la science, des témoins précieux, réunis avec bonne foi, parlant aux yeux, et qui seront toujours consultés avec fruit. J'ai pu me convaincre dans ce cabinet, au milieu de ces pièces moulées sur nature, avant et après le traitement, qu'il ne faut pas se hâter de désespérer de certaines infirmités, qui ne paraissent quelquefois au-dessus de la puissance de l'art que parce qu'on ne les a pas combattues avec toutes les puissances de l'hygiène, de l'air, du climat, de tous les moyens enfin qui agissent sur l'ensemble de la constitution, combinés avec un traitement méthodique par les eaux. Je pourrais citer, entre bien des exemples de maladies réputées incurables, celui d'une énorme tumeur blanche du coude radicalement guérie par un traitement suivi avec persévérance pendant deux saisons.

La médication des eaux sulfureuses d'Aix peut se réduire à trois formes principales : 1° la *médication excitante* au moyen des douches, des étuves, des bains chauds ; 2° la *médication déprimante* par les affusions tièdes et les bains d'une température au-dessous de la chaleur du sang, longtemps prolongés ; 3° la *médication perturbatrice* au moyen de la douche écossaise, alternativement chaude et froide.

L'action des eaux est du reste favorisée à Aix par

le climat, par l'agrément du pays, par la vie douce et sans faste que l'on y mène. Ce n'est pas un séjour de plaisirs bruyants, de grandes réunions de danse et de jeu, où les toilettes s'étalent avec luxe, et où l'or roule sur les tapis verts; rien n'est plus simple que les habitudes d'Aix, mais aussi rien n'est plus riant et plus gai que la place de cette petite ville, point de départ et d'arrivée de toutes promenades, à pied, en voiture, à cheval et surtout à âne. Du balcon des hôtels établis autour de cette place on jouit du spectacle le plus animé, le plus varié et le plus amusant; c'est une lanterne magique vivante, avec la couleur locale et l'effet pittoresque des âniers en costume de Savoyards, et de la foule des promeneurs des deux sexes, de tout âge, de tout pays et de toute tournure, se livrant aux plaisirs champêtres, enfourchant leurs montures ou grimpant dans un char de côté, pour aller sur les bords du lac, à Haute-Combe, ou à la cascade du Grésy, à jamais célèbre par la chute et la mort de la jeune baronne de Broc, sous les yeux de la reine Hortense.

La promenade au monastère de Haute-Combe, situé à l'extrémité du lac du Bourget, est une des plus belles et des plus intéressantes que l'on puisse entreprendre. La traversée du lac se fait en petits bateaux avec de bons rameurs, et cette course est tarifée, ainsi que toutes les autres, de manière à n'avoir aucune discussion sur le prix. L'abbaye de Haute-Combe est le Saint-Denis de la maison de Savoie; c'est le lieu de sépulture des princes de cette famille, que le roi Charles-Félix a fait magnifiquement restaurer. On pourrait souhaiter plus de goût dans les ornements de la chapelle; mais l'ensemble est d'un caractère pieux, et quelques tombeaux sont décorés de statues finement exécutées.

Mais ce qui est beau surtout à Haute-Combe, c'est le site, c'est le lac, encadré d'un côté par des montagnes abruptes et sombres dont le pied vient baigner dans ses eaux limpides, et de l'autre par des rives verdoyantes parsemées de hameaux et de vieux châteaux. Pendant que je contemplais ce beau lac du jardin de la petite auberge de Haute-Combe, un aiglon planait dans les airs en décrivant de grands cercles et en exécutant ces mouvements ondulés qui ont pour effet, dit-on, de fasciner la victime sur laquelle les oiseaux de proie s'apprêtent à fondre. Je ne voyais rien à la surface du lac qui pût faire l'objet de la chasse de ce jeune aigle, et pourtant il paraissait attaché à la poursuite d'un être animé. Tout à coup je le vois fondre du haut des airs, s'abattre sur le lac, raser l'eau, et se relever rapidement en emportant un poisson dans ses serres. N'est-ce pas là une manière habile de pêcher, et qui demande une grande vigueur et une admirable précision?

A une plus grande distance, Chambéry offre ses charmantes promenades, celle des Charmettes surtout, que je recommande à ceux que le souvenir de Jean-Jacques émeut; aucun lieu n'est plus propre à les toucher, car c'est bien la demeure de Mme de Warens et de Rousseau; rien n'est changé dans cette maison et dans ce jardin, qui semblent abandonnés de la veille.

Enfin, si vous voulez vous enfoncer jusqu'à la grande Chartreuse, vous jouirez de l'aspect solitaire et pittoresque de ce monastère situé au milieu des montagnes, au fond d'une gorge profonde, où de vieux moines, retirés du monde depuis longues années, vous recevront de bonne grâce.

LES EAUX MINÉRALES DU CENTRE DE LA FRANCE.

Transportons-nous au centre de la France, et visitons le Mont-Dore, Vichy et Néris.

Le Mont-Dore. — L'établissement du Mont-Dore est situé au centre des montagnes de l'Auvergne, au pied du Pic ou Puy de Sancy, dans une petite vallée où coule la Dordogne. Ce beau fleuve n'est encore en ce point qu'un étroit torrent presqu'à sec en été et formé lui-même de deux minces ruisseaux, la Dore et la Dogne, tombant en cascades des rochers voisins.

En revenant des Pyrénées, avec les impressions de ces beaux sites, de ces vertes pelouses mêlées aux rochers arides et aux plateaux couverts de neige, où le paysage, tantôt gracieux, tantôt sévère, est sans cesse animé par des torrents; les montagnes de l'Auvergne, avec leurs cônes noirs et arides, leurs maigres prairies et leurs bruyères, paraissent tristes et désolées.

La population ne contribue pas moins au contraste : au lieu d'hommes alertes, bien tournés, à la physionomie vive, vous ne rencontrez que de gros paysans à la démarche lourde, écrasés sous un immense chapeau rond qui ne vaut certes pas le béret béarnais. Au lieu de femmes sveltes, portant élégamment les fardeaux sur la tête et marchant lestement pieds nus, des femmes courtes, à l'air gauche, chaussées de gros souliers et coiffées de chapeaux de paille auvergnats qu'elles placent sur le devant de la tête comme nos revendeuses.

Toutefois, même après le voyage des Pyrénées, ce n'est pas sans émotion que du sommet du Puy de

Dôme, la vue s'étend d'un côté sur les plaines fertiles de la Limagne, et de l'autre sur tous ces volcans éteints, sur ces amas de cendres noires, vomies par des bouches muettes aujourd'hui, mais dont la voix formidable accompagnait jadis les révolutions du globe dont ces lieux ont été le théâtre. La vue n'est pas moins remarquable du sommet du Puy de Sancy, point culminant de ces montagnes, d'où l'on découvre, par delà le Forez, la chaîne des Alpes et le mont Blanc.

La petite vallée du Mont-Dore est elle-même assez gracieuse, et dans le village de belles maisons, de bons hôtels se sont élevés pour loger les malades que l'efficacité des eaux y attire chaque année.

Six sources principales alimentent l'établissement du Mont Dore et ne donnent pas moins de 350 mètres cubes par vingt-quatre heures, ce qui permet d'administrer environ sept à huit cents bains et douches par jour ; elles offrent des températures variées depuis 17 jusqu'à 47 degrés centigrades.

Quant à leur composition, elle varie peu dans les différentes sources, et cette composition ne suffit pas pour expliquer leur manière d'agir. Les eaux du Mont-Dore sont en effet du nombre de celles dont l'analyse chimique est assez insignifiante relativement à leurs effets curatifs ; il est impossible d'attribuer l'action dont elles jouissent dans les affections chroniques de la poitrine, dans les paralysies, dans les douleurs rhumatismales, ainsi que leur propriété de faire maigrir, à la petite proportion de matières salines, de soude et de chaux qu'elles contiennent. Il est probable qu'il existe dans ces eaux quelque autre principe insaisissable à l'analyse, quelque produit organique analogue à la barégine, auxquels, outre la température dont il faut tenir grand compte, elles doivent leur efficacité.

L'établissement thermal est vaste et solidement construit, ses voûtes en pierre de lave peuvent résister aux avalanches qui menacent de l'engloutir en hiver. Mais comme il y a toujours quelque imperfection à reprocher aux œuvres humaines, on doit dire que cet établissement manque d'air et de lumière, il est sombre à l'intérieur et d'un aspect triste; la façade est belle et l'on a eu le bon esprit de rappeler dans quelques-uns de ses détails l'architecture des monuments romains dont a retrouvé les restes.

L'établissement du Mont-Dore possède tout ce qui est nécessaire à l'administration des bains, des douches, etc.; il est muni d'appareils bien disposés et il ne manque ni de piscines ni de bains de vapeur, c'est, en un mot, un établissement complet.

Lorsque le village du Mont-Dore sera plus proprement tenu. et surtout mieux pavé, lorsque les guides sauront mieux leur métier et qu'ils ne vous feront plus arriver une demi-heure après le lever du soleil au point d'où vous deviez contempler ce spectacle, nous signalerons ce progrès, qui reste à faire pour le bien-être et l'agrément des étrangers.

Vichy. — Vichy est tellement connu, que j'en dirai peu de chose ; Vichy transformée, c'est la reine des résidences thermales.

Quel singulier pays que celui-là, où l'on ne peut donner un coup de sonde, creuser un puits, ni pour ainsi dire faire un trou en terre, sans obtenir de l'eau alcaline, d'une saveur de lessive et jouissant des propriétés que l'on sait ! Il n'y a pas longtemps encore, la difficulté à Vichy n'était pas de découvrir de l'eau minérale, c'était au contraire de se procurer de l'eau pure, de l'eau ordinaire, et cela dans une étendue de plusieurs lieues.

Il serait curieux de bien étudier les maladies qui règnent dans la vallée de Vichy, afin de voir si l'alcalinité des eaux qui baignent ce sol, et qui doit se retrouver à quelque degré dans la plupart des sources et des puits dont les habitants font usage, a quelque influence sur la nature des maladies, si les dispositions morbides en sont modifiées. Y a-t-il là plus ou moins de graveleux, de calculeux et de goutteux qu'ailleurs ?

L'établissement thermal est magnifique, et, malgré ses immenses proportions, il suffit à peine au nombre des malades qui affluent à Vichy. C'est que non-seulement ces eaux s'adressent à une foule de maladies, à des catégories d'affections variées et très-répandues, mais ces sources sont à peu près uniques dans le monde, et on y accourt des divers points de l'Europe. En outre, la clientèle de Vichy se recrute dans les hautes classes de la société, car les engorgements des viscères et du foie, la gravelle, la pierre et la goutte, sont souvent le produit d'une vie oisive, d'un régime confortable et d'une alimentation succulente.

Les eaux de Vichy sont-elles favorables au traitement de la goutte ? Prunelle (1) disait non, Ch. Petit disait oui ; l'un repoussait les goutteux, l'autre les attirait ; c'était embarrassant. Pour moi, tout ce que je puis dire, c'est que les eaux alcalines sont évidemment propres à combattre un des effets ordinaires de la goutte, la présence de l'acide urique

(1) Prunelle, *Sur les propriétés attribuées aux eaux de Vichy contre les calculs de la vessie* (*Bulletin de l'Académie de médecine.* Paris, 1838-39, t. III, p. 811 et suiv.).

(2) Ch. Petit, *Du mode d'action des Eaux de Vichy et de leurs applications thérapeutiques.* Paris, 1850.

en excès dans les urines; que par analogie on peut supposer qu'elles ont la propriété de dissoudre les engorgements articulaires également formés d'acide urique ; mais ce ne sont là que des effets, que des produits de la goutte, et quant à la goutte elle-même, à son principe, à sa cause, on ne peut rien avancer, et l'expérience seule doit prononcer.

Quant à savoir si l'eau de Vichy est propre à dissoudre les graviers et les pierres, il faut distinguer : c'est moins la substance du calcul lui-même que les eaux alcalines attaquent, que la matière organique, le mucus condensé qui unit, qui cimente les particules pierreuses. Mais c'est l'essentiel, car le but est de désagréger les calculs formés ; on conçoit donc que l'eau de Vichy agisse également bien sur toutes les espèces de pierres ; quelle que soit leur composition, leur ciment est toujours le même. Toutefois je ne m'y fierais pas dans tous les cas; car j'ai vu des pierres se former si rapidement à l'aide des sels alcalins que produisent certains individus, que je ne hasarderais pas d'exciter encore cette sécrétion, en leur faisant prendre de l'eau de Vichy. Ah ! si l'eau de Vichy prévenait la formation de la matière muqueuse qui tend à unir chez les calculeux les substances salines qui existent chez tout le monde, mais qui ne s'agglomèrent pas dans l'état normal, ce serait là une propriété bien précieuse; la pierre serait ainsi attaquée dans son origine et dans sa principale cause. Mais on ne connaît jusqu'ici ni la circonstance qui modifie le mucus et lui communique des propriétés agglutinatives ni le moyen de prévenir cette modification, on ne sait pas, en un mot, pourquoi les matières salines de l'urine ne s'agglomèrent pas, chez la plupart des individus, même lorsqu'elles existent en excès, et pourquoi, au contraire, elles s'agglomèrent chez quelques autres. On ignore, par conséquent, le moyen de s'opposer à la production de la matière organique qui sert de ciment aux graviers et aux calculs.

Après cette digression disons adieu aux magnifiques sources de Vichy, arrêtons-nous encore un moment devant la source de la grande Grille et devant la source de l'Hôpital, dont on ne peut se lasser de voir le bouillonnement, produit par les nombreuses bulles de gaz acide carbonique qui soulèvent l'eau, et rendons nous à Néris.

Néris. — Les nombreuses ruines d'édifices romains que l'on trouve à Néris montrent quelle importance les conquérants des Gaules attachaient à ces sources.

Et pourtant l'analyse chimique des eaux de Néris est assez insignifiante ; un peu de soude, un peu de chaux à l'état de chlorure, de sulfate et de carbonate, des traces de silice, et voilà tout ; mais ces eaux sont chargées d'une substance onctueuse indéfinissable à laquelle probablement elles doivent leur vertu calmante.

On ne peut pas se faire l'idée de toutes les ressources qu'il a fallu déployer, de toutes les combinaisons qu'il a fallu imaginer pour varier l'administration de ces eaux, pour trouver en elles, comme dans une sorte de pharmacie, le remède propre à toutes les circonstances, à toutes les variétés des affections auxquelles elles conviennent. Et comme ce sont surtout les maladies nerveuses, les douleurs, les convalescences difficiles à la suite des fatigues de l'acouchement, qui viennent chercher du soulagement à Néris, on a eu fort à faire pour s'accommoder aux exigences, aux caprices même de ces affections dans lesquelles le moral est souvent aussi troublé que le physique. On peut dire qu'il a été pourvu à tout avec une remarquable habileté. Aussi quand on visite cet établissement, quand on en parcourt les différentes parties et que l'on passe en revue les détails, il nous semble faire l'anatomie d'un corps et suivre les ramifications d'un vaste système artériel. Ce qu'il y a de conduites d'eau serpentant sous le sol, et sur les voûtes de tuyaux de tous les calibres, s'anastomosant les uns avec les autres, de robinets et d'ajutages, est innombrable ; c'est un labyrinthe dans lequel on se perdrait si l'on n'était conduit par un guide expérimenté.

Il y a donc à Néris des bains de tous les degrés, des douches de tous les volumes et de toutes les pressions, depuis la plus faible jusqu'à la plus énergique; des bains de vapeur et des piscines où l'on transpire comme au temps de madame de Sévigné; et tout cela gradué à volonté par des robinets dont les orifices, calculés avec précision, donnent tel degré de température à un quart de tour, tel autre à un demi-tour. On peut recevoir les douches, tièdes sur une partie du corps, et très-chaudes sur une autre, de même qu'elles peuvent passer par tous les degrés de force et de volume. L'idéal, pour compléter ce système, serait d'élever successivement la température de la même douche, et de lui faire parcourir l'échelle thermométrique de 10 degrés jusqu'à 40 et au delà.

Le mécanisme de ce vaste appareil est si artistement combiné, que tout s'exécute sans bruit sans que l'on entende un ordre transmis à haute voix. Le silence et le calme règnent dans l'établissement au milieu de la plus grande activité du service.

Les prescriptions médicales étant indiquées d'avance, chacun est à son poste, le malade tranquillement dans son bain, les surveillants, à la porte des cabinets, les doucheurs à leurs réservoirs, etc. S'il s'agit d'augmenter la température d'un bain ou d'une douche, non d'après la volonté du malade, car il n'a pas les robinets à sa disposition, mais d'après la prescription du médecin, il n'y a rien à dire ; un indicateur, communiquant à la fois avec le cabinet et avec les réservoirs, marque sur un tableau les divers degrés de chaleur, il suffit de le placer sur le numéro 30, par exemple, pour que l'employé préposé aux réservoirs soit averti, et à l'instant, par un tour de robinet, l'eau arrive à la température demandée.

On conçoit quelle doit être la quantité d'eau fournie par les sources pour suffire à un tel emploi ; elle n'est pas en effet de moins de 1000 mètres cubes en vingt-quatre heures, et d'une eau à 51° centigrades.

Je ne finirais pas si j'entreprenais de décrire l'ensemble de ce système et toutes ces inventions ingénieuses, il suffira de dire que tout est prévu, et calculé comme dans une machine de précision.

LES EAUX MINÉRALES DE L'OUEST DE LA FRANCE.

Nous arrivons à une région bien pauvre en sources thermales, et qui n'offre à notre observation qu'un seul établissement. Dans tout l'ouest de la France, en Normandie et en Bretagne, on ne trouve en effet que les eaux chaudes de Bagnoles, c'est la seule source saline de cette région, et on ne rencontre autour d'elle que des eaux ferrugineuses communes, comme il y en a partout, en exceptant toutefois les eaux de Forges.

Bagnoles. — Au milieu des campagnes fleuries du département de l'Orne, couvertes au mois d'avril d'un tapis blanc et velouté comme la neige des Alpes, mais dû aux fleurs des forêts de pommiers et surtout de poiriers de cette partie de la Normandie, s'ouvre la petite vallée de Bagnoles. Rien de moins attendu que cette vallée hérissée de rochers et de sapins, au fond de laquelle coule le torrent; elle semble transportée là de quelque point des Pyrénées, c'est comme une petite Suisse au centre de cette terre féconde, patrie des gras pâturages et des champs plantureux, mais non du pittoresque. D'Alençon au gros bourg de Couterne j'admirais ce jardin de la Normandie, symétriquement partagé par ses enceintes de haies comme un vaste damier. Rien ne me faisait prévoir le voisinage d'une de ces localités thermales, d'une de ces retraites cachées où une source bienfaisante semble appeler les êtres souffrants à venir chercher le repos dans la solitude. Mais à peine a-t-on quitté le bourg de Couterne, qu'une petite route sombre, bordée d'arbres et voûtée comme un berceau vous invite à la suivre : c'est en effet la route de Bagnoles. Dès lors, tout change autour de vous : l'espace se rétrécit, la vue se borne; au lieu de campagnes ouvertes et fleuries, vous ne voyez plus, à travers quelques éclaircies de la muraille de verdure qui borde le chemin, que des prairies arrosées par la petite rivière de la Vée. Un antique manoir, le château de Couterne, silencieusement assis au milieu de ces eaux, se laisse entrevoir dans un fourré, auquel conduit une majestueuse et mélancolique avenue d'arbres séculaires. Un nom historique, de terribles épisodes révolutionnaires se rattachent à ce château, placé en sentinelle à l'entrée de la vallée de Bagnoles. Le torrent s'offre bientôt pour vous guider; une allée de peupliers suit ses contours, et vous croyez pénétrer dans le parc de quelque heureux propriétaire, amateur de pittoresque, dont le domaine s'étendrait du torrent au sommet des rochers, plutôt que dans un établissement thermal. C'est qu'en effet Bagnoles est un véritable parc, une maison de plaisance, ou plutôt un groupe d'habitations situées au milieu d'un beau parc ; c'est là ce qui caractérise la situation de Bagnoles.

L'établissement thermal et les principaux corps d'habitation sont situés au fond de la vallée, sur les bords du torrent. C'est le centre de la vie commune, bien calme quoique en compagnie. Mais si vous préférez la retraite absolue, ou si vous voulez vous installer à part avec votre famille, vivre à votre guise dans une maisonnette isolée, comme vous feriez dans une campagne de votre choix, gravissez ces rampes, gagnez la partie supérieure du parc, vous trouvez çà et là de petites habitations sans luxe, les unes sous la futaie, les autres au milieu d'un jardinet, au-dessus du potager, à l'exposition des poiriers et des pêchers. Là, pour un prix modeste, vous aurez de quoi loger femme, enfants et domestiques, et les fermes des environs vous offriront poules et légumes, laitage et autres denrées nécessaires à la vie. Vous n'aurez plus qu'à descendre chaque matin pour aller prendre votre bain, votre douche, ou pour boire de l'eau de la source, suivant la nature de votre affection. Partez donc de Paris, emmenez toute votre maisonnée, et je vous réponds que vous pourrez faire un traitement complet des eaux de Bagnoles en continuant à vivre bourgeoisement, sans bouleverser vos habitudes, sans être étourdi par le fracas des coureurs d'eaux, et sans qu'il vous en coûte beaucoup plus que si vous étiez resté chez vous. N'est ce pas là un avantage rare et précieux pour un établissement thermal ? C'est pourquoi je le signale aux amateurs de la vie paisible, aux bourses modestes et aux malades qui vont demander aux eaux la santé et non les plaisirs bruyants.

Ce n'est pas qu'on ne trouve à Bagnoles tous les moyens ordinaires de distraction : société, salon, cabinet de lecture, musique et bals même ; on y trouve aussi tous les moyens de transport, chevaux et voitures, pour parcourir les environs ; pour aller à Domfront visiter son château gothique, aux ruines féodales de Bonvouloir, à la vieille chapelle de Lignon, au château du Diable, à Saint-Horter, à l'antique château de Lassay ; on peut parcourir la forêt d'Audaine, et, en outre, vous aurez la chasse et la pêche à discrétion dans le parc, et comme ce parc n'est pas séparé de la forêt, il est impossible que l'on n'y rencontre pas au moins quelques lapins.

Mais c'est surtout le calme et la douceur de la vie que j'aimerais à aller chercher à Bagnoles ; la promenade solitaire, un livre à la main ou dans la compagnie d'un ami, sous les sapins et les futaies de la forêt ou sur les bords du lac. C'est le sentiment qui domine en visitant Bagnoles, et que ces lieux font naître ; tout vous invite à la paix du cœur et de l'esprit.

La composition chimique des eaux de Bagnoles est imparfaitement connue, on sait combien la connaissance approfondie des eaux minérales est chose récente. On ne s'étonnera donc pas que les eaux de Bagnoles soient de celles dont l'action n'est pas suffisamment expliquée par la présence des substances chimiques que l'on y a signalées. Beaucoup d'eaux dont l'efficacité est incontestable sont dans ce cas, soit que réellement ces eaux agissent en vertu de principes inconnus ou insaisissables, soit qu'une analyse assez savante n'ait pas encore pénétré dans l'intimité de leur composition.

Toujours est-il que les eaux de Bagnoles sont favorables au traitement des rhumatismes et des douleurs anciennes; si leur température était plus élevée, nous dirions que c'est une propriété générale qu'elles partagent avec la plupart des eaux chaudes ; mais, leur thermalité ne s'élevant pas au-dessus de 25 à 27 degrés centigrades, cette température ne constitue que des bains assez frais ; il est vrai qu'on augmente artificiellement cette chaleur, et probablement alors ces eaux agissent par la température et par la propriété excitante que leur donnent les sels qu'elles renferment. Aussi attribue-t-on à Bagnoles une efficacité spéciale dans le traitement des affections de la peau ; leur usage détermine des éruptions propres à modifier les fonctions de cet organe. Elles sont douées de propriétés toniques très-utiles dans les maladies chroniques de l'estomac connues sous le nom de *gastralgies*, et dans quelques états nerveux des entrailles et des autres organes abdominaux.

Est-ce à la présence du sel marin et des traces de sulfate de chaux, de muriate de soude et de magnésie découverts par Vauquelin que les eaux de Bagnoles doivent leurs qualités ? Encore une fois, leur analyse chimique aurait besoin, comme celles d'un grand nombre d'autres sources, d'être recommencée par des mains habiles, à la source même et dans toutes les conditions d'exactitude désirable.

Qu'est-ce que les nombreuses bulles de gaz qu'elles dégagent ? Contiennent-elles du brome, de l'arsenic ? On n'en sait rien. Quelle est la matière organique qu'elles déposent ? Est-ce à cette matière qu'elles doivent leur qualité onctueuse et douce à la peau ? On l'ignore.

Forges. — Voici des eaux véritablement ferrugineuses, et qui sont destinées à reprendre faveur ;

non, à la vérité comme au temps de Louis XIII, où la naissance tardive de l'héritier du trône, après dix-huit ans de stérilité, fut attribuée à l'efficacité de ces eaux, mais en raison du fer qu'elles contiennent en abondance et dans la plus heureuse combinaison.

Depuis que la composition du sang et de nos humeurs est mieux determinée, depuis que l'on connaît le rôle important que joue le fer dans nos fonctions, on fait un grand usage de ce principe en médecine, et on a inventé mille formes pour l'introduire dans l'économie ; mais souvent, après avoir essayé une multitude de préparations artificielles plus ou moins ingénieuses, on est obligé d'en revenir aux eaux ferrugineuses naturelles que l'économie supporte mieux. L'économie paraît quelquefois saturée de fer, lorsque l'estomac n'est que fatigué ; il suffit de changer le mode d'administration, de remplacer les préparations artificielles par une eau contenant naturellement le fer en dissolution, pour voir la tolérance s'établir et la santé revenir à mesure que l'élément ferrugineux pénètre dans le sang et s'infiltre dans les organes. Aussi pensons-nous que certaines sources ferrugineuses, longtemps accréditées d'une manière empirique, et puis délaissées, vont reprendre une faveur qu'elles ne perdront plus, parce que cette faveur sera méritée. Forges et Spa sont particulièrement de ce nombre ; on ne leur attribuera plus le pouvoir spécial de combattre la stérilité, mais on saura qu'elles rétablissent les forces en restituant au fluide l'élément qui lui manque, et qu'elles raniment les organes en vivifiant le sang ; ce sont là bien souvent les meilleures conditions de la fécondité.

Les sources de Forges contiennent le fer combiné à un acide découvert par Berzélius, et que l'on désigne sous le nom d'*acide crénique*. Le *crénate de fer* existe abondamment dans les eaux de Forges ; c'est sans doute à lui que sont dus les flocons jaunâtres que l'on voit flotter à la surface de l'eau des sources, et qui présentent, dit-on, un phénomène très-singulier. « Ces flocons augmentent d'une manière très-marquée, avant le lever du soleil, et une heure avant son coucher ; s'il doit survenir un orage ou une grande pluie, on voit l'eau se troubler par la quantité de flocons qu'elle entraîne ; enfin on juge de la violence de l'orage ou de l'abondance de la pluie, par la quantité de flocons jaunes qu'on observe dans cette eau, et par le temps pendant lequel elle est troublée, c'est le baromètre du pays. » Un pareil fait demanderait des observations nouvelles pour être confirmé.

Les sources de Forges, situées dans une partie de

la Normandie, entre Neufchâtel et Gournay, à peu de distance de Rouen, offrent un séjour agréable aux malades qui ne veulent pas courir àu loin, et qui ne recherchent ni les plaisirs du monde ni les aspects pittoresques de la nature.

LES EAUX MINÉRALES DU NORD DE LA FRANCE.

Saint-Amand. — Si j'avais visité Saint-Amand pendant la saison des eaux, je n'aurais pas pu me dispenser de me plonger dans ces boues infectes pour éprouver par moi-même l'action, que l'on dit merveilleuse, de ce vaste cataplasme qui enveloppe toute la surface du corps ; mais j'avoue que je ne me fais aucune idée agréable de cette immersion, d'autant plus que la température de ces boues est très-peu élevée, et que l'on éprouve en y entrant un frisson que la réaction seule fait cesser. Cette réaction est le résultat de l'excitation produite à la peau par la pression des boues et par leur nature tant soit peu irritante ; mais jusqu'à ce que la chaleur soit revenue à l'extérieur, ce doit être une sensation pénible que ce frissonnement dans une vase semi-liquide avec le dégoût qu'inspirent ces immersions successives des malades sans renouvellement de la matière.

C'est une idée bizarre que celle de plonger des malades dans une boue marécageuse, et, si je n'avais tant de respect pour l'expérience, je serais tenté de croire qu'il en est peut-être des boues de Saint-Amand comme de certains remèdes dégoûtants auxquels s'est attachée pendant longtemps une foi superstitieuse, et dont le progrès des lumières a fait justice. Mais les bons effets de ces boues sur les articulations malades, à demi ankylosées ; sur les membres atrophiés, rétractés, sur les vieilles cicatrices, et surtout dans les rhumatismes contractés au bivouac, les résultats mêmes obtenus sur les animaux malades témoignent de la vertu réelle de ce remède.

« Après la conquête de la Hollande, qui eut lieu en 1794, au milieu d'un hiver très-rigoureux, on envoya à Saint-Amand, disent Patissier et Boutron-Charlard, un grand nombre de militaires, atteints de rhumatismes si violents que, chez plusieurs, la paralysie et l'atrophie des membres en furent la suite ; d'après le rapport de M. Armet, la plupart de ces militaires furent guéris ou soulagés. »

L'établissement de Saint-Amand, situé dans un pays plat et marécageux, se compose d'une vaste rotonde dont le sol, divisé en compartiments, forme une multitude de cases remplies de boue et assez profondes pour que l'on puisse y plonger le corps droit presque tout entier. Chaque case est transformée en cabinet par les rideaux qui l'entourent; on ne renouvelle que rarement les boues, mais elles sont chauffées et entretenues dans leur état semi-fluide par de nombreux filets d'eau thermale.

LES EAUX MINÉRALES DE L'EST DE LA FRANCE.

Luxeuil. — Les eaux de Luxeuil sont abondantes, analogues à celles de Plombières.

Mais, moins excitantes, elles conviennent aux personnes délicates affectées de dérangement des fonctions digestives, de gastralgie, de maladies chroniques des entrailles, de douleurs rhumatismales et nerveuses.

Elles se distribuent dans un beau bâtiment où trois cents malades peuvent se baigner par jour, tant dans les baignoires particulières que dans les piscines, et les douches sont bien organisées et graduées à volonté.

Est-ce aux matières salines (sulfate de soude, carbonate de chaux et de magnésie, chlorure de sodium, etc.,), qu'il faut attribuer les propriétés des eaux de Luxeuil, ou bien à la substance organique qu'elles contiennent, et qui n'est pas de la barégine, selon Longchamp? Les unes et les autres jouent probablement leur rôle, et c'est de leur union intime que résulte l'action excitante qui se porte sur la sécrétion des reins et de la peau, et qui stimule les membranes muqueuses et active la circulation.

Plombières. — Ce pays est merveilleusement approprié à sa destination; la jolie vallée de Plombières rappelle un peu les sites des Pyrénées. Dès que l'on y pénètre, on retrouve quelques-unes des impressions que font éprouver les montagnes, et l'on reconnaît un lieu disposé par la nature pour des eaux thermales et des baigneurs. La manière dont sont groupées les maisons de Plombières, la tenue des hôtels et des maisons garnies, et même le caractère des habitants, complètent la physionomie générale du pays.

On sent que les eaux sont ici la grande affaire, et que l'on ne vit que par les eaux; c'est la richesse du pays, c'est presque sa seule industrie, car celle des pelles, pincettes et autres meubles et des bijoux d'acier est en vue de la saison des eaux et ne prospère que par le séjour des étrangers; cette industrie est à Plombières ce qu'est celle des boites de Spa à Spa.

J'aime qu'un pays de bains soit exclusivement consacré à sa spécialité, et je ne me sens nullement attiré par une ville dont les rues sont marchandes et ressemblent à celles de toutes les autres villes: c'est le reproche que je fais à Bourbonne et à Aix-la-Chapelle ; on ne se doute pas, en entrant dans ces villes, que l'on soit dans un lieu thermal, privilégié par la nature, et habité par une nymphe.

Les thermes de Plombières, appartenant à l'État, sont bien installés ; bains, piscines, étuves, douches, rien ne manque à l'établissement ; j'aime surtout le nouveau bâtiment, composé d'un joli vestibule ou plutôt d'un salon autour duquel sont rangés les cabinets de bains. Ce lieu réalise, selon moi, tout ce qu'il faut pour prendre un bain de la manière la plus agréable ; vestibule doucement chauffé par les sources mêmes qui coulent sous les dales, et où circule un air tiède qui imprégne la peau d'une légère moiteur qui la dilate, ouvre ses pores et la prépare à l'action bienfaisante de l'eau thermale ; cabinets élégants dont le sol et les parois sont également chauffés par un courant souterrain de vapeur, et où le pied rencontre partout le marbre sans éprouver la moindre sensation de froid ; eau limpide et douce, onctueuse à la peau, dans laquelle on peut rester longtemps plongé, sans s'amollir comme dans les bains d'eau ordinaire, et d'où l'on sort avec une souplesse et une vigueur nouvelles.

Les eaux de Plombières sont remarquables par

leur abondance, par leur température, et surtout par leur action beaucoup plus grande que ne ferait supposer la nature et la quantité des principes minéraux qu'elles contiennent. Elles sont dans la catégorie de celles dont l'analyse chimique n'explique pas les effets. Certes, si, au lieu d'être le fruit d'une expérience empirique, l'application des eaux thermales à la cure des maladies n'eût été faite que d'après les données de la chimie, si on eût attendu les résultats de l'analyse, pour en déterminer l'action, pour en fixer le degré d'énergie, pour en indiquer l'emploi, les eaux de Plombières eussent été classées d'une manière insignifiante, et l'on n'eût guère songé à leur attribuer les propriétés qu'elles possèdent. Qu'aurait-on pu conclure de la présence d'un peu de carbonate de soude et de chaux, d'une petite quantité de sulfate de soude et de sel marin, d'une trace de silice et d'une matière animale inconnue, relativement aux effets thérapeutiques ? Comment aurait-on pu, d'après ces données scientifiques, leur supposer une efficacité spéciale dans les affections abdominales, dans les maladies chroniques des entrailles, dans les troubles de la digestion, et les croire propres à rétablir les fonctions des estomacs fatigués ou en proie à cet état nerveux connu sous le nom de gastralgie?

Décidément c'est un préjugé, au moins sous le rapport médical, de ne prendre les eaux qu'en été, au moment des plus fortes chaleurs; cela peut être plus agréable, mais non plus efficace, dans beaucoup de cas, que de les prendre en hiver, ou du moins quand la saison est encore froide.

J'étais à Plombières par un temps très-rigoureux, quoique nous fussions au printemps. La campagne était couverte de neige, ce qui ne m'a pas empêché de prendre les eaux, et de les faire prendre à une malade qui m'accompagnait. Eh bien! ces eaux, douées à la vérité de qualités que je trouve exquises, n'en ont pas moins produit un excellent effet : elles ont, comme à l'ordinaire et comme dans la meilleure saison, imprimé à la peau cette douceur et cette souplesse si agréables et si propres à en rétablir les fonctions. Cette merveilleuse propriété des eaux de Plombières fait de leur usage une grande jouissance en même temps qu'un moyen curatif. Quelle différence de sentir, en sortant du bain, cette douceur à la peau au lieu de cette sécheresse et de cette âpreté que lui communiquent certaines eaux. Si je ne craignais de me donner un air de sybarite et de voluptueux, j'avouerais que c'était pour moi un plaisir tel que ceux que l'on rêve en lisant les *Mille et une Nuits*, de me plonger chaque jour dans ces délicieux bassins, où j'étais seul, et dont je disposais comme un propriétaire.

Mais, outre l'agrément, j'ai constaté des effets positifs; comme il s'agit de moi, je ne crains pas d'être indiscret, et ce que j'ai éprouvé pourra peut-être servir d'indication utile à quelques-uns de mes lecteurs.

Je prie que l'on veuille bien me permettre d'entrer dans quelques détails, il s'agit d'infirmités; mais les infirmités sont tellement, hélas ! le partage de l'humanité, elles nous menacent tous de tant de manières et si peu y échappent, que l'on m'excusera de donner, à l'occasion des eaux minérales, quelques renseignements dont plusieurs pourront faire leur profit.

On connaît les tintements, bruissements ou sifflements d'oreilles qui surviennent quelquefois à la suite d'un travail assidu, de préoccupations tristes, ou par toute autre cause. Ce bruit incommode est souvent accompagné d'un sentiment d'obturation, ou bien de démangeaison du conduit auditif qui porte à y introduire un corps étranger ; fatale manœuvre qui ne fait qu'augmenter le mal, et qui est la cause de beaucoup de surdités. C'est ainsi que l'on détermine une irritation du conduit auditif, une inflammation chronique et plus tard une sorte de dessiccation de la membrane qui le tapisse, circonstances éminemment défavorables à l'audition ; la souplesse et l'intégrité de cette membrane, qui fait suite à la peau, ne sont pas moins nécessaires à l'exercice de l'ouïe que l'intégrité des parties plus essentielles en apparence de ce délicat appareil ; il suffit, en effet, d'un peu de congestion de la membrane dont il s'agit, d'une altération de sa sécrétion, pour gêner ou pour anéantir la perception des sons. La surdité, je le répète, n'a pas d'autre origine chez beaucoup de personnes, et bien des sourds doivent leur infirmité à l'usage de l'instrument de toilette dont je ne veux pas prononcer le nom ici.

Les tintements ou sifflements d'oreille dont je viens de parler m'affectaient depuis un certain temps, et me faisaient craindre un commencement de surdité d'un côté ; j'eus l'idée d'appliquer au traitement de cette incommodité l'usage des eaux de Plombières, si bien douées de la propriété d'adoucir et d'assouplir la peau, non en injections dans le conduit, détestable procédé qui agit à la manière de l'instrument que je n'ai pas voulu nommer, mais en plongeant tout entier dans la piscine, en demeurant sous l'eau aussi longtemps que possible, et en répétant cet exercice jusqu'à ce que l'eau eût pénétré d'elle-même et sans effort dans le canal affecté.

Il est résulté de ce traitement un bourdonnement plus prononcé d'abord ; mais je m'y attendais, et je ne m'en suis pas inquiété. Tous les jours j'ai eu recours au même moyen, et quoique mes affaires ne m'aient permis de consacrer qu'un peu plus d'une semaine à cette cure, elle a été complète.

Je n'attribue pas exclusivement aux eaux de Plombières la vertu de produire un semblable effet ; je pense que ce mode de traitement pourrait être appliqué avec succès dans d'autres établissements thermaux, peut-être même aux bains de mer, suivant les conditions individuelles. Mais je dois dire que l'emploi du même moyen dans l'eau ordinaire ne m'a pas également réussi.

Bourbonne. — Les eaux de Bourbonne passent pour être douées d'une telle énergie, pour agir avec tant de force sur l'organisation, sur la composition même des tissus, que j'hésitais vraiment à m'y plonger par simple curiosité ou par amour de la science; mais, rassuré par un excellent confrère, je me suis sur sa parole confié sans crainte à ces eaux, qui ne semblent destinées qu'aux paralytiques, aux rhumatisants, aux perclus, aux malheureux affectés d'engorgements des articulations, de plaies mal cicatrisées, de fractures ou de luxations anciennes ; eh bien ! elles sont douces, onctueuses, et ce n'est qu'à la longue qu'elles déterminent une certaine rigidité à la peau.

Elles sont fortement salines, leur température est élevée.

Il n'est pas rare de voir leur emploi suivi d'éruption à la peau, de diarrhées, de sueurs copieuses et d'autres sécrétions par où s'écoulent les principes morbides qui vicient les liquides et engorgent les tissus de l'économie.

Mais il faut être sérieusement malade pour venir à Bourbonne, et avoir la conviction que ces eaux sont particulièrement efficaces dans la maladie dont on est affecté, car ce séjour n'est pas séduisant ; il n'offre ni les agréments de la campagne, ni les plaisirs de la ville, ni le comfort des hôtels. Toutefois Bourbonne est un établissement important par lui-même et par l'hôpital militaire qui lui est annexé. Cet hôpital ne contient pas moins de cinq cents malades, dont cent officiers. Fondé par Louis XV, agrandi par Louis XVI, il a été amélioré sous la Restauration.

Contrexeville. — L'eau saline gazeuse de Contrexeville doit être signalée aux personnes affectées de gravelle et aux nombreux malades souffrant de la vessie.

Les eaux de Contrexeville se prennent surtout en

boisson, et les bains ne forment qu'un accessoire de leur mode d'administration.

Cette eau d'ailleurs est froide et ne peut se transporter sans perdre une grande partie de sa vertu.

Bussang. — Les sources de Bussang, situées non loin de là, fournissent à l'exportation une eau célèbre, analogue à celle de Contrexeville, et que le transport n'altère pas sensiblement.

LES EAUX MINÉRALES DE LA SUISSE.

Après les régions calmes et tranquilles des Vosges, j'ai voulu suivre la foule des baigneurs nomades à travers les montagnes de la Suisse.

Loèche. — Les sources de Loèche nous intéressent à un haut degré, par leur situation, par leurs propriétés et par leur singulier mode d'administration.

Abondantes et d'une température élevée, ces eaux sont de celles dont l'analyse chimique n'explique pas les propriétés énergiques.

C'est à peine, en effet, si on sait dans quelle catégorie on doit les classer. Est-ce au fer qu'elles contiennent, ou bien au sulfate de chaux ou de magnésie, aux chlorures, ou aux gaz sulfureux qu'elles laissent dégager en s'altérant, qu'il faut attribuer leur vertu ? Doit-on les ranger parmi les eaux gypseuses ou parmi les eaux sulfureuses ?

Généralement on les considère comme étant ferrugineuses ; mais, outre que lespropriétés médicales de ce principe ne suffisent pas pour expliquer les effets de ces eaux, c'est véritablement le sulfate de chaux, ou le gypse qui y prédomine ; et quel rapprochement peut-on faire entre l'existence du plâtre et le phénomène de la *poussée*, dont nous parlerons tout à l'heure ?

A quelques nuances près, toutes les sources de Loèche se ressemblent et proviennent probablement d'un même réservoir. Cette eau est inodore et d'une saveur si peu prononcée, que les uns la trouvent métallique, d'autres amère ou tant soit peu saline, d'autres enfin n'y trouvent pas de différence, quant au goût, avec l'eau chaude ordinaire.

La propriété qu'elles possèdent de colorer en jaune doré les pièces d'argent neuves, qu'on y laisse séjourner, tient à l'oxyde de fer qu'elles laissent déposer.

A ne les juger que par leur composition chimique, les eaux de Loèche devraient donc être considérées comme assez indifférentes sous le point de vue médical ; mais l'expérience a montré au contraire qu'elles sont douées d'une grande activité ; c'est donc une eau d'autant plus curieuse à observer, que sa composition, telle que la chimie nous la révèle, ne rend nullement compte de ses propriétés physiologiques; aucune source thermale n'est plus propre que celle de Loèche à démontrer que la science est loin d'avoir dit son dernier mot sur les eaux minérales. Le principe actif de ces eaux, préparées dans le mystérieux laboratoire de la nature, semblable au principe vital des êtres organisés qu'elles sont destinées à soulager, nous échappe.

La *poussée* se manifeste au bout d'un certain temps de l'usage des eaux par une éruption à la peau de forme variée, tantôt simulant la rougeole, tantôt un érysipèle, quelquefois amenant à sa suite un gonflement général ou partiel du corps, ou bien donnant lieu à des excoriations et à un suintement tellement abondant de la peau, que le linge en est imbibé ; on on a vu ce suintement porté au point de transpercer les matelas du lit, et les malades être gravement affectés de cette crise, qui pourtant se termine toujours favorablement.

Au premier abord, on est tenté d'attribuer le phénomène de la *poussée* à l'espèce de macération que subit la peau par le contact prolongé de l'eau. Mais la *poussée* ne se montre pas seulement chez les personnes qui se baignent et qui passent des heures entières dans les piscines, elle survient également à la suite de quelques bains de peu de durée, et même, chose plus remarquable encore, quelques verres d'eau bus à la source suffisent quelquefois pour la produire. C'est ainsi qu'un des médecins les plus distingués et les plus honorables de Genève, tout à fait désintéressé dans la question des eaux, m'a dit avoir vu la femme de chambre d'une dame qu'il avait envoyée à Loèche être envahie par une *poussée* intense après avoir pris pendant quelques jours de l'eau en boisson par désœuvrement.

Quel rapport peut-on voir, encore une fois, entre les sels de chaux, de soude, de magnésie ou les traces de fer que contiennent les eaux de Loèche et une pareille manifestation à la peau ?

Les eaux s'administrent à Loèche suivant les modes variés en usage dans tous les établissements thermaux ; ainsi les bains généraux ou locaux, les douches, les boissons, les injections, les bains de vapeur, les lotions, sont appliqués suivant les cas ; mais ce qui distingue essentiellement les thermes de Loèche, ce qui donne au régime de ces eaux une physionomie toute particulière, c'est la manière dont on se baigne.

Figurez-vous un salon, ou plutôt plusieurs salons contigus dans lesquels la société se réunit, où les hommes et les femmes causent, où des groupes font leur partie de dames ou d'échecs, où d'autres font de la musique ou s'amusent à arranger des fleurs : voyez dans quelques coins ces vieillards silencieux qui observent tout ce monde en savourant leur prise de tabac, puis de nouveaux arrivants faisant leur entrée en saluant la compagnie, abordant leurs connaissances particulières, s'informant de la santé de chacun, parlant du temps qu'il fait, des promenades du matin, de l'aspect de la montagne, des nouvelles de Paris ; puis, tout autour de ces différentes pièces, des galeries où circulent les marchands, les chanteurs tyroliens et les curieux. Ceux-ci, appuyés sur la balustrade, et plongeant dans les salons, lorgnent les uns, appellent les autres, et ajoutent, par ces communications de haut en bas, à l'espèce de confusion qu'offrent au premier aspect ces salons animés. Maintenant, représentez-vous ce pêle-mêle d'hommes et de femmes de tout âge, de toute condition, circulant, non plus dans l'air comme des créatures humaines, mais dans l'eau qui leur monte jusqu'au cou, et vous aurez une idée du singulier spectacle que l'on a aux bains de Loèche.

Ces bains sont en effet de véritables salons d'eau, où l'on passe chaque jour plusieurs heures en compagnie comme dans un salon ordinaire; aucune

*

piscine, dans aucun autre établissement thermal, n'offre rien de semblable ; nulle part le pêle-mêle ne règne avec autant d'aisance ; on sent que c'est le résultat d'habitudes anciennes et invétérées.

Le fait suivant, dont j'ai été témoin, montrera combien cet usage est enraciné dans les mœurs du pays.

Une dame de Paris, qui porte un nom célèbre dans la finance, était aux eaux de Loèche ; elle demanda la faveur, en payant bien entendu, non de se baigner seule, mais d'être autorisée à n'admettre que des femmes dans son bassin. Cette demande souleva de grandes difficultés ; elle fut néanmoins accordée ; mais bientôt il y eut une sorte d'insurrection contre un tel privilége, et, lorsque j'arrivai à Loèche, le pays était encore ému de cette infraction aux anciens usages que l'on se promettait de maintenir rigoureusement à l'avenir.

La première fois qu'attiré par le bruit de la conversation, des chants et de la musique, je me présentai à la porte de l'établissement, je me retirai aussitôt, craignant d'avoir commis quelque méprise et de m'être rendu coupable d'une grande inconvenance, en essayant de pénétrer dans le bain des femmes ; mais les allants et venants m'ayant rassuré, je suivis la file et je fus témoin, non sans quelque étonnement, du spectacle que je viens de décrire.

Ce spectacle est vraiment très-divertissant, et je m'amusai surtout beaucoup à voir l'arrivée de chaque nouveau baigneur, faisant son entrée dans ces salons d'un nouveau genre, et saluant cette société d'amphibies avec une aisance mêlée de la gaucherie qu'imprime à la démarche la résistance de l'eau.

L'entrée des bassins est d'ailleurs ingénieusement disposée : des cabinets particuliers servent à la toilette des baigneurs ; quand ils sont revêtus du costume de rigueur, de la robe de laine brune, ils descendent dans l'eau, qui pénètre jusque dans leur cabinet, et se présentent au salon en ouvrant une porte qui donne sur le bassin ; de cette manière, ils arrivent plongés dans l'eau jusqu'au cou, et ils se retirent de même. La décence est donc entièrement respectée.

Les cas où les eaux de Loèche peuvent être appliquées avec succès sont nombreux ; mais elles conviennent surtout dans les affections rhumatismales, dans les douleurs anciennes, dans les maladies de la peau, contre les plaies et les vieux ulcères, contre certains engorgements et dans les cas d'appauvrissement du sang, dans la chlorose.

BAINS DE MER

MODE D'ACTION DES BAINS DE MER.

Action des bains de mer. — J'ai foi dans l'influence du soleil et de la mer, je suis convaincu de la puissance de cette médecine hygiénique, qui n'échoue trop souvent que parce qu'on n'y a recours que dans des cas extrêmes, ou sans lui donner le temps d'agir. Il n'en est pas de ces moyens généraux comme des remèdes spéciaux qui s'adressent à telle fonction spéciale ; il n'en est pas non plus de ces délabrements de l'organisme, de ces constitutions détériorées ou viciées, lymphatiques, scrofuleuses, tuberculeuses, dans lesquelles le sang est appauvri, l'économie tout entière imprégnée de principes morbides, comme des affections accidentelles, limitées, qui ne troublent qu'un organe sans porter atteinte au système général. Celles-ci peuvent être rapidement attaquées par des remèdes appropriés, par une médication qui porte directement son action sur l'organe affecté. Pour les autres, il faut un ensemble de conditions incessamment agissantes, modifiant pour ainsi dire, molécule par molécule, tous les matériaux de l'organisme. Il s'agit, en effet, de rendre au sang les éléments qui lui manquent, de faire prédominer les sécrétions de la peau sur celles des glandes, de détourner au profit de la vie animale le fluide qui surexcite le système nerveux, de renouveler, en un mot, l'économie tout entière. Pour cela il faut du temps et l'action prolongée du nouveau milieu dans lequel on est plongé; ce n'est pas en passant et à la hâte que l'on peut produire un pareil effet.

Que font cependant les personnes qui prennent le parti de quitter le milieu dévorant de Paris pour aller demander à des climats plus favorables, moins dissolvants, la réparation de leurs forces ou la cicatrisation de leurs organes ulcérés par la froide humidité du Nord? Elles vont passer une saison aux eaux ou aux bains de mer, c'est à-dire six semaines, ou tout au plus vont-elles se réfugier à Hyères pendant un hiver; après quoi elles se hâtent de venir reprendre la vie enervante des grandes villes. Quel bénéfice durable prétend-on tirer de ces demi-mesures qui suffisent à peine à un soulagement momentané? Quand, par les conditions de sa naissance, ou par des circonstances propres et accidentelles, on se trouve menacé de l'une de ces désorganisations qui ne s'arrêtent guère dès qu'elles ont commencé, si on demeure dans les lieux où elles ont pris naissance, il faut se hâter, *quand on le peut*, d'aller planter sa tente, sans compter les mois, dans une région plus amie. Je ne comprends pas comment les familles assez heureuses pour pouvoir disposer à leur gré des climats et du temps, pour avoir le choix de leur résidence, ne vont pas chercher, elles ou leurs membres menacés, les contrées où les saisons, l'air et le soleil leur rendraient la vie. En s'y prenant à temps, de très-bonne heure, combien d'existences jetées au vent du nord, et si cruellement regrettées, seraient conservées ! Mais pour cela il faut persévérer, et c'est le difficile ; car souvent c'est renoncer à la vie morale, à la vie du cœur, de l'esprit, aux jouissances que l'on préfère, pour racheter la vie du corps ; cette vie vaut-elle un tel prix? Mais enfin telle est la condition ; et, pour ceux qui y tiennent, il est bon qu'ils sachent les sacrifices qu'ils doivent s'imposer.

J'avais laissé, il y a un an, sur les bords de la Méditerranée, sur une belle plage exposée à ce plein soleil du Midi, au milieu de cet air imprégné des vapeurs salines de la mer, un pauvre enfant d'une vallée des Alpes ; venu là par hasard, il était bien malingre, bien débile, bien blafard, bien gorgé de lymphe ; c'était presque de la scrofule mêlée de crétinisme, comme il est si fréquent d'en rencontrer dans les gorges des montagnes. Je viens de revoir cet enfant fort, robuste, bruni par les rayons de cet ardent soleil ; ses chairs sont raffermies, son sang s'est vivifié dans cette atmosphère salée ; enfin il est transformé en un de ces êtres vivaces, comme on en voit tant, pieds nus, sur le littoral de la Méditerranée. Et je vous assure que ce ne sont ni les soins délicats ni la nourriture substantielle qui ont opéré ce miracle. Cet enfant habite une cabane de pêcheurs sur le sable de la mer. Mais ce n'est ni six semaines ni six mois qu'il a fallu à cette nature pour se pénétrer de nouveaux fluides ; depuis deux ans il n'a pas quitté la plage.

Pour refaire une constitution détériorée, si une saison ne suffit pas, retournez-y une seconde ; prolongez autant que vous le pourrez votre séjour dans cet air saturé de chaleur et d'émanations marines, et ne rentrez dans votre foyer, dans votre milieu, dans vos habitudes, qu'après avoir renouvelé et réchauffé votre sang.

Action combinée des bains de mer et des eaux minérales. — Il existe une opinion, d'après laquelle l'usage des bains, et surtout des bains de mer, serait nuisible à la suite d'un traitement par les eaux sulfureuses, et même par les eaux thermales en général; il y aurait une sorte d'incompatibilité entre l'action des eaux minérales et celle des bains ordinaires. Le principe médicamenteux déposé dans l'économie par les eaux thermales prises à l'intérieur ou à l'extérieur aurait besoin d'y séjourner sans être troublé, pour produire tout son effet; il est donc de règle que les malades, après avoir terminé leur saison, s'abstiennent de toute espèce de bains pendant un certain temps, mais surtout des bains de mer qui passent pour dangereux en pareil cas.

Je ne prétends pas m'élever contre cette règle qui peut être bonne en général, mais à toute règle il y a des exceptions, et je ne crains pas d'avancer que non-seulement les eaux sulfureuses et les bains de mer ne s'excluent pas toujours, mais que dans certains cas ceux-ci viennent en aide à celles-là, et que ces deux moyens se complètent l'un par l'autre, comme il arrive pour les différentes sources des Pyrénées entre elles. Pour ces maux mal caractérisés et mal définis, que l'on envoie aux eaux sans pouvoir leur assigner rigoureusement telle source plutôt que telle autre, auxquels les eaux de Bagnères conviennent, mais qui se trouvent également bien des eaux de Saint-Sauveur ou de Cauterets, les bains de mer viennent souvent compléter ce que l'usage des eaux thermales a commencé. Certaines affections tranchées, d'une nature non douteuse, ne se trouvent pas mal elles-mêmes de la mer, après avoir subi l'influence des sources thermales.

Je ne veux pas parler des affections de la peau, ou des vieilles plaies qui sont du domaine exclusif de Baréges et de ses analogues, comme les maladies de poitrine appartiennent essentiellement aux Eaux-Bonnes, à Saint-Sauveur et au Mont-Dore. Mais le rhumatisme, par exemple, cette maladie qui semble craindre le froid, que l'on combat ordinairement par la chaleur et par la transpiration, cède aussi bien quelquefois aux réactions des bains de mer qu'aux bains de vapeur et aux douches sulfureuses. Un jeune médecin des contrées pyrénéennes, que j'ai rencontré à Biarritz, s'était appliqué à lui-même avec succès l'usage des bains de mer, pour un rhumatisme qui le tourmentait depuis plusieurs mois.

L'usage des eaux minérales et celui des bains de mer se touchent; loin de s'exclure, comme on le pensait jadis, ces deux moyens se prêtent un mutuel appui; ce sont deux grands modificateurs dont la médecine tirera de plus en plus parti pour impressionner l'économie, pour ranimer ses forces et donner du ton à ses différents organes. A l'aide de ces stimulants, on peut développer l'action musculaire, raffermir les tissus, assouplir la peau, la rendre perméable, et ramener la santé en rétablissant l'équilibre entre les fonctions. L'influence du climat, de l'exercice au milieu d'un air pur, aux rayons d'un soleil vivifiant, ajoute beaucoup à l'efficacité de ces moyens.

On résiste difficilement, en quittant les Pyrénées, au désir de descendre sur les bords de cette belle mer vers laquelle s'abaissent en mourant les derniers mamelons de la chaîne. Si ce n'est pour achever sa guérison, c'est au moins pour compléter sa jouissance, qu'en disant adieu aux gorges des Eaux-Bonnes et des Eaux-Chaudes on vient contempler l'espace sans borne et le coucher du soleil sur la plage de Biarritz. Quel contraste en sortant des vallées étroites,aux horizons bornés ! Comme l'âme se dilate à la vue de cette immense surface ondoyante, éclatante de lumière ou voilée par la brume, qui n'est limitée que par la courbure de la terre ! Comme on respire à pleins poumons dans cette atmosphère dont rien n'arrête les fluctuations et les courants !

Avant d'arriver à Biarritz, nous passons par Bayonne ; est-il une plus belle position que celle de cette ville ? elle jouit des deux plus beaux aspects que nous offre la nature, les montagnes et la mer ;

de la main gauche elle touche les Pyrénées, et son pied baigne dans l'Océan. Elle voit lever le soleil derrière le pic du Midi, et le soir le disque enflammé de cet astre s'abaisser et disparaître derrière la ligne si pure de l'horizon doré de la mer.

J'ai donc essayé des bains de mer, après avoir usé des eaux sulfureuses et des douches des principaux établissements des Pyrénées, et j'ai tâché d'apprécier leur action, non par moi-même, car, n'ayant aucun besoin d'avoir recours à ces moyens, j'y aurais sans doute été peu sensible, et j'aurais pu difficilement juger leurs effets. Mais j'avais avec moi un meilleur juge que moi-même, une sorte de thermomètre plus sensible que mes propres organes, un malade, en un mot, capable de ressentir toutes les influences de ces divers agents ; eh bien ! je puis assurer que non-seulement les bains de mer, appliqués immédiatement après les eaux minérales des Pyrénées, n'ont eu aucun inconvénient, mais qu'ils ont produit un bon effet.

Mais aussi, à Biarritz, quel beau climat, quel chaud soleil, qui sent déjà le soleil d'Espagne, et quelle plage heureusement disposée pour prendre les bains de mer ?

LES BAINS DE MER DU GOLFE DE GASCOGNE.

Biarritz. — La plage de Biarritz se divise en trois parties distinctes, le Port-Vieux formant une petite anse, un bassin circonscrit entre des rochers.

On peut se baigner au Port-Vieux, sans danger ; toutefois ce n'est pas sans effroi que je voyais des femmes ne sachant pas nager s'abandonner aux flots des plus fortes marées, munies simplement de deux gourdes qui les soutenaient sur l'eau, et se laisser ainsi emporter loin des maîtres baigneurs, à des distances qu'un habile nageur n'aurait pas toujours osé atteindre. Rien n'est plus gracieux, il est vrai, que cette manière de voguer, et je dois rendre justice à l'adresse et à l'intrépidité de ces jeunes femmes, qui, couchées mollement sur l'eau et soutenues par leurs gourdes, se servent de leurs mains comme de palettes ou de rames pour se diriger où bon leur semble. Elles se livrent à cet exercice avec une confiance qui ne peut tenir qu'à l'ignorance du danger, il serait bon quelquefois de les avertir et de les rappeler à l'ordre.

Les autres points de la plage ne sont pas aussi à l'abri du danger que le Port-Vieux ; d'un côté est ce que l'on nomme la côte ou le bain des Basques, et de l'autre la Côte-des-Fous; or il ne se passe pas de saison sans que des accidents graves n'arrivent en ces endroits. Pendant mon séjour à Biarritz, j'ai vu plusieurs baigneurs emportés par les courants, et l'un deux périr malgré les gourdes dont il était muni et malgré les prompts secours des marins préposés par la Société de sauvetage. Cette société, fondée par quelques habitants de Biarritz, rend beaucoup de services, mais de plus grandes précautions, des avertissements plus sévères sont encore nécessaires pour prévenir de pareils malheurs. Dans l'intérêt de l'humanité et dans l'intérêt du pays, on ne saurait prendre trop de soin pour donner toute sécurité aux étrangers qui affluent à Biarritz et dont le nombre augmente chaque année.

Mais comment peut-on se noyer ainsi à quelques pas de la côte, en présence de tout le monde, sous les yeux des marins prêts à vous porter secours et armés de tous les moyens de sauvetage? C'est ce que ne peuvent comprendre les personnes qui ne connaissent pas la mer, qui n'ont pas l'expérience de l'eau, qui ne savent pas combien il faut peu de chose pour être entraîné, et combien l'asphyxie arrive promptement. C'est cette ignorance qui fait commettre tant d'imprudences. On voit une belle plage, un beau sable fin, à peine recouvert de quelques pieds d'eau, et sur lequel le flot vient mourir doucement ; on se confie à cet élément, on le brave même par le gros temps, on se fait un jeu d'attendre la vague que l'on voit arriver de loin comme une montagne mobile, et qui de son choc vous roule sur le sable, où elle vous laisse à sec en se retirant ; on s'est baigné hier en toute sûreté dans ce même point, et l'on ne conçoit pas quel danger pourrait vous y menacer aujourd'hui.

Mais le sable sur lequel on repose est mobile, il se déplace d'un jour à l'autre sous les efforts de la mer, et les courants perfides qui existent au sein des eaux se déplacent avec lui. Tel courant qui ne se faisait sentir hier qu'à cent pas de distance, s'est rapproché dans l'intervalle d'une marée à l'autre, et, si l'on y tombe, on est emporté au large ; les efforts des plus vigoureux nageurs sont quelquefois impuissants en présence de cette force ; que peuvent contre elle des baigneurs inexpérimentés ?

C'est ainsi qu'en moins d'un mois, sur quatre personnes au secours desquelles les patrons de garde se sont précipités, munis de la corde de sauvetage et suivis par la chaloupe, deux ont été ramenées à terre sans connaissance ; l'une d'elles n'a pu être rappelée à la vie, malgré les soins empressés et intelligents, et l'autre est restée longtemps malade des suites de l'asphyxie.

LES BAINS DE MER DE LA MÉDITERRANÉE.

Un vœu à réaliser. — Montpellier est une ville très-intéressante par son histoire, par ses établissements scientifiques et littéraires, par son climat et par sa société riche et distinguée ; mais pour l'amateur de la nature et de la belle campagne, pour le promeneur qui aime à exercer son corps en laissant divaguer son esprit, c'est un pays de Tantale ; il est plein de séductions si lointaines qu'on ne peut y atteindre sans entreprendre de véritables voyages incompatibles avec les occupations ordinaires de la vie.

Je ne connais pas de plus magnifique tableau que celui qui se déploie sous mes yeux quand, de la promenade du Peyrou, je contemple d'un côté la chaîne des Cévennes dont les sommets sont couverts d'une neige éclatante sur laquelle se détache le sombre profil du pic Saint-Loup ; de l'autre côté la mer, qui exerce sur nous une sorte d'attraction magnétique, en plongeant notre âme dans les profondeurs de l'infini ; à l'est le mont Ventoux, dernier contre-fort des Alpes, et à l'ouest le Canigou, cette sentinelle avancée des Pyrénées, qui dessine quelquefois si nettement ses mamelons, aux rayons embrasés du soleil couchant. Les Cévennes, la mer, les Alpes et les Pyrénées, il y a bien là certes de quoi satisfaire l'imagination la plus ambitieuse et la plus vagabonde ; au centre d'un pareil tableau, d'un magnifique panorama, il semble qu'il n'y ait qu'à choisir et qu'à s'élancer vers un des points de l'horizon pour jouir de toutes les splendeurs de la nature, de la fraîcheur des vallées dans les montagnes, de l'air pur et vivifiant sur le sommet de ces rochers aux formes pittoresques, ou pour se jouer avec la vague de cette mer qui brille là-bas sous un si beau soleil, et dont l'écume vient tracer sur le sable une bande sinueuse et argentée.

Malheureusement tout cela n'est qu'un bel horizon, c'est une toile, c'est un tableau dont les couleurs et le sujet vous tentent et vous invitent ; mais, si vous voulez aller le considérer de près, il semble qu'il recule toujours et que vous ne pourrez jamais y atteindre. C'est qu'en effet tout cela est bien loin, et, qui pis est, le chemin pour y aller n'a rien de séduisant. Cette riche campagne, éclatante de lumière, ne vous offre ni ombrage sous ses pâles oliviers, ni fraîcheur au bord de quelque clair ruisseau, coulant dans une verte prairie ; ce n'est que poussière ou roches nues d'un côté, et de l'autre que marécages sans fin, qu'il faut traverser par une route poudreuse avant d'arriver à la mer. C'est un pays de Tantale, je le répète ; on y éprouve toutes les tentations sans pouvoir les satisfaire : la tête se monte à un pareil spectacle, les jambes vous démangent, qu'on me passe l'expression, et il faut calmer cette agitation, éteindre tout ce feu auquel vous ne pouvez donner un véritable aliment.

Ah ! si la mer seulement était à notre portée, si on pouvait y aller tous les jours après les affaires faites, la saluer avant le dîner, contempler sa physionomie monotone et pourtant si variée ! Qu'on me donne la mer au port Juvénal, et je ne trouverai plus rien à reprocher à Montpellier. Comment n'y a-t-il pas seulement un chemin de fer pour relier Montpellier à la mer ? Conçoit-on que sur cette belle plage de la Méditerranée, sur cette côte qui s'étend de Port-Vendres à Toulon, où le soleil darde ses feux, pendant quatre mois de l'année, il n'y ait pas un seul établissement de bains de mer un peu confortable !

Montpellier est une localité médicale, où affluent les étrangers pendant l'hiver, attirés par la beauté de son climat et par son illustre Faculté de médecine. Russes, Suédois, Norwégiens, Hollandais, fuyant les rigueurs de leurs régions, y viennent en foule chaque année réclamer les bénéfices de son soleil et les conseils de ses célébrités médicales. Ses grands et beaux hôtels ne suffisent plus au nombre toujours croissant des voyageurs ; mais, quand vient l'été, tout s'enfuit, et la ville est déserte ; et cependant il y a tout près le plus beau bassin du monde pour les bains de mer, une eau toujours pure et chaude, toujours à portée ; que le flux et le reflux n'assujettit pas à ses caprices, dans laquelle on peut se plonger à toute heure, et que la marée n'emporte pas au loin ; un sable doux et brûlant que le pied peut fouler sans crainte, qui s'incline dans la mer par une pente insensible, et qui réchauffe le corps au sortir de l'onde; quel précieux remède pour les douleurs, que ces bains de sable chaud qui pénètrent et rendent la souplesse et la vigueur aux membres fatigués et rhumatisés !

Mais où aller se fixer sur cette plage déserte ? On n'y rencontre que de pauvres cabanes de pêcheurs dans lesquelles il faut porter toutes les choses nécessaires à la vie, jusqu'aux matelas, aux objets de cuisine et même aux provisions. Certes, s'il y avait sur un des points de cette plage, et surtout près de Montpellier, un bon établissement de bains de mer,

Montpellier aurait sa saison d'été comme il a sa saison d'hiver.

Nous avons confiance dans la fortune de l'antique École qui a longtemps tenu le sceptre de la médecine : nous pensons qu'elle est encore capable de lutter avec l'ambitieuse rivale qui veut le lui ravir ; elle se maintient avec fermeté entre les deux écueils qui la menacent : l'attachement exclusif à ses doctrines ou leur entier abandon ; nous nous flattons que les administrateurs de la cité comprendront enfin que son plus beau joyau est sa faculté de médecine, que sa gloire est liée à celle des illustres familles dont les portraits décorent les salles de son École, et que la ruine de ses hôpitaux, de son enseignement clinique et des études anatomiques, serait la ruine de son honneur et de son crédit scientifique en Europe.

On ne comprend pas que les médecins de ce pays, dont la véritable clientèle est parmi les étrangers, que les maîtres d'hôtels qui chôment pendant l'été, que la ville de Montpellier enfin, dont ces étrangers font la fortune, ne se réunissent pas pour fonder un établissement où l'on accourrait d'une moitié de la France, de Paris même, grâce aux chemins de fer, et des provinces du Nord. On en parle beaucoup, on fait de beaux projets, Dieu veuille qu'on exécute enfin quelque chose ! C'est le complément nécessaire à la ville médicale de Montpellier ; c'est, si je puis dire ainsi, sa véritable industrie, car elle n'est pas faite pour le commerce proprement dit, et, sous ce rapport, Nîmes et Cette, ses voisines et ses rivales, l'emporteront toujours sur elle ; que l'on y songe sérieusement, il y va de l'avenir de ce pays ; si l'on n'entreprend rien pour l'agrément des étrangers, pour les attirer et les fixer pendant l'été, le courant se portera ailleurs, et déjà les Anglais se dirigent vers Nice et les environs, où ils bâtissent de splendides villas.

Mais, dira-t-on, les bains de la Méditerranée ne sont-ils pas à peu près les mêmes que ceux de l'Océan ? Que l'eau de la Méditerranée soit un peu plus salée que celle de la grande mer, ce n'est pas là une différence importante, et l'eau des deux mers agit probablement de la même manière.

La différence essentielle est dans le climat et dans l'absence des marées.

L'Océan, malgré son grandiose aspect et ses émouvantes scènes, Dieppe, Boulogne et Trouville avec leur été si court et leurs jours si rares de chaleur et de beau temps, Biarritz lui-même avec sa côte pittoresque et accidentée, ne pourraient rivaliser avec cette mer si bien chauffée, avec son sable où pas un galet ne risque d'offenser le pied, et dans laquelle on peut descendre en robe de chambre à toute heure du jour pendant quatre mois de l'année, juin, juillet, août, septembre; avec un soleil constant et des jours sans pluie, voilà un laps de temps qui permet d'entreprendre un traitement prolongé, sans interruption forcée, et par conséquent efficace! Quel excellent bain j'ai pris le 1er octobre dans cette mer privilégiée! Combien de fois, au contraire, la courte saison des bords de l'Océan ne se trouve-t-elle pas réduite à quelques semaines, à quelques jours propices !

Bains de mer à Marseille. — Ce que nous avons dit de Montpellier s'applique à Marseille, quant aux bains de mer.

Le climat permet de commencer plutôt l'usage des bains dans la Méditerranée, de les continuer pendant plus longtemps, sous le soleil méridional que sur la plupart des points de nos vastes côtes de l'Ouest; et le soleil lui-même est un agent puissant, propre à modifier les constitutions molles et lymphatiques du Nord. La peau, sous les chaudes ardeurs de ce soleil d'Italie, se colore, prend du ton et de la vigueur ; elle fonctionne énergiquement ; le système lymphatique et les glandes imprégnées de liquides blancs se resserrent et se dégorgent au profit du sang, qui devient plus riche et plus généreux. L'effet des bains de mer est secondé par l'action tonique des bains d'air et de soleil; cet air chargé de particules salines, humé à pleins poumons sur les bords de la mer, ces émanations d'un soleil ardent qui imprime un si grand degré d'activité à toute la nature raniment les constitutions débiles et étiolées. Ne suffit-il pas d'un peu d'eau et de soleil, dans ces riches contrées, pour donner à la terre une fécondité intarissable !

L'heureuse Marseille est destinée à jouer sous ce rapport le rôle qu'elle joue sous celui des expéditions maritimes ! le jour n'est pas éloigné où d'une bonne moitié de la France, si ce n'est de l'autre, on viendra lui demander le secours de son climat, de son soleil et de ses eaux. La Méditerranée est, en raison de sa situation méridionale, appelée à avoir de grands établissements de bains de mer. Et où seraient-ils mieux placés qu'à Marseille, sur ce littoral qui s'étend d'Hyères à Port-Vendres ? N'est-ce pas à Marseille que vont aboutir ces voies de communication rapide qui la relient au centre de la France ? Quel courant s'établit vers cette cité déjà si florissante, mais qui ne voit pas de limites à sa fortune ! Et depuis que la moitié de la France est à quelques heures de cette belle mer, depuis qu'on peut s'y rendre en un jour des points les plus éloignés, je ne vois pas comment la mer du Nord, avec ses intempéries, peut garder le monopole des bains de mer.

L'Océan, je n'en doute pas, cette mer des grands phénomènes, la vraie mer, en un mot, conservera ses baigneurs. On ne renoncera pas à ses belles plages, à la jouissance et aux bienfaits de sa lame écumeuse, mais ceux qui auront besoin de soleil et de chaleur en même temps que de bains de mer se dirigeront vers Marseille. Quel attrait d'ailleurs que cette ville, ce monde en miniature où affluent les types les plus variés et les plus accentués de l'espèce humaine ! Prévoyant de grandes destinées, Marseille s'est étendue sur terre et sur mer ; elle a envahi ses rochers ou plutôt elle les a fait sauter à la mer, pour construire de leurs débris et à leurs places d'élégantes maisons ; elle a opposé de nouvelles barrières aux flots dans son port de la Joliette ; elle a transporté son lazaret à Ratonneau ; mais tout cela n'est rien encore : elle a transformé ses champs de poussière en champs verdoyants et féconds.

Marseille n'est plus cette plage desséchée, qui, pour nos regards habitués aux fraîches campagnes du Nord, a quelque chose de brûlant et de triste ; cette campagne, jadis sans eau, est arrosée, et des fontaines jaillissantes rafraîchissent toutes les rues de Marseille ; l'eau coule de tous côtés, elle s'échappe et fait irruption à chaque pas, emprisonnée et distribuée avec art dans des milliers de tubes. Marseille est la ville la mieux arrosée de France. Qu'est devenu le temps où elle était obligée de placer des factionnaires auprès du seul filet d'eau qu'elle possédait en été !

Mais comment s'est opérée cette merveille ? Quel Moïse a frappé le rocher pour arroser cette terre aride et pour désaltérer tout ce peuple ? Car, je le répète, ce n'est pas dans la ville seulement, c'est dans la campagne, à plusieurs lieues à la ronde, que l'eau circule par mille canaux.

Un ingénieur, résolu et confiant dans son art, a proposé d'aller à dix lieues de là emprunter à la Durance, non pas un filet d'eau, mais un fleuve tout entier, et de l'amener par mille détours à travers ces escarpements et cette immense ceinture de montagnes et de rochers qui entoure Marseille, jusqu'au sein de cette ville, jusque dans le moindre jardin de ses innombrables villas. C'est par centaines que se comptent les travaux d'art dans ce long trajet qui part de la Durance et aboutit à Marseille. Il est curieux de suivre cette rivière artificielle, étonnée de serpenter sur ces sommets accidentés où elle disparaît tantôt dans un aqueduc, tantôt sous un tunnel;

elle semble gravir les pentes et franchir les vallées. De tous ces travaux d'art, le plus important est le fameux aqueduc de Roquefavour, d'un tiers plus élevé et plus étendu que le célèbre pont du Gard, mais auprès duquel celui-ci n'en conserve pas moins son air de grandeur et de majesté. Roquefavour est le produit de la science moderne, le pont du Gard est l'œuvre de l'art antique.

Je reviens aux bains de mer, dont je ne me suis pas écarté autant que j'en ai l'air. Un médecin ne pourrait en effet envoyer les malades dans un pays privé d'eau douce et salubre, et pour moi Marseille n'est une contrée vraiment médicale que depuis qu'elle est abreuvée et rafraîchie. Rien ne lui manque aujourd'hui : pendant trois ou quatre mois, la mer, échauffée par un soleil invariable, offre son sein aux baigneurs ; au 1er juin de cette année je m'y plongeais avec délices, alors qu'on frissonnait encore sur les bords de l'Océan.

L'absence de marée donne à la Méditerranée une physionomie très-différente de celle de l'Océan ; les bains eux-mêmes et la manière de les prendre ne se ressemblent pas. Ici les heures de bains ne sont pas soumises au retour de la marée ; la mer est toujours là, on peut choisir son moment et se baigner pendant toute la journée. Au lieu d'attendre la lame qui vous arrive de loin comme une montagne liquide, qui vous passe sur le dos et vous roule sur le sable, on se baigne dans la Méditerranée comme dans un lac, lorsque la mer est calme, ou bien on est incessamment ballotté par les flots lorsque la mer est légèrement agitée. L'un vaut-il mieux que l'autre? Je ne sais. Pour moi j'aime mieux le grand mouvement de la marée, qui me paraît donner la vie à la mer ; quand on est habitué à la marée, la mer sans elle paraît inanimée ; toutefois il faut convenir qu'il est bien commode de l'avoir toujours à sa disposition et de n'être pas obligé, tantôt de l'aller chercher au loin sur la plage, tantôt de l'attendre à une heure indue.

Ici les bains de mer se prennent autrement que dans l'Océan ; la natation en fait presque nécessairement partie, car, pour bien en profiter, il faut se lancer à la mer.

Un pareil exercice sous ce beau ciel, à ce bon soleil qui vous pénètre, et ne vous laisse pas même ressentir le frisson au sortir de l'onde, n'est-il pas la meilleure gymnastique? Et ce sel dont on reste imprégné n'est-il pas un excellent stimulant de l'organisme ? Combien d'enfants étiolés, de jeunes filles et de jeunes gens débiles qui se ranimeraient à cette vie!

Les bains de mer se prennent à Marseille sur deux points principaux, au Prado et aux Catalans. La vue est bien belle à Biarritz; du haut des rochers minés par la vague, la vue plonge à l'infini dans les profondes solitudes de l'Océan, et l'esprit n'est que rarement distrait dans sa contemplation par un navire qui passe à l'horizon, ou par quelques barques de pêcheurs partant du Port-Vieux. Ce spectacle un peu mélancolique n'est pas celui que vous présente la mer de la magnifique promenade du Prado, ou des falaises de Notre-Dame de la Garde; les solitudes de la mer sont animées par un mouvement continuel; les navires de toute espèce, à vapeur et à voiles, arrivent à chaque instant des divers points de l'horizon; c'est une circulation aussi active que celle d'une grande ville; les allants et les venants se croisent dans tous les sens, et l'atmosphère est sillonnée par les longues traînées de fumée que laissent après eux les bateaux à vapeur partant pour l'Italie, le Levant, la Grèce ou l'Afrique, ou qui arrivent de ces contrées. C'est ainsi, du moins, quand l'état du pays donne quelque confiance au navigateur. Le port de Marseille flotte pour ainsi dire au gré du télégraphe; suivant les nouvelles qu'il apporte de Paris, le mouvement reprend, se ralentit ou s'arrête.

Sur la Méditerranée l'établissement des bains peut être fixe et immobile; l'inconstance de la mer n'o-

22,

blige pas de courir chaque jour après elle et de porter les cabanes ou les tentes plus ou moins loin sur le sable, suivant la hauteur des marées. Aussi aux Catalans, comme à Naples, les bains sont formés de cases établies solidement dans la mer; chaque baigneur a son cabinet où il peut s'installer comme dans une baignoire et recevoir le flot sans se déranger, ou bien il se lance à la mer et nage suivant ses forces.

A quelques lieues de Marseille on touche à l'Italie, et par une conformation particulière du terrain, par les abris qu'il ménage, on a presque le climat de l'Afrique; c'est déjà du moins la région des orangers et des palmiers. De Toulon à Hyères, dans ces anses baignées par la mer, ou sur quelqu'un de ces promontoires abrités, on peut en tout temps vivre d'air et de soleil, ménager ses poumons sans se tenir enfermé dans un appartement obscur, auprès d'un foyer desséchant. Demandez à notre illustre confrère Jules Cloquet s'il ne fait pas bon vivre comme un lézard sur son rocher de la rade de Toulon, à l'ombre de son palmier?

A côté de Marseille, non loin des îles d'Or et des jardins d'orangers d'Hyères, on trouve, au besoin, des eaux minérales précieuses (1).

(1) Voyez plus haut *les Eaux minérales de la Provence,* p. 290.

HYDROTHÉRAPIE

A M. BOUILLAUD,
Professeur à la Faculté de médecine de Paris (1).

Très-honoré et illustre maître,

C'est un bonheur pour moi, au déclin de ma carrière, de revenir par la pensée au temps de ma jeunesse, à cette époque d'ardeur et de foi où nous croyions qu'aucun problème de la science n'était insoluble, et qu'à force de persévérance et de travail nous pourrions faire pénétrer la lumière partout.

Vous étiez un des plus fermes dans cette foi, un des plus ardents à cette tâche, et il semblait que vous eussiez pris au sérieux cette devise, sinon que le mot *impossible* n'est pas français, du moins qu'il n'est pas scientifique. Avec quelle ténacité vous poursuiviez ces questions obscures sur lesquelles

(1) Montpellier, 1865.

vous avez en effet jeté tant d'éclat, les bruits morbides du cœur et des artères, les rapports qui lient les affections rhumatismales aux maladies du cœur (1), et tant d'autres qui ont établi votre juste renommée ! Avec quel soin et quelle précision vous scrutiez et vous nous appreniez à scruter les dérangements de la machine organique, ceux du système nerveux, de la circulation et de la respiration !

Comme nous étions attentifs pendant que, l'oreille appliquée sur la poitrine de vos malades, vous écoutiez tous les bruits anormaux des poumons et des gros vaisseaux, et comme nous attendions le résultat de votre observation pour le constater nous-mêmes ! Comme votre main savait nous guider pour palper les viscères profondément cachés dans les cavités du corps et nous faire découvrir le point lésé ! Quelles matinées laborieuses nous passions dans les salles de votre clinique, et avec quel empressement nous allions vérifier à l'amphithéâtre les diagnostics que nous avions portés, ou entendre dans vos savantes leçons l'exposé systématique des faits, des théories un peu absolues du temps et les merveilles des méthodes de traitement que l'on croyait souveraines ! Les disputes étaient quelquefois bien vives

(1) Bouillaud, *Traité des maladies du cœur*. Paris, 1841. — *Traité clinique du rhumatisme articulaire*. Paris, 1840.

autour de la table de marbre, et elles se ressentaient de l'intolérance des époques de foi. Vous nous admettiez à la discussion, mais il ne fallait pas trop vous contredire sur la nature des fièvres typhoïdes et sur l'importance des lésions intestinales dans cette redoutable maladie qui ravageait alors nos hôpitaux. Surtout vous étiez inflexible pour l'exactitude dans le service et dans l'exécution des prescriptions, comme vous étiez infatigable dans vos investigations à l'amphithéâtre. On n'était bien venu à vous parler ni de difficultés ni de temps ; tout notre temps devait être aux malades et à l'étude, et vous-même vous ne comptiez pas les heures. Vous ne vous souvenez peut-être pas de m'avoir fait faire à la Pitié, pendant l'épidémie de choléra, jusqu'à sept autopsies avant le déjeuner ; nous étions là dès six heures du matin, et nous n'en sortions pas avant midi. Trois heures dans les salles de malades, trois heures le scalpel à la main dans l'amphithéâtre.

Si je devais caractériser d'une manière particulière votre nature médicale, je dirais que vous étiez surtout doué d'une ténacité insurmontable ; quand vous vouliez quelque chose, il fallait que cela fût, et vous auriez volontiers dit comme Napoléon à un officier auquel il avait donné l'ordre de prendre en un quart d'heure une batterie ennemie située sur un monticule, et qui, deux fois culbuté, revenait en déclarant que la position était imprenable : « Monsieur, vous avez encore trois minutes ! » La batterie fut enlevée. C'est à peu près ce que vous m'avez répondu un jour où je prétendais qu'il m'était impossible de saigner de la lancette une femme d'un embonpoint extraordinaire, que vainement j'avais cherché la veine au milieu du tissu graisseux où elle était enfoncée et perdue : « Monsieur, il faut que cette malade soit saignée ; » et elle le fut.

Mais je me laisse aller à mes souvenirs de jeunesse, et il est temps que j'arrive au sujet de cette lettre que je vous demande la permission de vous adresser.

J'ai pensé, Monsieur et très-cher maître, que vous prendriez quelque intérêt aux observations que j'ai eu l'occasion de faire sur l'emploi de l'eau froide comme moyen de traitement ou sur ce qu'on nomme l'hydrothérapie ; il y a là en effet un agent énergique dont on n'a peut-être pas encore suffisamment analysé le mode d'action, ou du moins dont un médecin désintéressé n'a pas rendu compte au public ; comme vous êtes avant tout l'homme des faits et du progrès, vous écouterez volontiers les faits que j'ai recueillis, les chiffres que j'ai constatés.

Et d'abord quelles sont les conditions d'un bon traitement hydrothérapique, et trouve-t-on partout ces conditions? En d'autres termes, la première eau venue est-elle propre à ce genre de médication, et suffit-il de soumettre les malades à des aspersions ou à des immersions dans une eau ayant la température de l'air extérieur? Faut-il, en un mot, de l'eau très-froide, plus froide que celle des sources et des puits que l'on rencontre généralement et dont la température ne descend pas au-dessous de la température moyenne du lieu? Ainsi l'eau de la Seine à Paris, dont la température varie de zéro à plus de 20 degrés, suivant les saisons, celle des puits ou des sources qui ne peut être au-dessous de 10 degrés, ce chiffre étant à peu près celui de la température moyenne de Paris, ces eaux sont-elles propres à l'application de l'hydrothérapie? Eh bien! non; l'eau de la Seine ou de tout autre cours d'eau, par cela que la température en est variable, qu'elle peut geler en hiver et devenir presque tiède en été, est impropre aux usages de l'hydrothérapie et aux effets que l'on veut produire. La première condition de ce traitement estd'avoir de l'eau à une température à peu près constante, sinon on ne sait plus ce que l'on fait, et les malades peuvent subir des réactions inattendues. Il faut aussi que l'eau soit au moins fraîche, et pour cela elle doit provenir de source ou de puits; mais encore le degré de fraîcheur dépendra de la température moyenne du lieu, car c'est cette moyenne, qui règle le degré de froid, que l'on peut rencontrer en s'enfonçant dans le sol. Si cette moyenne est de 10 degrés à Paris, elle est au moins de 14 à Montpellier, et c'est ce qui fait que l'on ne peut avoir dans le Midi ni une très-bonne cave ni un puits très-frais. Or de l'eau à 14 degrés n'est plus assez froide pour produire la vive action dont nous parlerons plus loin et sur laquelle est fondée la méthode hydrothérapique. Que sera-ce donc quand on voudra faire de l'hydrothérapie, comme nous l'avons vu quelquefois, avec des eaux à 18 ou 20 degrés ?

On ne se doute pas généralement dans le monde que la première question, la première difficulté même soit d'avoir de l'eau froide ; on croit que l'eau froide existe partout, que rien n'est plus commun, et qu'il suffit de l'aller chercher à une certaine profondeur dans le sol pour en avoir des sources inépuisables. Sans doute l'eau des puits et des sources est relativement fraîche, surtout quand il fait chaud à l'extérieur ; mais cette fraîcheur ne suffit pas pour exciter fortement la peau, comme cela nous paraît nécessaire dans le traitement hydrothérapique.

Mais enfin les sources fraîches, froides même, sont-elles donc rares, et n'en trouve-t-on pas fréquemment dont l'eau est au-dessous du degré de ce que nous appelons la température moyenne? C'est le préjugé général, mais c'est une erreur ; cette fraîcheur n'est que relative ; que l'on prenne un thermomètre exact, qu'on l'y plonge avec soin, et on verra que la plupart de ces sources, de ces eaux de puits, que l'on croit glaciales, marquent plus de 10 degrés au-dessus de zéro. Non-seulement les sources froides, plus froides que la température moyenne du lieu, sont rares, elles ne se rencontrent que dans des conditions spéciales ; mais leur origine est obscure, difficile à comprendre, et la science n'a pas encore dit son dernier mot à leur sujet. Autant les sources chaudes sont communes dans certaines régions, autant leur origine est claire et leur degré en rapport avec la profondeur d'où elles viennent, autant les sources très-froides sont rares, loin des glaciers ou des neiges éternelles, et autant leur interprétation est sujette à objection. Cela tient à ce qu'il n'y a qu'un point au-dessous du sol où la température soit à son degré le plus bas et fixe, et ce degré, encore une fois, est celui de la température moyenne du lieu ; au delà de ce point, la température s'élève et va en croissant par suite de l'action de la chaleur centrale ; au-dessus et plus près de la surface, la température est changeante comme celle de l'extérieur. Et ce qu'il y a de pis pour les applications, c'est que, si l'on peut facilement échauffer l'eau, nous n'avons pas de moyen pour la refroidir, si ce n'est l'emploi de la glace, naturelle ou artificielle, procédé coûteux et inapplicable en grand dans l'usage ordinaire.

Vous voyez donc, Monsieur et très-cher maître, que, voulant étudier à fond l'hydrothérapie, j'ai dû chercher un lieu où se trouvassent réunies les trois conditions suivantes : source très-froide, très-abondante et à température fixe ; c'est ce que j'ai rencontré, avec d'autres avantages encore à l'établissement de Divonne, département de l'Ain, entre le versant oriental du Jura et le lac de Genève. Plusieurs sources, dont la réunion forme un torrent qui s'ajoute à celui de la montagne, alimentent les piscines et les appareils, que je décrirai ; cette eau sort de terre en pétillant comme une eau de Seltz, et sa température, à peu près invariable, est de 8 degrés centigrades (1).

(1) Voici les degrés constatés à des époques différentes et par des températures extérieures très-diverses.

Le 10 juin.	Première source	8° »
—	Seconde source	8° 1
—	Source du Cygne	8° 1
—	Piscine des hommes	8° 2
—	Piscine des dames	8° 3
—	Eau des douches	9° 4
—	Eau du torrent des enfants de la montagne.	9° 1

L'eau la plus froide de cette contrée est celle de la fontaine Napoléon, située à mi-chemin de la route qui franchit la chaîne du Jura par le passage nommé la Faucille; cette eau est à 7° 8.

Comment expliquer cette basse température des sources de Divonne? Je ne connais pas exactement la température moyenne de la localité; mais, celle de Genève étant 9° 16, je ne crois pas qu'à 100 mètres plus haut, c'est l'altitude de Divonne, elle soit beaucoup au-dessous de ce chiffre, sauf l'influence des circonstances locales, comme le voisinage des montagnes couvertes de neige pendant une partie de l'année. 8 degrés centigrades, température habituelle et constante des sources de Divonne, sont donc probablement une température inférieure à la moyenne du pays. D'où vient cet excès de froid? On ne peut l'attribuer, selon toute apparence, qu'à une lente infiltration des eaux de neige, quoique la neige ne subsiste pas pendant toute l'année sur les sommets du Jura. Cette année, où la neige a été abondante, il n'en restait plus de traces à la fin de juin;

Le 23 juin.	Source	8° 5
—	Piscine	8° 5
—	Eau du torrent	10° »
Le 15 juillet.	Source	8° 1
—	Piscine	8° 3
—	Eau du torrent	10° »

mais il y a peut être des crevasses dans lesquelles elle s'accumule, et la fonte de ces dépôts, dont le terrain est au loin pénétré, suffit probablement à maintenir les eaux souterraines à une basse température.

Il faut pourtant convenir que cette explication n'est qu'une hypothèse raisonnable, non une démonstration; et même cette théorie n'est que difficilement applicable à d'autres faits du même genre encore plus prononcés.

On sait, par exemple, que les caves où se confectionnent les fromages de Roquefort, cette singulière localité que j'ai décrite précédemment(1), sont d'une fraîcheur glaciale, et que précisément la qualité de ce fromage particulier, qui ne peut se fabriquer que là, est due à un courant continuel d'air froid et sec, soufflant des entrailles de la terre; la température de ces caves, qui ne sont point souterraines, mais qui résultent de l'application de constructions contre la paroi verticale d'un rocher sillonné de fissures par lesquelles arrive l'air, se maintient à 4 degrés centigrades au-dessus de 0°; une source, qui jaillit aussi du rocher, présente cette même température; cette température est invariable, ainsi que l'a vérifié plu-

(1) Voyez p. 212.

sieurs fois, aux différentes époques de l'année, J. E. Bérard, doyen de la Faculté de Médecine de Montpellier. Qui peut entretenir ce froid dans un pays dont la température moyenne est au moins de 12 degrés, et éloigné d'une centaine de lieues des glaciers et des neiges éternelles des hautes montagnes? Arago ne se l'expliquait qu'en supposant dans l'intérieur du plateau de Larzac, qui domine toute la contrée, l'existence d'un vaste et profond lac dont le fond serait à 4 degrés, comme l'est celui de tous les grands lacs. Ceci demande quelques détails.

Le maximum de densité de l'eau, c'est-à-dire le point où elle offre le plus de poids sous le même volume, est précisément 4 degrés au-dessus de zéro. Quand l'eau se refroidit davantage, elle devient plus légère et remonte à la surface; on sait que la glace est heureusement (je devrais dire providentiellement) moins lourde que l'eau, ce qui fait qu'elle flotte sur nos fleuves, au lieu de s'accumuler indéfiniment dans le fond où elle se forme. Donc, si à un moment quelconque la température de l'eau d'un grand et profond lac s'abaisse à 4 degrés au-dessus de zéro, les couches d'eau, par l'effet de la pesanteur, gagnent le fond à mesure qu'elles arrivent à ce degré, et, une fois là, elles ne bougent plus, et leur température devient invariable; car, le lac étant très-profond, la température extérieure n'agit plus à travers la grande épaisseur des eaux. Si d'ailleurs, par une cause quelconque, la température du fond venait à varier, à s'abaisser au-dessous de 4 degrés ou à s'élever au-dessus, les couches d'eau remonteraient à la surface, puisque, au-dessus et au-dessous de 4 degrés, elles sont plus légères qu'à toute autre température, et elles seraient remplacées par de nouvelles couches à 4 degrés. C'est ce qui fait que de Saussure trouvait toujours 4 degrés au fond du lac de Genève, et ce qui causa son étonnement, jusqu'à ce que la théorie si simple de ce phénomène que nous venons d'exposer fût parfaitement établie.

Revenant donc maintenant à la fontaine des caves de Roquefort, si nous admettons avec Arago l'existence d'un grand lac dans l'intérieur du Larzac, il sera tout simple qu'un filet d'eau provenant du fond de ce lac ne fasse pas monter le thermomètre au delà de 4 degrés. Mais il y a la circonstance de l'air froid et *sec* qui souffle dans les caves ; cet air est si *sec*, qu'il n'humecte même pas le sel marin, si facilement déliquescent. Arago disait alors qu'un courant d'air introduit par quelque ouverture dans le sein de la montagne se refroidissait au contact des parois de ces immenses cavités, sans se charger d'humidité, et ressortait par les fissures des caves à la température que l'on connaît.

Mais voilà bien des suppositions, et rien ne démontre l'existence de ce grand lac souterrain.

Et puis que dire de cette autre source signalée par M. le professeur Ch. Martins (1) à moins de 200 mètres du sommet du mont Ventoux, et qui ne marque que 5 degrés et demi ? Il n'y a pas moyen de supposer un grand amas d'eau au sein du mont Ventoux dont la construction géologique ne lui permettrait pas de la contenir. Il est vrai qu'à cette hauteur de 1,800 mètres environ, la température moyenne ne s'élève guère au-dessus de 2 à 3 degrés. Toutefois n'est-il pas plus probable que c'est à des amas de neige dans des cavités, dans des espèces d'entonnoirs, comme on en trouve sur beaucoup de montagnes, à la fonte lente et graduée de ces neiges, à l'infiltration qui en résulte, que l'on doit attribuer la basse température des sources dont nous parlons ? Le mont Ventoux ne reste pas couvert de neige pendant tout l'été, mais il peut en conserver des amas dans son intérieur, et sa masse peut être pour ainsi dire pénétrée de neige fondue. Le plateau du Larzac, qui a une grande étendue, dix lieues au moins en tout sens, reçoit une assez grande

(1) Ch. Martins, *du Spitzberg au Sahara*. Paris, 1866, p. 390.

quantité de neige pendant l'hiver ; le même mécanisme peut se produire à l'aide de fentes et de cavités faisant fonction de glacière ; la même théorie s'applique encore plus facilement à des sources qui jaillissent au pied même de la chaîne du Jura, et la petite élévation de température qui se manifeste de juin à juillet dans notre tableau tendrait à la confirmer. On voit néanmoins que les sources froides offrent à la fois et de l'intérêt et de l'obscurité, deux choses qui marchent assez bien ensemble.

Venons-en maintenant à l'application thérapeutique de l'eau froide, à l'hydrothérapie proprement dite.

J'ai commencé par essayer sur moi-même l'effet de ces passages subits du chaud au froid et du froid au chaud.

Pour le corps humain, de l'eau à 8 degrés est glaciale. Quand on se précipite dans la piscine, on ne sait si on ressent l'action de l'eau froide ou celle du feu. La peau est saisie, est mordue, comme si on la flagellait avec une poignée d'orties ; on ne peut pas, j'ajoute qu'on ne doit pas y rester plus d'une à deux minutes ; quoique très-habitué à l'eau et à l'eau froide, je n'ai jamais atteint cette dernière limite. On se sauve de là comme d'une fournaise, et l'on se fait essuyer et frictionner avec un gros drap, je devrais dire bouchonner comme un cheval en écume. La chaleur revient promptement et vivement à la surface ; on y aide par de l'exercice, si on est assez fort, ou par des couvertures et par des frictions au lit, si on n'est pas en état de marcher, ce qui arrive souvent dans les maladies pour lesquelles on a recours à l'hydrothérapie.

Je ne vous décrirai pas, Monsieur et illustre confrère, tous les modes d'administration de l'eau froide, en piscine, en douches de toutes les formes, de tous les calibres et de toutes les forces, tous les modes de réaction, en maillot sec et en maillot humide, quoique ce soient là les points sur lesquels on excelle à Divonne, grâce à un parfait outillage et à l'habileté des doucheurs et des doucheuses, qui composent un personnel de plus de trente personnes. J'y reviendrai à propos de quelques malades et de quelques résultats que je veux vous citer ; mais, pour le moment, j'aime mieux étudier les phénomènes physiologiques de cette méthode.

Le premier effet de quelques bons plongeons dans la piscine et des vigoureuses frictions qui les suivent, c'est un sentiment de chaleur et de bien-être, d'expansion dans tout le corps, qui semble ranimer l'action du principe vital. Aussi, après huit jours de ce régime, j'écrivais en plaisantant à mes amis que j'étais en train de me régénérer, que j'en étais revenu à 1848, et que j'espérais en arriver à la Restauration. Ce qu'il y a de singulier, c'est qu'on ne s'enrhume même pas à ces refroidissements subits, à ces plongeons dans l'eau glacée, tout humide encore de la moiteur du lit. Mais c'est qu'il n'y a pas là de refroidissement dans le sens délétère du mot ; on ne laisse pas au corps le temps de perdre sa chaleur, on l'impressionne vivement, on lui donne une violente secousse, on fouette la peau avec de l'eau froide, comme on le ferait avec des épingles, mais le refroidissement ne dépasse pas l'épiderme, et le sang afflue bien vite à la surface sous la main du doucheur.

Non-seulement on ne s'enrhume pas, mais on guérit même un rhume qui commence. C'est ce qui m'est arrivé pour une légère bronchite que j'avais rapportée de Paris, et voici ce que m'écrivait une malade fort délicate sur le même sujet ; je ne doute pas que vous ne trouviez ce simple récit d'une personne du monde, sans système et sans idées préconçues, tout à fait digne de l'attention d'un observateur :

« Avant-hier, j'avais eu froid, et je suis rentrée enrhumée et remplie d'une foule de petites douleurs. J'ai eu de la peine à me réchauffer, et j'éternuais bon jeu, bon argent. La nuit, j'ai eu très-chaud, presque de la moiteur le matin, toujours éternuant. Que faire? Je délibère un instant avec moi-même, je me demande même si je dois envoyer chercher un avis; puis, pensant qu'un avis général suffit pour un cas individuel, j'ai décidé de mon chef, et je suis allée à la piscine rondement d'intention, mais avec la chair de poule physiquement. A peine plongée, j'étais contente, et à peine sortie, débarrassée et allègre; et je ne suis plus enrhumée. Ce résultat instantané m'a émerveillée. »

Non-seulement on s'habitue facilement, les femmes les plus délicates comme les hommes, à ce régime de l'eau glaciale, qui paraît un peu rude et dont l'imagination s'effraie; mais on se passionne pour ces bains froids, pour ces douches froides que l'on vous administre tantôt en colonne, tantôt en jet plus mince, et tantôt en pluie fine qui enveloppe tout le corps; celle-ci est la douche en cercle que les malades appellent *douche en crinoline* pour lui donner un nom en rapport avec son élégance.

Les femmes surtout, et les plus délicates, sont avides de se plonger dans la piscine, comme par instinct et aussi par le sentiment réel du bien-être qu'elles en éprouvent, du ton et du calme que ces immersions rendent à leurs nerfs ébranlés. Je ne puis mieux faire, mon très-cher maître, que de vous citer encore ici les passages mêmes de quelques lettres de malades; cela vaut mieux que tout ce que nous pourrions dire, nous autres médecins. Voici comment s'exprime une dame qui n'a pas beaucoup de goût pour la grosse douche, mais qui adore la crinoline :

« ..... et la surprise que me réservait le docteur? C'était la douche en cercle, un amour de douche, l'invention la plus élégante, une volupté! Ce n'est pas froid du tout, mais du tout; une eau douce, une rosée qui vous caresse comme un plumeau de plumes, ou une tête de loup faite de blaireau. Je supporterais une demi-heure de douche en cercle avec plaisir en hiver; en été ce serait trop doux. Cette comparaison m'a fait encore mieux sentir les horreurs de la douche en colonne sur un pauvre monde sans force comme moi. Ainsi donc, en partant, je mets dans mes bagages la piscine, la douche en cercle, Joseph et Mariette, c'est décidé..... »

Ah! c'est que les gens de service sont vraiment admirables à Divonne ; voici, en effet, comme on m'en parle, à propos du maillot, qui mérite bien aussi une description :

« Joseph (c'est le doucheur en chef), le bras droit du docteur, est admirable de zèle, de douceur et de soin, de soin de femme, moins l'empressement nerveux et tumultueux. Hier, j'ai essayé du maillot pour tâcher de dormir; je n'ai pas dormi, mais j'étais calme avec une sorte de bien-être dans l'insomnie.....

« Je suis allée au maillot avec empressement et confiance spontanée comme à la piscine; ce n'est pas trop dur d'ailleurs. Mais quel emballage bien fait! c'est à voir et à peindre; Mariette excelle. Joséphine, ravie de la nouveauté et de l'effet, a voulu absolument que je me voie dans une glace. En moins de rien, on est empaqueté dans le drap mouillé, deux couvertures de laine, une de coton, un édredon et une autre couverture encore, tout cela serré, ajusté à la forme du corps; il n'y a pas à bouger pied ni patte. On a chaud bien vite, et alors on s'empresse de vous jeter dans la piscine: l'effet est bienfaisant, calmant. »

Voilà donc un moyen puissant, énergique, varié, dont les effets physiologiques peuvent nous faire entrevoir l'influence thérapeutique.

Quel parti pouvons-nous tirer de ce moyen, de cette application de l'eau froide sous toutes ces formes, à divers degrés d'intensité, et en combinant son action avec les transitions de température les plus brusques, suivies de réactions qui en définitive portent la chaleur à l'extérieur, raniment les fonctions de la peau, détendent les nerfs et tonifient les muscles ?

Je ne vous rapporterai pas, Monsieur et très-cher maître, tout ce que j'ai entendu raconter des cures merveilleuses opérées par l'hydrothérapie; je ne veux vous parler que de ce que j'ai vu, de ce que j'ai pu suivre, de manière à constater les résultats du traitement ; ce ne sera qu'un petit nombre de faits, mais assez concluants.

J'ai vu à Divonne des paralytiques, des états nerveux de toute sorte : mélancolies, chorées, épuisements du système nerveux par suite de travaux excessifs ou des fatigues de la vie du monde, désordre dans les fonctions locomotrices, spasmes et défaillances causés par une commotion, par un ébranlement du cerveau ou de la moelle épinière, etc. Voici ce qui m'a paru le plus saillant :

Une victime d'un accident de chemin de fer, après la guérison de ses blessures et le rétablissement apparent de sa santé, était restée d'une grande faiblesse, sans aucun symptôme de paralysie, faiblesse accompagnée de temps en temps de défaillances allant presque jusqu'à l'évanouissement ; il y avait eu commotion des centres nerveux dans la chute, puisqu'il y avait eu perte de connaissance, et, en même temps que la faiblesse musculaire, la force d'attention et la capacité pour un travail soutenu étaient diminuées, il y avait même un peu d'hésitation dans la mémoire. La malade rend ainsi compte elle-même de son état :

« ... Je n'ai plus de défaillances ; les orages me fatiguent comme toujours, mais je ne songe plus un moment à m'évanouir ; c'est un joli progrès, car les orages ne manquaient pas de me causer de fortes défaillances. »

Quant à l'exercice de la tête, à l'attention soutenue, l'effet du traitement n'est pas moins marqué :

« C'est une grande jouissance pour moi de pouvoir lire sans effort, avec goût et facile intelligence, avec une attention naturelle et en suivant le fil des idées sans m'appliquer. Depuis longtemps, ce plaisir m'était enlevé soit par la maladie, soit par la vie dissipée du monde ; je le retrouve avec une jouissance infinie, et je constate avec non moins de plaisir que je suis capable encore de lire vraiment et de comprendre toute sorte de choses. Depuis quelque temps j'ai bien débêti ; le temps perdu pour les jambes ne l'est pas pour la meilleure partie de notre être J'ai donc passé ces jours de pluie et de captivité avec une grande facilité ; les heures m'ont paru courtes, et j'ai joui à ma manière des plaisirs de la maison, de la liberté de ne pas m'y associer. Quand je suis bien fourrée dans mon fauteuil auprès de la fenêtre, ma table et mes chaises encombrées de livres, de lettres, de plumes, de papier, je jouis du plaisir que je ne prends pas, comme de la pluie et du vent dont on est à l'abri au coin du feu. Ma lecture favorite est en ce moment le *Chateaubriand* de M. Sainte-Beuve. Plus j'avance dans cette lecture, plus elle m'attache et m'émerveille. Je ne connais personne capable de posséder son sujet comme M. Sainte-Beuve; rien n'échappe à ce regard pénétrant, semblable au microscope pour lequel une goutte d'eau, un grain de poussière renferme un monde et n'a point de secrets. On ne peut pas quitter le livre ; il entraîne, il distrait, il nourrit, il remplit l'esprit, et le lire tout de suite, après ou en même temps que le Chateaubriand, c'est un intérêt de plus. J'en ai lu près de trois heures de suite hier dans le jardin ; et ce soir j'y suis revenue encore, malgré la promesse que je m'étais faite de lire autre chose. »

Ce passage vaut bien, il me semble, ce que nous appelons une observation médicale, et n'est pas moins instructif.

Voyons maintenant ce qui concerne le rétablissement des forces. Au début, il fallait plonger la malade dans la piscine au moyen d'un fauteuil et d'un treuil; au bout de deux mois, elle écrit :

« Je descends seule dans ma chère piscine, et je

fais trois ou quatre fois sa longueur, en opérant force plongeons de toute la tête. Ce n'est bon, à mon avis, qu'à cette condition ; la tête n'a pas même une sensation pénible à braver, c'est tout plaisir tout de suite. Mardi, j'ai fait un *extra* considérable. J'ai dîné à table, et au salon, après, j'ai assisté à une lecture de M. Vidart (le médecin de l'établissement). Il a un vrai talent; à lui seul il vaut une troupe, et tout cela si naturellement, si facilement, qu'on ne songe pas qu'il y mette de la complaisance ni qu'il lui en coûte de la fatigue. On soigne ici le moral autant que la bête, et il faut convenir que M. et Mme Vidart s'y emploient bravement et de tout entrain. Ils sont ingénieux, aimables et naturels dans cette partie, à mon gré, la plus lourde de leurs devoirs. »

Aussi y a-t-il encombrement à Divonne :

« On se bat ici tous les jours pour obtenir un coin dans un grenier. Avant-hier, une dame a été tout heureuse d'obtenir une cellule à côté de ma femme de chambre et pas plus confortable ; le mari et la fille de cette dame sont au village et une nourrice avec un petit enfant qu'elle a, au grenier, je ne sais où. Hier, six personnes et vingt-cinq malles ont dû se contenter de quatre petites chambres au second ; encore avaient-elles retenu ce trésor à l'avance. Les vingt-cinq malles m'ont fait plaisir..., etc. »

Passons à d'autres cas.

Quand je suis arrivé à Divonne, au commencement d'avril, le pays était encore sous la neige; les montagnes de la Suisse et la chaîne du Jura avaient leur manteau blanc; c'est le bon moment, dit-on, pour faire de l'hydrothérapie : le printemps et l'automne sont les meilleures saisons.

J'y trouvai un jeune garçon d'une douzaine d'années, d'une physionomie vive et spirituelle; il était affecté d'une maladie fort pénible et pour lui et pour les autres; il aboyait sans cesse comme un chien et avec des efforts convulsifs. Le régime de la douche et de la piscine fit merveille; en deux mois, j'ai vu cette toux s'affaiblir, devenir un jappement doux comme celui d'un jeune roquet; ce n'était bientôt plus qu'une sorte d'agrément, une petite inspiration qui rompait la monotonie de la parole; enfin toute trace de cette singulière maladie disparut, et en même temps on vit cet enfant se fortifier, reprendre les couleurs de la santé, se développer et grandir. C'est la plus belle guérison dont il m'ait été donné de suivre les progrès et de constater le résultat.

Des constitutions délabrées se rétablir, des mélancoliques reprendre goût aux choses de la vie, de jeunes filles pâles et décolorées refaire du sang et se raffermir sur leurs jambes, des douleurs névralgiques se calmer, c'est ce que l'on voit généralement à Divonne. J'ai laissé en traitement et en voie d'amélioration des paralysies des membres inférieurs par suite de trouble dans les fonctions de la moelle épinière.

Mais en voilà assez, mon cher maître, car je ne peux pas faire ici un traité de médecine hydrothérapique; je n'ai voulu qu'indiquer les conditions essentielles de cette méthode, ses effets les plus marqués, et montrer, après bien d'autres, qu'il y a là un moyen efficace dont la médecine peut tirer un grand parti.

Ai-je besoin d'ajouter que ce traitement doit être dirigé par un médecin expérimenté, sage, pas entêté de système, sachant écouter les instincts des malades, et que ce traitement doit être aidé par un bon régime alimentaire, de l'exercice autant qu'on en peut prendre, la vie en plein air, et la gymnastique même en certains cas ? C'est ce que l'on trouve à Divonne, où tout est bien ordonné, largement organisé, sans mesquinerie ni lésinerie et avec une grande intelligence.

Le village de Divonne n'est pas beau, il n'a rien du charme et de la coquetterie des villages suisses, pas de villas élégantes, pas de jolis chalets : mais il est on ne peut mieux situé pour les promenades et pour les excursions pittoresques.

Est-il rien de plus enchanteur que les bords du lac de Genève, que ce grand parc de quinze lieues de long sur une dizaine de large, avec ses habitations à l'air si paisible et si bien fourrées dans leurs massifs de verdure, où il semble que doivent régner la paix et le bonheur? Ses jolies villes de Nyon, de Lausanne, de Vevey, et le lac pour pièce d'eau : voilà pour les promenades de tous les jours, à pied, à cheval, en voiture, par les plus jolis chemins ombragés des plus beaux noyers, de châtaigniers et de peupliers, entrecoupés des petits vallons les plus frais, et pour horizon les pics neigeux des Alpes prosternés aux pieds de leur roi, le mont Blanc.

Et, si vous voulez faire des excursions plus lointaines, les chemins de fer suisses, dont la station est à 6 kilomètres, au château de Coppet, vous jetteront en quelques heures sur tous les points, aux lieux les plus fameux, les plus pittoresques, au cœur même de cette région qui fera éternellement l'admiration des *amants* de la nature et des poëtes.

LA FIÈVRE

A M. LE DOCTEUR COMBAL,

Professeur à la faculté de Médecine de Montpellier.

Nous nous sommes bien souvent entretenus de la fièvre, mon cher professeur, pendant les cinq mois de soins assidus que vous avez consacrés à un membre de ma famille. Je ne fais que vous rendre ce que vous m'avez donné dans ces instructives conversations, en entreprenant de reproduire ici l'histoire d'une maladie que vous avez menée à bonne fin, histoire qui pourra être utile aux personnes affectées du même mal.

La fièvre joue un grand rôle dans la région que nous habitons ; elle fait partie de la constitution médicale du pays, et vous êtes obligé de vous tenir en garde contre cet élément qui vient si souvent compliquer les diverses maladies que vous avez à traiter. Je veux parler de la fièvre périodique, bien entendu, à accès réguliers, de la fièvre intermittente, en un mot, laquelle peut prendre tout à coup un caractère malin, pernicieux et fatal. Ce mode de la fièvre, autrefois à peu près inconnu à Paris, dont on ne voyait guère d'exemples dans les hôpitaux au temps de mes études, et que l'on n'apprenait que dans les livres, est si commun aux abords de votre plage méditerranéenne, que vous êtes sans cesse armé du quinquina pour le combattre, dans les cas mêmes où il se dissimule sous l'apparence de symptômes étrangers. Un de vos collègues de la Faculté, M. le professeur Fonssagrives, me disait que l'on faisait ici plus de consommation de quinine qu'au Sénégal, cette terre privilégiée des accès pernicieux. Peut-être y a-t-il abus, le médecin allant au-devant du danger, de peur d'être surpris.

D'après la doctrine régnante, la cause de cette maladie est miasmatique, c'est-à-dire qu'elle est due aux miasmes qui se dégagent de marais malsains ; c'est un empoisonnement dont le quinquina est le contre-poison. Voilà pourquoi Paris était jadis affranchi de cette *intoxication* qui ne s'est montrée que depuis que de grands mouvements de terrain ont fait sortir du sol des exhalaisons analogues à celles des marais ; l'apparition de cette forme morbide, qui paraît s'être fort multipliée depuis, date, dit-on, des travaux des fortifications.

Que ce soit là la cause principale et la plus générale, on n'en saurait douter, et les faits abondent en faveur de cette théorie. On sait qu'il suffit de remuer un terrain vierge pour voir se développer des fièvres intermittentes, comme cela nous arrive si souvent en Afrique, et ce n'est que lorsque plusieurs générations d'êtres humains ont passé sur cette terre, que le germe morbide est comme épuisé et anéanti ; aussi, à l'inverse des autres maladies épidémiques, ce sont les lieux isolés et les moins fréquentés qui sont surtout empestés, et la maladie sévit pour ainsi dire d'autant moins, qu'il y a une plus grande accumulation d'hommes. On cite en Algérie tel lieu d'une infection mortelle, qui est devenu un séjour des plus sains, depuis qu'il s'y est élevé une ville populeuse sur plusieurs couches de débris humains. Sans sortir de notre Midi, la statistique a démontré que la vie moyenne est infiniment plus courte dans les rares villages situés non loin de la mer, au milieu des marais, qu'à quelques lieues de là, sur un sol relevé en collines, et la fièvre seule est l'agent de cette destruction prématurée.

Mais la cause que nous signalons est-elle la seule capable de déterminer des accès de fièvre périodique ? Voilà, mon cher professeur, ce que nous avons bien souvent discuté ensemble, en présence du fait que nous avions sous les yeux ; et, en effet, l'histoire de notre malade ne s'accordait guère avec cette théorie. Vous savez que, acclimatés depuis quinze ans dans votre pays, nous allons chaque été à la mer, en traversant les marais qui malheureusement défendent les abords de votre belle Méditerranée aux environs de Montpellier, et que jamais aucun membre de ma famille, vieux ou jeune, n'avait subi l'influence de cette région réputée malsaine ; il est vrai que nous n'y séjournons pas, que nous n'y couchons jamais, et qu'après avoir pris notre bain nous rentrons à la ville. Cela n'empêche pas qu'il serait fort à désirer que Montpellier fût mis en communication avec la mer par une belle route passant loin des marais, à travers les champs de vigne qui s'étendent d'un certain côté jusqu'à la plage. Il est inconcevable qu'une ville comme la vôtre, qui n'est qu'à dix kilomètres de la mer, n'ait pas une seule route de voiture pour s'y rendre, sans traverser, d'un côté, des marais infects, et sans être soumis à un péage de trente sous, et, de l'autre, sans être obligé, faute d'un pont sur le canal, d'embarquer les impotents qui vont prendre leur bain (1).

Pour en revenir à notre malade, vous vous rappelez donc qu'ayant été prendre des bains de mer sans inconvénient pendant tout l'été dernier, je l'emmenai à Bayonne et de là à Paris, après un séjour d'une quinzaine près de Biarritz ; puis nous allâmes nous établir comme à l'ordinaire pour les vacances

(1) Voyez plus haut page 377.

aux environs de Paris, là où l'on n'entend jamais parler de fièvre.

Au mois de novembre, la veille de notre retour à Paris, pour reprendre ensuite la route du Midi, un accès de fièvre survint ; cette fièvre fut immédiatement périodique ; elle fut *tierce,* c'est-à-dire qu'elle revint régulièrement tous les deux jours. Comptant sur la bonne influence d'un changement de lieu, le départ ne fut qu'ajourné d'une semaine, et nous revînmes à Montpellier à notre aise, en profitant des bons jours.

Le traitement ordinaire a été immédiatement commencé, le sulfate de quinine administré à la dose et selon la méthode que vous a suggérée votre grande expérience. Sous l'influence du précieux antipériodique, les accès, rapidement affaiblis, disparurent bientôt, mais pour reparaître, comme vous le savez, mon cher professeur, dès qu'on cessait l'emploi de la quinine. Et voilà où ont commencé les difficultés qui nous ont retenus pendant cinq mois. Après quelques bonnes doses de sulfate de quinine, on était obligé de laisser reposer l'estomac fatigué ; on allait en affaiblissant les quantités du remède, et à peine avait-on atteint une certaine limite, que les accès s'annonçaient de nouveau par des faiblesses et des malaises, et reprenaient bien vite toute leur intensité.

Vous avez varié avec un art infini, selon les méthodes de la meilleure pratique, la forme et les préparations du remède, le donnant tantôt en vin ou en sirop, tantôt associé à un peu d'opium, à la valériane, ou aux ferrugineux, etc. Tout cela réussissait à merveille ; mais, si on essayait de suspendre le traitement, le mal reprenait son cours, et voilà comment s'est passé tout l'hiver.

Au printemps, néanmoins, le principe périodique paraissait affaibli, comme usé par le temps ; et c'est alors que nous songeâmes à avoir recours au déplacement, si efficace dans beaucoup de maladies nerveuses. C'est de ce déplacement, de la manière dont je l'ai exécuté et du résultat qu'il a produit, que je veux maintenant vous rendre compte ; d'autres malades trouveront, je l'espère, dans ce récit, quelques renseignements utiles.

Au lieu de monter en chemin de fer pour nous transporter rapidement au loin, j'ai préféré revenir à l'ancienne manière et voyager à petites journées ; j'ai pris une bonne voiture, attelée de trois bons chevaux, un voiturin, en un mot, et je me suis dirigé d'abord vers le département du Gard pour faire une première station à Uzès, cette jolie ville située en si bon air et dans une position si agréable.

De là j'ai suivi, par Alais, la route des Cévennes et

de la Lozère ; c'était à la fin de mars, les montagnes étaient encore couvertes de neige, mais je comptais précisément sur de brusques transitions pour dérouter la maladie. Nous avons eu quelques mauvais gîtes dans les pauvres villages des hauts plateaux de la Lozère ; mais le temps était beau, et, après un déjeuner complété par nos provisions de voyage, l'air vif et frais du matin avait bien vite dissipé les fatigues de la nuit. Quelques étapes ont été pénibles, le mauvais jour, le jour de fièvre se faisant encore sentir par des malaises et des défaillances ; peu à peu néanmoins l'influence diminuait, et nous arrivâmes en assez bon état en Auvergne, par Saint-Flour. Bien éventés sur ce rocher où la ville est si pittoresquement perchée, nous en ressentîmes un bien-être marqué ; les effets du dépaysement et surtout de l'air des montagnes se manifestaient, le calme renaissait, les forces se rétablissaient à vue d'œil.

C'est ainsi que nous atteignîmes le chef-lieu du département du Cantal. Il y avait, du reste, de quoi ranimer la santé la plus languissante dans cet air parfumé des montagnes qui nous envoyaient des bouffées de senteurs résineuses de leurs forêts de sapins, au milieu desquelles se jouait un soleil printanier réfléchi par une neige éclatante. Je n'ai pas vu en Suisse de plus beau passage que celui de Murat au

Lioran, la plus haute montagne du Cantal. Dans cette route montant entre des forêts de sapins, la lutte du soleil et de la neige, le contraste de la chaleur déjà forte avec le manteau d'hiver que perçait la sombre verdure des arbres étaient d'un merveilleux effet ; et, si la satisfaction de l'âme à la vue d'une belle nature peut mettre le corps en bonne disposition, un pareil spectacle était bien propre à contribuer au rétablissement de la santé. Le Lioran est traversé par deux tunnels de 2 kilomètres, l'un pour la route de terre, l'autre pour le chemin de fer, et qui débouchent, l'un au-dessus de l'autre, dans la belle vallée de Vic.

Après un séjour de trois semaines à Aurillac, dont les environs sont si champêtres et si heureusement accidentés, nous sommes rentrés à Montpellier, si bien débarrassés de la périodicité, que nous ne savions plus nous-mêmes nous retrouver dans les bons et dans les mauvais jours. Toutefois, ayant, au bout d'un certain temps, remarqué de l'agitation, de l'agacement nerveux sans cause, ce que vous appelez dans votre patois méridional, du *Ratigas*, nous avons, par le calcul, en nous rappelant certaines dates, constaté que cette disposition coïncidait précisément avec les anciens jours de fièvre ; tant est grande la ténacité de ce rhythme morbide, quand une fois il s'est emparé de l'économie !

Afin de perfectionner notre œuvre, nous avons fait une nouvelle pérégrination sur les flancs du mont Ventoux, en parcourant la riche plaine si féconde et si admirablement éclairée qui, d'Avignon, s'étend d'un côté à Carpentras et au mont Ventoux, et, de l'autre, à la fontaine de Vaucluse. Ce déplacement, ce nouveau bain d'air dans la pure atmosphère des montagnes a été le coup de grâce de la maladie ; l'usage de la bière nous a aussi rendu service ; tout symptôme de fièvre a disparu ; les malaises et les défaillances, les agitations et les agacements ne se sont plus montrés, l'équilibre s'est rétabli, le sommeil et l'appétit ont promptement réparé ce que six mois de souffrances avaient fait perdre ; et, chose remarquable, il n'est rien resté de ce long état morbide ; pas un organe affecté, pas une fonction troublée.

Maintenant demandons-nous où cette maladie avait été contractée, où le germe en avait été puisé, où l'empoisonnement enfin avait eu lieu : est-ce au bord de la mer et dans nos rapides passages à travers les marais qui la précèdent ? Mais ce n'est que trois mois après que les accidents se sont manifestés. Je sais bien que cette objection n'arrête pas les médecins convaincus de l'influence exclusive des exhalaisons paludéennes ; ils répondent que le germe de la maladie, déposé dans le sang, peut mettre tout ce temps à se développer, et que l'on a vu des personnes quitter le Sénégal, sans avoir été en apparence atteintes des fièvres régnantes, être prises, au milieu de la traversée, d'accès intermittents et quelquefois pernicieux, dont le principe avait été certainement puisé sur le sol infecté de notre colonie.

Mais voici qui me paraît plus embarrassant. La fièvre dont je viens de faire l'histoire n'atteignait pas pour la première fois notre malade.

Vous vous souvenez, mon cher professeur, qu'il y a quelques années déjà, elle survint au milieu de l'hiver, bien loin de toute influence insalubre ; cette fièvre, combattue par le spécifique ordinaire, s'est comportée comme celle-ci et a fini de même, usée par le temps plus que par les remèdes.

Il y a plus : une première invasion de cet état morbide remonte, chez la même personne, à un plus grand nombre d'années et dans des circonstances encore plus singulières : Nous n'avions pas alors quitté Paris, et nous ne nous étions pas approchés de votre région paludéenne; nous allions passer l'automne en Picardie, dans un pays où il n'est pas question de fièvres. Eh bien! au retour d'un de ces séjours, pendant l'hiver, à Paris, qu'on n'avait pas encore entrepris de reconstruire à neuf, la fièvre se déclara, petite fièvre lente, indécise et mal réglée, sur laquelle, par conséquent, la quinine avait peu de prise. Cette fièvre inquiétait nos amis ; et mes confrères, qui n'étaient pas trop disposés à admettre des fièvres *essentielles,* c'est-à-dire existant par elles-mêmes et sans altération d'organe, me disaient : « Prenez garde ; examinez bien la poitrine, il doit y avoir quelque part une lésion qui entretient ce mouvement fébrile. » On y regarda en effet de très-près ; les médecins les plus habiles, les plus fins *diagnostiqueurs* furent appelés : Rayer, le docteur Bell. L'examen le plus attentif ne fit rien découvrir ; tous les organes étaient sains, et la fièvre continuait toujours. Le printemps arriva, la malade était réduite à rien et sans force ; on la porta dans sa voiture, et, fouette postillon! nous voilà partis. Une fois à cinquante lieues de Paris, la fièvre a cessé d'elle-même, et n'a plus reparu depuis, pendant bien des années.

Et, chose bonne à noter, mon cher professeur et très-savant confrère, pour vous qui êtes aujourd'hui le praticien le plus renommé du Midi, dont la clientèle rayonne autour de Montpellier, de Marseille à Toulouse, ces fièvres, qui durent pendant des mois, qui paraissent si tenaces et qui résistent à la médication la plus énergique, ne laissent aucune trace à leur suite, et la santé paraît au contraire revenir plus brillante et meilleure!

Est-ce là le résultat d'une intoxication miasmatique, d'un empoisonnement paludéen? Je vous laisse sur ce profond sujet de réflexion.

HYGIÈNE DES POUMONS

LE RHUME

A M. LE DOCTEUR LOUIS (1),

Membre de l'Académie de Médecine.

Cher et illustre maître,

En vous écrivant cette lettre, je n'ai pas la prétention de vous apprendre quelque chose, à vous qui observez depuis plus d'un demi-siècle, avec un esprit sévère et vraiment scientifique ; mais je vous demande la permission d'adresser aux gens du monde, sous votre patronage, quelques conseils sur une incommodité très-commune qui a quelquefois de la gravité et peut devenir une maladie sérieuse : je veux parler du rhume, et à ce propos traiter à ma manière, c'est-à-dire en langage vulgaire et à la portée de tout le monde, quelques questions d'hygiène et même de doctrine médicale.

(1) Montpellier, janvier 1865.

On peut en effet, en parlant du rhume, aborder les principes mêmes de la médecine, les théories de la science et de l'école, car, selon que vous considérerez cette petite maladie comme étant le résultat d'un état général ou d'un état local, selon l'importance que vous attacherez à ses causes, selon la manière dont vous interpréterez son début, sa marche et sa terminaison, vous pencherez plus ou moins vers les idées de l'école anatomique et physiologique ou vers celles des vitalistes; et la théorie n'est pas seule intéressée dans l'opinion que vous adopterez, car le traitement dépendra du point de vue où vous vous serez placé. Je prétends rendre cette proposition claire pour tout le monde, même pour les personnes étrangères à la médecine, et les intéresser un moment à une discussion d'où elles pourront retirer quelques notions et quelques conseils utiles.

Le rhume est-il une affection générale s'attaquant à l'ensemble de l'organisation, débutant par le système nerveux, et dont l'irritation de poitrine et la toux ne sont que les symptômes secondaires, ou bien est-ce une maladie toute locale, une inflammation de la membrane qui tapisse le nez et les bronches, sous l'influence de laquelle le corps entier éprouve un malaise qui peut aller jusqu'à la fièvre? En d'autres termes, le froid agit-il à la manière d'une épine qui, ayant irrité la partie qu'elle déchire, produit une réaction sur le reste de l'économie, ou bien est ce le principe même de la vie qui est d'abord affecté par l'impression du froid, et dont le trouble retentit sur tous les organes, en particulier sur ceux de la poitrine ?

Selon que l'on adoptera l'une ou l'autre manière de voir, on sera, avec les partisans de l'école anatomique et physiologique, qui ne veulent, autant que possible, voir dans les maladies que des lésions locales, matériellement appréciables, ou avec les adeptes de l'école vitaliste pour lesquels la lésion locale est souvent peu de chose, et qui font remonter la plupart des altérations organiques et matérielles à un dérangement primitif dans la force qui régit les phénomènes de la vie.

Avec les premiers, on attribuera le rhume à l'impression directe du froid sur la membrane muqueuse du nez et des poumons; on cherchera surtout à préserver ces parties du contact de l'air extérieur, et on dirigera les moyens curatifs vers l'inflammation des bronches; on aura recours aux calmants, aux adoucissants, aux fumigations, et, dans les cas violents, aux sangsues et aux saignées.

Avec les vitalistes, au contraire, on se préoccupera davantage de l'effet du froid sur l'ensemble et sur le système nerveux ; on garantira également le malade contre les atteintes de l'air extérieur, mais on aura la prétention d'agir plus efficacement sur la maladie en l'attaquant dans son principe à l'aide de médicaments ou de méthodes auxquels on attribue une action manifeste sur les forces de l'économie.

Il en sera ici comme pour des maladies plus graves, où la différence des deux méthodes est plus prononcée, en raison des caractères plus tranchés du mal, dans la fluxion de poitrine par exemple. Tandis que les médecins de l'École de Paris s'efforceront avant tout de débarrasser le poumon qui leur paraît être le siége essentiel du mal, les médecins de l'École de Montpellier, négligeant jusqu'à un certain point cet embarras de l'organe respiratoire, qu'ils considèrent comme secondaire et comme la conséquence du trouble apporté dans l'exercice du principe vital, abandonneront le poumon à lui-même ou ne lui viendront que faiblement en aide ; ils auront la prétention d'attaquer le mal dans sa source à l'aide de substances et d'un traitement propres à rétablir l'équilibre dans les forces qui gouvernent la machine.

On voit qu'il n'est pas plus indifférent pour la pratique que pour la science d'être dans un camp ou dans l'autre, et que le traitement des maladies dépend des principes aussi bien que la théorie.

Les gens du monde s'étonneront qu'une pareille dissidence puisse exister parmi les médecins sur une matière aussi grave, et ils demanderont comment la question n'est pas résolue depuis plus de deux mille ans de travaux et de recherches de la part des hommes les plus éminents et même des génies les plus profonds.

Nous allons tâcher de leur faire comprendre comment il en est ainsi, et nous espérons que, à l'aide du rhume qu'ils connaissent tous, ils verront que la difficulté est grande et que les meilleurs observateurs peuvent pencher d'un côté ou de l'autre.

Que chacun se rappelle comment les choses se passent quand on s'enrhume, qu'il réfléchisse sur les circonstances de cette indisposition, sur son début, sa marche et sa terminaison, et il ne tardera pas à s'apercevoir que ce cas, si simple en apparence, s'interprète aussi bien par les deux méthodes.

En effet, à la suite d'un refroidissement quelquefois insensible, on éprouve du malaise, de la fatigue allant dans certains cas jusqu'à la courbature, une disposition à frissonner et un peu de mal de tête. Les choses restent ainsi pendant deux ou trois jours, et l'on ne tousse pas encore ; mais le nez se prend, il commence à couler, le besoin de se moucher devient fréquent, les éternuments se succèdent, les yeux pleurent et supportent mal la lumière et l'on est comme hébété.

Plus tard le rhume, comme on dit dans le monde, descend du cerveau sur la poitrine, et l'on est alors décidément enrhumé.

Eh bien ! pendant ces deux ou trois jours de malaise durant lesquels on ne toussait pas, où le rhume proprement dit n'existait pas encore, tellement, que ce malaise avant-coureur pouvait bien être l'indice d'une autre maladie, est-ce la membrane du nez et des bronches qui a été affectée la première, dans laquelle s'est fait un travail inflammatoire qui réagissait sur l'économie en général, ou bien est-ce le principe régulateur de nos fonctions qui a été troublé, et ce trouble a-t-il été retentir sur les organes de la respiration ? Le rhume n'est-il pour ainsi dire que la plainte, que le cri du principe vital malade, que l'expression de sa souffrance, comme les larmes ne sont que l'expression matérielle de la douleur de l'âme ? Pesez bien toutes les données du problème, et vous verrez qu'il y en a de favorables à l'une et à l'autre théorie.

Si l'action du froid sur les conduits respiratoires est la véritable cause du rhume, si l'air agit dans ce cas comme une épine qui déchire, pourquoi, d'une part, ne s'enrhumerait-on pas toutes les fois que l'on s'expose à un air très-vif, et, de l'autre, comment s'enrhumerait-on si facilement quelquefois pour un refroidissement à peine sensible, par suite d'un froid limité aux pieds, et enfin même au coin de son feu, comme on ne le sait que trop dans le monde ?

Il faut donc qu'il y ait au moins une prédisposition générale de l'économie ; que le principe vital soit apte à subir ou à repousser l'action délétère du froid. Puis, voyez comment marchent les rhumes et comment ils finissent : beaucoup de petits remèdes soulagent et adoucissent les crises de toux, mais rien n'arrête le cours de cette maladie ; elle a sa croissance, sa période stationnaire et sa période de décroissance ; et, quoi que vous fassiez, vous ne parvenez pas à l'abréger d'un jour. D'un bon rhume (je ne parle que des rhumes simples, sans complication et sans prédisposition fâcheuse), on en a toujours à peu près pour ses trois semaines, plutôt plus que moins ; les traitements les plus énergiques n'y font rien, et je les ai vus résister aux saignées répétées comme aux sirops, aux pâtes et aux lochs. Tout cela n'a-t-il pas la physionomie d'un état général ?

D'un autre côté, il est évident que c'est le plus

souvent sous l'impression directe du froid que viennent les rhumes, et que l'air froid agit surtout sur les voies respiratoires ; les rhumes sans doute, comme toutes les maladies, ne naissent pas sans une disposition particulière de l'organisme, que l'on appelle *prédisposition ;* c'est ce qui fait qu'on ne s'enrhume pas toujours quand on s'expose au froid, même en sortant d'une atmosphère chaude, même en éprouvant un véritable saisissement. Je me suis bien souvent jeté à l'eau le corps couvert de sueur, et je suis tombé dans un torrent glacé des Pyrénées sans gagner non-seulement de fluxion de poitrine, mais pas même un rhume, tandis que je m'enrhume comme tout le monde par un refroidissement insensible et même au coin de mon feu. Il n'en est pas moins vrai que c'est le froid qui est la principale cause des rhumes, que l'on s'enrhume rarement en été et que les voies respiratoires paraissent les premières frappées et les plus sensibles aux variations brusques de température ; mais il n'est pas nécessaire qu'elles soient directement atteintes : le refroidissement d'une partie du corps, des pieds surtout, réagit promptement sur la poitrine.

Le plus probable est donc que le rhume simple, ordinaire, est une lésion locale, une irritation des membranes muqueuses du nez et des bronches, et que le malaise général dépend du travail inflammatoire qui s'opère sur ces parties ; mais il faut à cette maladie, comme au plus grand nombre des autres, une prédisposition, c'est-à-dire un état particulier, inconnu dans sa nature, qui prépare l'économie à subir l'influence de la cause occasionnelle. Voilà la théorie qui me paraît la mieux fondée dans l'état actuel de nos connaissances.

Si, en effet, je m'observe moi-même, voici ce que je remarque : habitué au climat du Midi depuis une dizaine d'années, je suis plus sensible que je ne l'étais jadis au froid et surtout au froid humide de l'air de Paris. Or, le 8 novembre dernier, la température s'étant tout à coup abaissée à plusieurs degrés au-dessous de zéro, je quitte la campagne dans un état de santé parfait, mais assez impressionnable et moins bien disposé à la réaction que de coutume, ayant pris sur mon sommeil pour me lever de très-bonne heure. Je sors du café d'Orçay après déjeuner, et je suis frappé par une bise glaciale qui soufflait sur ce quai du nord. N'ayant qu'un trajet très-court à faire, de quelques minutes (j'allais à l'Institut), devant trouver bon feu en arrivant, je ne m'inquiétai pas du saisissement que j'éprouvais ; mais je fus en un instant pénétré de froid jusqu'à la moelle, et il me semblait que je respirais des aiguilles. Je n'éprouvai pas de facilité ni de satisfaction complète à me réchauffer.

Je n'en allai pas moins à mes affaires, je fis un grand nombre de courses à pied, et le soir je me rendis au spectacle. Impossible de me réchauffer pendant la nuit suivante. De là, malaise, sentiment de fatigue et de brisement ; le second jour, je pouvais à peine me traîner, et je commençais à tousser. Pas moyen de me soigner (et d'ailleurs les soins auraient-ils fait quelque chose ? c'est ce que j'examinerai plus loin).

J'étais obligé de partir le soir même pour Montpellier. Le reste ne vaut pas la peine d'être retracé en détail ; c'est l'histoire d'un rhume violent, mais sans complication, et qui n'empêche pas absolument de se livrer aux occupations ordinaires de la vie.

Retour à Paris au bout de trois semaines, très-fatigué du rhume et de la toux, ne dormant plus et avec un agacement nerveux insupportable. Je puis enfin me reposer à la campagne et me *soigner*. Le moment était favorable pour recueillir le bénéfice des soins, car l'efficacité des remèdes est surtout prononcée quand le rhume tire à sa fin ; tel sirop, telle pâte, tel calmant qui sont sans action dans la période d'acuïté font merveille vers le déclin ; aussi quelques cuillerées de sirop de codéine suffirent-elles pour me rendre le calme et le sommeil, pour apaiser la toux ; je dormis pendant trois jours et trois nuits, et je fus guéri.

Dans cette *observation*, comme on dirait s'il s'agissait d'une maladie sérieuse, l'action de l'air froid sur les organes de la respiration paraît évidente, et tous les symptômes qui s'ensuivent semblent bien être le résultat de l'irritation et du travail inflammatoire des membranes du nez et des bronches.

Dans une autre circonstance, ayant contracté un rhume semblable par un refroidissement brusque survenu à la suite d'un orage, pendant que je dormais dans un wagon, n'ayant du reste ni fièvre ni douleur de côté, après trois semaines d'une toux qui ne me laissait de repos ni jour ni nuit, je m'en délivrai subitement par un violent exercice un jour d'ouverture de chasse. La même théorie est applicable à ce cas.

Voyons maintenant les moyens préservatifs et les remèdes.

Y a-t-il moyen de se préserver des rhumes ?

Je ne parlerai pas de ce qui est connu de tout le monde, du soin qu'on doit avoir de se garantir du froid et surtout du passage subit du chaud au froid, du froid humide, de se bien vêtir en sortant pendant l'hiver, de se tenir les pieds chauds, etc. Une précaution plus importante à signaler pour les personnes qui s'enrhument facilement ou qui ont la poitrine délicate est de porter de la flanelle sur la peau ; et enfin, pour les heureux qui peuvent fuir l'hiver, le séjour dans un climat doux tel que Nice et encore mieux Ajaccio et le Caire, en se rappelant toutefois que dans les pays méridionaux il faut éviter de sortir au coucher du soleil, l'air se refroidissant subitement à ce moment de la journée.

Mais enfin y a-t-il, dans les conditions ordinaires de la vie, et pour tout le monde, des précautions réellement efficaces à prendre contre les rhumes, moins banales que celle d'éviter les refroidissements? Nous avons vu que l'on s'enrhume au coin de son feu, comme en s'exposant à l'air ; cela ne donne pas une grande confiance dans les moyens préservatifs recommandés par tout le monde.

Pour m'éclairer sur ce point, j'ai pensé que je devais m'adresser aux personnes les plus intéressées à ne pas s'enrhumer, aux chanteurs de théâtre, dont la fortune repose sur l'intégrité de leur voix. Voulant n'avoir affaire qu'à un homme à la fois intelligent et expérimenté, je ne pouvais mieux rencontrer que notre grand chanteur, M. Dupré. Il a eu la complaisance de me donner tous les renseignements que sa longue pratique lui a permis de recueillir à ce sujet. Eh bien ! en fait de précautions, le mieux est de ne pas trop les multiplier ni les exagérer. Sans doute il faut se garantir du froid par de bons vêtements et se préserver autant que possible des transitions subites du chaud au froid, et *réciproquement ;* mais le plus sûr est encore de s'aguerrir contre les changements de température par l'exercice en plein air et par tous les temps. Et, en effet, il est impossible, malgré les précautions, d'éviter toutes les occasions de refroidissement ; pour les artistes dramatiques en particulier, ils sont forcés de paraître fort légèrement vêtus sur la scène où ils sont soumis à des courants d'air froid ; cela nous arrive à tous par d'autres causes, dans l'habitude ordinaire de la vie.

Si donc on n'est pas un peu endurci contre le froid, on devient plus susceptible et on s'enrhume pour la moindre chose ; les calottes et les cache-nez produisent peut-être plus de rhumes qu'ils n'en font éviter, par la manière intempestive et imprévue dont on est quelquefois obligé de les quitter ; tandis que les ablutions froides le matin sur la tête ont guéri bien des personnes de leur disposition à s'enrhumer du cerveau.

On s'étonne de voir les chanteuses de théâtre, des femmes souvent assez frêles, exposées à des refroidissements dont rien à peu près ne les garantit, s'enrhumer si rarement ! Cela tient d'abord à ce qu'elles sont soutenues par l'état moral et par la surexcitation nerveuse ; il leur arrive ce qui se produit chez les femmes du monde qui vont au bal : elles n'ont pas froid, quoique à moitié nues, quelle que soit la rigueur de la saison ; et puis les actrices et les chanteuses usent de moins de précautions minutieuses qu'on ne pense, et elles sont, plus que bien d'autres femmes, aguerries contre les intempéries.

Mais s'il n'y a pas de préservatif bien assuré contre le rhume, y a-t-il au moins une manière efficace de le traiter à son début et des moyens de le faire avorter ?

Je l'ai cru pendant longtemps, et je me flattais qu'en prescrivant le lit à la première atteinte, on réduirait beaucoup les proportions du mal ; il n'en est rien, ou du moins l'effet est peu marqué ; la maladie suit son cours ordinaire ; elle ne dure pas moins longtemps et son intensité n'est pas moindre. M. Dupré m'a confirmé dans cette opinion. Cet éminent artiste, si intéressé à ne pas être arrêté par un rhume dans sa carrière théâtrale d'hiver, m'a assuré que le lit n'y faisait rien ; que, quand lui ou ses camarades étaient pris, ils subissaient la loi commune, et qu'après avoir essayé de tout, ils se bornaient à garder la chambre pendant les premiers jours, à se tenir chaudement et à tâcher de transpirer en prenant quelques boissons chaudes et aromatiques.

Les pâtes et les sirops calment momentanément la toux ; ils soulagent et sont utiles sous ce rapport, mais ils ne guérissent pas, si ce n'est vers le déclin du rhume. C'est alors qu'une de ces préparations, dont une petite quantité d'opium est toujours l'agent actif, a souvent une vertu merveilleuse ; sous l'influence d'un léger narcotique, les nerfs fatigués se calment et la toux disparaît. Si, malgré tout, le rhume traîne et se prolonge, quelques verres d'Eaux-Bonnes coupées de lait en triompheront facilement.

En fait de traitement, on n'a peut-être pas assez souvent recours au punch et au vin chaud. Laënnec, l'inventeur de l'auscultation, le grand médecin auquel nous devons la connaissance exacte des maladies de la poitrine, ne traitait pas autrement les rhumes simples chez les individus bien constitués.

Voilà, cher et illustre confrère, ce que j'avais à dire sur une incommodité fort commune, et les conseils que je voulais donner à ceux qui y sont assujettis.

Je vous demande de nouveau pardon d'avoir emprunté votre nom pour le mettre en tête d'une œuvre si légère ; mais ne voyez dans cette adresse de ma lettre qu'un souvenir bien affectueux pour vous et que l'expression de ma reconnaissance pour le maître vénéré dont les leçons m'ont ouvert la carrière.

LA MÉDECINE DES POITRINAIRES

On a tant parlé de remèdes contre la phthisie depuis quelque temps, que le moment nous paraît convenable pour dire où en est la médecine à cet égard et ce qu'on doit penser des divers traitements proposés pour guérir cette cruelle maladie. Si nous détruisons quelques illusions, nous pourrons rendre service en indiquant des ressources, que les malades négligent trop souvent, si ce n'est pour guérir, au moins pour vivre et pour prolonger leur existence.

Y a-t-il de véritables remèdes contre la phthisie et peut-on avoir confiance dans les annonces et dans les promesses qui sont faites au nom de personnes très-honorablement placées quelquefois dans la science ? Avant de répondre à cette question et de dire aux phthisiques ce qu'ils ont à attendre et à espérer de la médecine, il est nécessaire de rappeler en quoi consiste le mal dont il est question.

La phthisie proprement dite est une maladie des organes de la respiration, des poumons surtout, déterminée par la production d'une matière particulière au milieu du tissu spongieux de ces organes; cette matière est d'abord plus ou moins disséminée sous la forme de petits grains; ces petits grains, en se multipliant, se réunissent, deviennent des masses plus ou moins grosses qui se développent par l'adjonction de nouvelle matière de même nature; comparables, à l'origine, à des grains de millet, elles peuvent acquérir le volume d'une noisette, d'une noix, et même aller au delà. D'abord dures et compactes, elles se ramollissent, donnent lieu à une suppuration particulière qui se fait jour dans les canaux aériens du poumon, et est rejetée au dehors avec les crachats. En se détruisant, elles laissent un vide dans le tissu pulmonaire, qu'elles ont d'ailleurs ulcéré; de là des cavités auxquelles on a donné le nom de *cavernes;* la matière morbide elle-même, que nous venons de décrire depuis sa naissance à l'état de granule jusqu'à son plus grand développement, est ce qu'on appelle *tubercules* ou *matière tuberculeuse*.

On voit par ce simple exposé que la phthisie pulmonaire a plusieurs degrés : elle est au premier degré quand les tubercules sont encore d'un très-petit volume, disséminés, durs ou à l'état cru, comme on dit; le second degré commence avec la réunion des tubercules en masses plus considérables et avec leur ramollissement; le troisième est caractérisé par leur fonte et la formation des cavernes, qui est une véritable destruction des poumons.

Mais il y a encore un autre degré de la phthisie, plus intéressant à connaître, plus important à quelques égards, qui précède les trois que nous venons de décrire, et qui consiste dans la disposition innée ou acquise à la maladie. Les médecins reconnaissent en effet une prédisposition à la phthisie, le plus souvent héréditaire, un tempérament, ou, plus exactement, une *diathèse* tuberculeuse. C'est à cette période de la maladie que peuvent surtout être appliquées avec succès les précautions propres à la prévenir ou à en empêcher le développement.

On comprendra maintenant que le traitement de la phthisie doit être différent, suivant qu'il s'adresse à l'une ou à l'autre de ces périodes; il y a une médecine préventive pour les jeunes sujets qui n'ont encore à craindre qu'une disposition générale plus ou moins prononcée, une médecine conservatrice, lorsqu'il s'agit de maintenir le malade au premier degré de l'affection, d'empêcher ou d'arrêter, si c'est possible, le développement et l'évolution du mal, et une médecine militante, luttant contre les accidents lorsqu'ils sont manifestes, et parant de son mieux au danger, suivant le point où il se montre.

Eh bien ! quelles sont les véritables ressources de la médecine, aux prises avec les différents degrés de cette redoutable maladie ? Nul ne les a mieux exposées, mieux définies que M. le professeur Fonssagrives, de la Faculté de Médecine de Montpellier. Je vais copier le titre un peu long de son livre, parce qu'il contient toute la pensée de l'auteur, et qu'il montrera bien le but qu'il se propose. Ce livre est intitulé : *Thérapeutique de la Phthisie pulmonaire, basée sur les indications, ou l'Art de prolonger la vie des phthisiques par les ressources combinées de l'hygiène et de la matière médicale* (1).

On le voit, c'est moins de guérir les phthisiques qu'il s'agit que de les faire vivre; mais, après tout, l'essentiel n'est-il pas de vivre, et qu'importe d'avoir son ennemi dans le poumon, ou dans l'estomac, ou dans les nerfs, si on parvient à le maîtriser? Il y a tant de gens qui vivent, et pas trop mal, avec un pauvre estomac ou avec des nerfs irritables, et pis encore ! Les poitrinaires ne seraient pas plus à plaindre que tant d'autres êtres souffrants, si on les mettait en état d'atteindre cahin-caha le terme raisonnable de l'existence. Dans tous les cas, ne demandez pas

(1) Paris, 1866. 1 vol. in-8.

autre chose à M. Fonssagrives; il est trop honnête homme et trop au courant de son art pour vous promettre plus qu'il ne peut tenir. Mais dans cette mesure, c'est-à-dire dans la manière de conduire un malade, de le diriger suivant le degré de son mal, d'user à son profit de toutes les ressources de l'hygiène, de toute la puissance des médicaments, il est impossible de montrer plus de soin, plus d'habileté, plus de savoir et d'expérience. Tout ce que la science et la pratique sont en état de donner, on peut le lui demander; mais, encore une fois, n'exigez pas de lui une méthode certaine de guérir la phthisie, un remède contre la phthisie, comme on dit dans le monde, il ne vous le promettra pas, il est trop consciencieux et trop éclairé pour cela; il vous répondra modestement et avec franchise : « Nous ne *guérissons* pas la phthisie, nous la *pansons.* »

Voyons donc avec lui quelques-uns des moyens de *panser* la phthisie; nous ne ferons pour ainsi dire qu'enregistrer des têtes de chapitre, car nous ne voulons pas rédiger un traité de médecine, mais ces titres suffiront pour faire entrevoir les ressources dont dispose un médecin habile.

M. Fonssagrives s'occupe avec soin de l'amaigrissement, car la maigreur des poitrinaires, qui est d'abord un effet de la maladie, devient à son tour cause du développement des tubercules. On voit là le médecin d'expérience et l'hygiéniste consommé.

La manière dont il surveille l'afflux du sang vers la poitrine chez les personnes soupçonnées de disposition tuberculeuse, l'emploi qu'il fait d'un exercice modéré et approprié, les conseils qu'il donne pour le choix d'une carrière ou d'un métier, son analyse de l'influence des professions, ses avis discrets sur la convenance du mariage, etc., témoignent d'une observation fine et délicate, et l'expression est souvent heureuse pour rendre la pensée. C'est ainsi qu'en rappelant l'amélioration temporaire produite par la grossesse chez les phthisiques, « il semble, dit il, que la mort, miséricordieuse comme la loi (la peine de mort ne frappe pas les femmes enceintes), suspende l'exécution de ses arrêts jusqu'au terme de l'accouchement. »

M. Fonssagrives ne se borne pas aux précautions et aux soins hygiéniques pour améliorer l'état des phthisiques ; il les traite en vrais malades quand la maladie prend un caractère actif, et même, quoique la modération et la prudence soient évidemment dans sa nature et le cachet de son hygiène, il ne recule pas devant les méthodes ni devant les médicaments énergiques quand il y a indication marquée.

Il y a une substance qu'il affectionne et à laquelle il attribue une grande puissance pour enrayer l'évolution tuberculeuse et calmer l'ardeur du sang, c'est l'émétique, en termes scientifiques, le *tartre stibié*. Administré, non comme vomitif, mais suivant la méthode *rasorienne* (du nom du médecin italien Rasori qui a inventé cette méthode), c'est-à-dire de manière à ce que l'émétique soit supporté, *toléré*, et qu'il pénètre l'économie sans soulever l'estomac, ce médicament, suivant M. Fonssagrives, a beaucoup d'efficacité dans le premier degré de la phthisie et rend des services signalés. Il arrête la poussée tuberculeuse prête à se faire, et il maintient le principe morbide dans son état d'inertie, ce qui doit être le but de tous les efforts du médecin.

On lira avec intérêt les chapitres que M. Fonssagrives a consacrés à l'emploi et aux effets de la digitale, de l'arsenic, des eaux sulfureuses, aux cures de petit-lait et de raisin, etc. ; mais on trouvera surtout des indications précieuses sur le régime, sur l'influence des climats et sur les avantages des différentes localités, des stations médicales continentales ou maritimes, relativement aux poitrinaires. M. Fonssagrives a beaucoup voyagé; avant d'être attaché comme professeur à la Faculté de Médecine de Montpellier, il occupait un rang distingué dans la marine (1); il a observé et pratiqué sous toutes les latitudes; personne n'a été plus à même que lui d'apprécier les effets de la température, du calme ou de l'agitation de l'air, de l'humidité, de l'altitude, des plages maritimes, des divers ciels, etc., sur les constitutions impressionnables, nerveuses ou prédisposées aux affections de poitrine; c'est un guide sûr, expérimenté, dont on ne peut recevoir que de bons conseils et une sage direction.

Nous ne ferons qu'une réserve aux observations instructives répandues dans son livre sur le point si important du meilleur séjour dans les différentes catégories de phthisiques, et c'est moins à titre de critique que pour montrer qu'en pareille matière il ne faut pas s'en rapporter seulement à la carte et à la situation géographique; il y a des conditions locales qu'il faut connaître pour se prononcer sur tel ou tel lieu; ainsi, parlant de la Corse, l'auteur dit: « Bastia et Ajaccio sont les deux principales stations hivernales de cette île; mais Ajaccio, quoique située plus au sud que Bastia, doit à sa position sur la côte ouest de l'île d'être en butte l'hiver aux vents de nord-ouest, et offre moins d'avantages que Bastia, etc. » C'est le contraire qui a lieu; la ville

(1) Voy. Fonssagrives, *Traité d'Hygiène navale*. Paris, 1856. 1 vol. in-8.

d'Ajaccio, en effet, enfoncée dans son profond golfe, entourée d'un cirque de montagnes qui la garantit de tous côtés, est, comme une serre chaude, à l'abri de tous les vents ; tandis que Bastia, sur sa côte nue, est exposée aux vents aigres de l'est, et le *libeccio* y est aussi violent que le mistral à Tarascon. Ajaccio, c'est Montpellier avec plus de chaleur, sans vent et sans poussière; avec quelques points des îles de la Grèce, c'est un des plus beaux climats du monde.

M. Fonssagrives a parfaitement traité tout ce qui concerne la médecine des trois degrés de la phthisie, et il n'a pas négligé les précautions à prendre et les soins à donner à cette période où le mal n'est encore qu'en *puissance*, comme on dit, où il n'existe que par la disposition, mais où il n'a pas encore donné de signes d'activité. Son germe existe dans l'économie, mais il y dort jusqu'à ce qu'une cause naturelle ou accidentelle vienne le réveiller; c'est ce réveil qu'il faut éviter, c'est ce sommeil qu'il faut prolonger; car, si l'on est assez heureux pour le faire durer jusqu'à une certaine époque de la vie, jusqu'au moment où, tous les phénomènes d'accroissement et de développement étant accomplis, le corps entre pour ainsi dire en repos et n'a plus qu'à continuer de vivre, on est sauvé, ou du moins les chances d'accidents et de mort diminuent dans une proportion considérable. Après trente-cinq ou trente-six ans on peut sans doute encore mourir de la phthisie, car on en meurt à tout âge, mais cette sorte de danger n'est pas plus imminente que toute autre; on peut reprendre confiance et, avec des ménagements, pousser sa carrière aussi loin que les gens purs de tout principe tuberculeux.

Nous regrettons que M. Fonssagrives n'ait pas traité à fond, avec l'autorité que lui donnent ses vastes connaissances en pareille matière, une question qui nous intéresse à un haut degré, et à laquelle nous attachons beaucoup d'importance, qui nous paraît, en un mot, primer toutes les autres. C'est une si misérable vie, il faut en convenir, que celle des valétudinaires obligés à se soigner constamment, à prendre toute espèce de ménagements, à craindre le moindre souffle et le moindre ébranlement, qu'on voudrait faire mieux que prolonger l'existence des phthisiques, et qu'on se demande si, en s'y prenant de très-bonne heure, non-seulement avant toute invasion du mal, mais sur la seule menace d'un vice héréditaire, on ne réussirait pas à modifier assez profondément la constitution pour anéantir le principe morbide et régénérer le sang. Ce n'est évidemment que par un changement complet de milieu, de circonstances, d'influences extérieures, de régime que l'on pourrait arriver à un pareil résultat; il faudrait, au moindre soupçon, transporter un enfant menacé dans la région, sous le ciel le plus propre à combattre la disposition lymphatique, à communiquer à son sang les qualités généreuses, à ses tissus la fermeté, à ses organes la résistance qui le rendissent capable de neutraliser, d'expulser à jamais l'espèce de virus qui lui a été transmis. Et ce ne serait pas pour une saison, comme on ne le fait que trop souvent, ni même pour une ou deux années, ce serait pour dix ans au moins qu'il faudrait l'expatrier et l'élever au milieu des conditions hygiéniques et climatériques les plus fortifiantes. Une pareille résolution exigerait de la part du médecin assez de dévouement pour avertir les familles bien avant qu'elles aient appréhendé le danger, pour éveiller leur inquiétude quand elles sont encore en pleine sécurité, pour poser nettement la question de vie ou de mort d'un enfant jouissant en apparence de la plus belle santé; et, de la part des familles, les moyens et surtout la volonté de tout sacrifier au salut d'un enfant.

Hélas! une pareille médecine est difficile à pratiquer, nous le sentons bien, et elle n'est applicable qu'à un bien petit nombre d'individus privilégiés! Qui sait pourtant? Si l'influence d'une transplantation dans des régions appropriées était bien démontrée, si le succès en était établi par l'exemple des malades riches qui en auraient seuls d'abord recueilli les bénéfices, qui sait si les gouvernements, si les sociétés n'en viendraient pas à créer des colonies pour ces pauvres enfants du peuple succombant aujourd'hui par milliers à la phthisie? Il ne faut désespérer de rien en fait d'améliorations sociales; les progrès accomplis et réalisés dès à présent, et qui, sous le rapport de l'hygiène, nous mettent si loin de la barbarie du moyen âge, légitiment toutes les espérances pour l'avenir.

Mais le résultat que nous laissons entrevoir est il possible? Y a-t-il quelque part un lieu propice, y a-t-il des conditions de température, d'atmosphère, de climat capables de régénérer à ce point la constitution des enfants à *diathèse* tuberculeuse, qu'un bon nombre, si ce n'est tous, puissent échapper à l'invasion du mal par un séjour prolongé au milieu de ces conditions?

On ne peut encore répondre à cette question par des faits nombreux, par des statistiques bien établies; mais on voit cependant assez d'enfants chétifs, transportés de pays froids et humides, de vallées resserrées, de régions montagneuses, au soleil bienfaisant du Midi, sur les plages sablonneuses et chaudes de la Méditerranée, et dont le gros ventre, les jambes grêles et la face bouffie font place en quelques années à des chairs fermes, à un teint rose et à des membres proportionnés et vigoureux. On connaît assez d'exemples de jeunes gens menacés de phthisie, qui, ayant séjourné pendant des années à Madère ou à Malaga, y ont vécu à l'abri d'accidents, et qui auraient achevé leur carrière si l'amour du pays ne les eût rappelés trop tôt au sein d'une atmosphère meurtrière. Les médecins, dis-je, ont enregistré assez de faits heureux de ce genre, pour concevoir l'espoir de guérisons radicales, par un sacrifice prolongé jusqu'à épuisement complet du principe morbide, sous l'influence de conditions régénératrices.

HYGIÈNE DES DENTS

Les dents doivent être entretenues dans le plus grand état de propreté, c'est là un précepte vulgaire auquel tout homme soigneux se conforme.

Mais il ne sera peut-être pas inutile de dire qu'il est bon de se servir de brosses rudes (n° 2) et de ne pas craindre de faire saigner les gencives; au contraire, cette circonstance les raffermit et consolide les dents.

Quant aux dentifrices, on peut employer l'eau de Botot, ou mieux encore, la poudre de charbon associée au quinquina et aromatisée avec l'eau de menthe ; c'est moins cher et plus efficace.

Je ne crois pas devoir entrer dans aucune considération à l'égard des dents gâtées, des soins et des opérations qu'elles réclament, c'est de la médecine de la bouche, c'est affaire de dentiste.

Je préviens seulement les vieillards, que la perte des dents n'est pas indifférente au point de vue de la bonne alimentation. Quand les dents viennent à manquer et que l'on ne peut plus broyer convenablement les aliments, il s'ensuit de mauvaises digestions qui compromettent la santé. Je pourrais citer un illustre vieillard, aussi remarquable par la conservation de son corps que par la vigueur de son esprit, que l'on vit sensiblement décliner aux environs de quatre-vingts ans; ses enfants s'inquiétaient, mais, éclairés par leur tendresse et par le désir de conserver une vie si précieuse et si chère, ils s'aperçurent que leur père ne mâchait plus suffisamment ses aliments, depuis qu'il avait perdu ses dernières dents, que les digestions étaient pénibles et que de là venaient sans doute l'affaiblissement et la maigreur. Et, en effet, un bon râtelier pourvut à tout, et la santé redevint florissante.

HYGIÈNE DE L'ESTOMAC

DE L'ALIMENTATION ET DES REPAS.

« On ne sait jamais si l'on a bien diné que le lendemain matin. » Cette maxime d'un homme d'esprit, renommé pour son savoir et son expérience dans l'art de bien vivre, repose sur un principe vrai d'hygiène. Bien dîner ne consiste pas seulement à bien manger, ni même à savourer de bons morceaux, il faut que l'estomac soit aussi satisfait que le palais, que la digestion soit facile et qu'il en résulte un bien-être général pour tout le corps, sinon on fait acte de glouton et non d'homme raisonnable. Un dîner mal digéré ne peut donc pas s'appeler un bon dîner, le malaise d'une mauvaise digestion est mille fois pire que n'est grande la jouissance d'avoir mangé les mets les plus délicats et les plus recherchés ; or ce n'est qu'au bout d'un certain temps que la digestion est accomplie et que par conséquent on sait si on a bien dîné. Il y a dans cette réflexion toute la science d'un physiologiste, en même temps que l'expérience d'un véritable amateur et d'un homme d'esprit, on ne s'en étonnera pas, elle est du docteur Véron.

Mais pressons un peu cette maxime et faisons-en sortir tout ce qu'elle contient. Elle en vaut la peine ; le plaisir de la table est celui qui se renouvelle le plus souvent et qui dure le plus longtemps. En est-il un autre, en effet, auquel on puisse se livrer deux fois par jour et pendant plus de soixante ans ?

Pour rester dans les conditions d'un être intelligent et raisonnable, tout en bien dînant, il ne suffit pas que la digestion s'exécute sans trop de peine et qu'on ne se ressente pas le lendemain des fatigues de cette opération ; il faut qu'après le repas, on ne soit, ni bourré, ni gonflé, ni allourdi.

Pour tracer des règles à cet égard, distinguons la vie ordinaire, le régime de tous les jours, des circonstances exceptionnelles, des repas d'*extrà*, en un mot des grands dîners. Je ne parle que des dîners, parce que les déjeuners n'existent plus, Dieu merci, ce sont des erreurs dont l'usage se perd de plus en plus, et dans lesquelles un homme sensé ne doit pas tomber. Quelle sotte manière de commencer la journée que de se gorger de nourriture et de vin ! et qui n'a souffert de ces repas mal placés, auxquels on arrive mourant de faim, parce qu'ils ont lieu très-tard et qu'ils se font longtemps attendre, et après lesquels on ne sait que faire des longues heures qui les suivent qu'on ne peut employer ni au plaisir ni au travail? Excepté dans de rares occasions, telles que certaines fêtes de famille, à la campagne où l'on peut s'ébattre au grand air, où l'on doit se séparer de bonne heure, pour donner à chacun le temps de retourner chez soi, les déjeuners si chers à nos pères doivent être proscrits.

Dans la vie affairée que nous menons, que le déjeuner soit un repas léger, incapable de charger l'estomac, d'appesantir la tête et de porter au sommeil. Il faut conserver ses facultés intactes et son corps dispos, pour se livrer aux occupations de la journée, aux travaux d'esprit, ou simplement à la réflexion, à la lecture, ou aux devoirs les plus ordinaires de la famille. Comme il est certain que l'on mange généralement trop, au moins est-il bien de s'astreindre à ne faire qu'un bon repas par jour, de laisser à l'estomac le temps de se reposer et de ne pas mettre une digestion sur une autre à peine faite. A moins d'une vie très-active, à la campagne, dans laquelle on dépense beaucoup et où il y ait beaucoup à réparer, la sobriété doit être la règle d'une bonne hygiène jusqu'au dîner; et encore, si l'on observe les gens de la campagne, les travailleurs de la terre, les cultivateurs aisés qui mettent eux-mêmes les mains à la besogne et qui pourraient ne se rien refuser pour satisfaire leurs besoins, on voit qu'ils mangent moins que nous, non pas en quantité peut-être, mais en qualité substantielle; ils consomment plus de pain sans doute, plus de légumes que les habitants de la ville, mais la viande entre en faible proportion dans leurs repas, ils se contentent d'un plat ou deux : de la soupe en abondance, un morceau de bouilli, des pommes de terre ou des haricots, ils n'y ajoutent aucun de ces hors-d'œuvre qui stimulent l'appétit, qui le surexcitent, et leur dessert se borne à un peu de fromage. Quel est même le chasseur qui n'a pas observé que le meilleur moment pour se livrer à son exercice favori, est le matin, avant d'avoir fait un véritable repas, l'estomac n'étant lesté que d'une bonne soupe ou mieux encore d'une tasse de café; on va ainsi légèrement jusqu'à midi, et on sait bien que, si l'on n'a pas *fait sa chasse,* à cette heure, on ne doit guère compter sur le gibier qu'on tuera, après un copieux repas.

Il y a des gens qui croient qu'ils ont besoin de manger, dès qu'ils ont les yeux ouverts, et qui craindraient de compromettre leur santé, s'ils n'avalaient bien vite un potage ou une tasse de chocolat, en attendant le déjeuner proprement dit. Il se peut qu'il y ait des tempéraments ainsi faits, mais ils sont probablement le résultat de l'habitude, plutôt que d'une organisation particulière. Je conçois que, si on mène la vie des champs, si on sort de bonne heure, par tous les temps, froids et humides, on se mette, comme on dit, quelque chose sur la conscience, mais en vérité, dans la vie renfermée des villes, cette précaution est inutile, si elle n'est même nuisible.

Le déjeuner d'une personne du monde, d'une force moyenne et d'une santé régulière, voulant observer les règles d'une sage hygiène, sera donc modéré, léger même et surtout ne se composera pas d'aliments variés : deux œufs, deux côtelettes de mouton ou l'équivalent, avec un fruit, une compote ou un peu de fromage, suivant le goût, la saison et l'appétit : voilà à peu près ce qui convient à un homme d'une constitution ordinaire, qui n'a pas de grandes fatigues à supporter et qui mène la vie des affaires ou la vie du monde. Le thé ou le café peut compléter ce repas, mais en ayant soin de s'observer à cet égard, ces substances n'étant pas indifférentes à tous les tempéraments, et la persistance dans leur usage, en dépit des dispositions de l'organisation, pouvant entraîner des incommodités et même des accidents. Je peux citer mon propre exemple : je me donne à volonté un accès de goutte par l'usage du café un peu fort, continué pendant une quinzaine ; c'est une *idiosyncrasie* particulière. — Quant au vin, j'avoue que j'ai une certaine prévention contre l'usage habituel de cette boisson, le matin, ou du moins je crois que l'eau est plus favorable à beaucoup de tempéraments ; mais si on ne veut pas se contenter d'eau pure, il faut couper le vin, boire de l'eau rougie, et réserver le vin pur pour le dîner.

Encore une fois, je fais exception pour les personnes qui prennent de l'exercice, qui montent à cheval et qui vont faire une grande promenade au bois, entre leurs repas ; on ne saurait trop insister sur la différence de régime suivant le genre de vie que l'on mène, ni trop faire remarquer qu'on peut se permettre à la campagne, quand on parcourt les champs un fusil sur l'épaule ou qu'on se livre à des marches forcées, une abondance de nourriture qui serait nuisible dans une existence plus sédentaire et plus renfermée. On digère facilement au grand air des substances qui pèseraient à l'estomac et qui empâteraient les organes, lorsqu'on ne dépense pas ses forces et qu'on accumule dans son sang trop de principes nutritifs ; c'est ainsi qu'on arrive à un état de pléthore aussi fâcheux pour les facultés physiques que pour les facultés morales.

Le choix des vins n'est pas non plus indifférent; aux uns, le vin rouge convient, aux autres le vin blanc si les nerfs ne sont pas trop excitables. Dans tous les cas, les vins légers, tels que le vin de Bordeaux et le vin de Chablis, sont préférables, le matin, aux vins de Bourgogne plus alcooliques, et surtout aux vins du Midi qui sont chargés d'esprit-de-vin. Les pesanteurs de tête, les tintements d'oreilles n'ont pas souvent d'autre cause que l'usage d'un vin trop généreux. Et à propos des tintements d'oreilles, dont tant de personnes se plaignent, l'eau et l'exercice en plein air sont le meilleur remède contre cette incommodité (1).

(1) Pour le dire en passant, je recommande aux personnes dont l'ouïe s'affaiblit et devient dure, de se garder d'introduire aucun instrument dans l'oreille, soit pour calmer une demangeaison, soit pour désobstruer le canal qui paraît s'engorger. Rien n'est plus fatal que cette manœuvre, et la surdité confirmée en est dans bien des cas le résultat. Toutes les ouvertures naturelles doivent être respectées, et il ne faut avoir recours *aux sondes*, que par nécessité absolue. Pour l'oreille, le bout du doigt recouvert d'un linge mouillé est le seul moyen de propreté que l'on doit employer. S'il y a une obstruction complète, par suite de l'accumulation de matière durcie, des injections d'eau de savon, à l'aide d'une petite seringue, feront l'affaire, et encore ne faut-il pas en abuser, la membrane interne devenant trop sensible, quand elle est trop bien nettoyée et mise à nu ; or la

Je reviens à l'alimentation et aux repas. D'après ce que j'ai dit des inconvénients d'une nourriture trop abondante, et surtout de la nécessité de laisser du repos à l'estomac, pendant d'assez longs intervalles, il est clair que je condamne les goûters de friandises que l'on va faire chez les pâtissiers, peu de temps avant de dîner. Il ne s'agit pas de les proscrire absolument et de se refuser cette petite jouissance par une rigueur exagérée, mais il ne faut pas en abuser ni s'en faire une habitude. Rien n'est plus mauvais, à toute âge, que de mettre une digestion sur une autre; arrivez donc au dîner avec un estomac bien préparé, c'est-à-dire vide.

Le dîner est une chose sérieuse et qui demande à être traitée avec développement; non au point de vue de la gourmandise et de la satisfaction gastronomique, mais comme un acte aussi important au point de vue moral et de la famille que sous le rapport hygiénique; à la manière dont se passe le dîner, on

moindre irritation de cette membrane suffit pour rendre sourd. Il est bon aussi de ne pas rester trop longtemps couché, pendant la nuit, sur l'oreille affectée de tintements; le sang, obéissant aux lois physiques, se porte dans les parties les plus déclives, y stationne et tend à engorger les tissus; il arrive pour l'oreille ce que l'on voit se produire dans les jambes, quand on fait de longs voyages en voiture, elle s'engorge et se gonfle. On tâchera donc de prendre l'habitude de dormir alternativement sur l'un et sur l'autre côté, ce qui est facile.

peut juger des rapports des différents membres de la famille entre eux.

Si l'accord règne, si après les occupations de la journée, le mari, le père se trouve heureux d'être réuni à sa femme et à ses enfants, les doux entretiens et la gaieté formeront le meilleur assaisonnement des aliments destinés à réconforter les corps. On ne se pressera pas, on ne mangera pas seulement pour se nourrir et pour savourer les mets; la conversation se mêlera à l'acte gastronomique, et l'exercice de la parole, l'échange des sentiments, rendront la digestion facile en même temps qu'agréable. Le dîner sera le meilleur moment de repos après les fatigues et les préoccupations du jour; le souvenir de la table de famille, éclairée par la douce lumière de la lampe, égayée par une bouteille de vieux vin que le père tirait de son caveau, pour boire à la santé de son fils absent, faisait pleurer Jacquemont dans les solitudes de l'Himalaya; les affaires terminées, on prolongera ces instants de distraction, on ne s'étouffera pas en mangeant vite, et l'on sortira de table bien disposé à passer la soirée ensemble, à se livrer au récit des incidents et des nouvelles, à la discussion, à la lecture en commun, ou à quelque jeu.

Quelle différence pour l'hygiène et la santé, entre

un repas pris ainsi, et un dîner dans lequel chacun s'isolant, faute de bon accord, a hâte d'absorber les aliments et de quitter la table !

Il suffit d'avoir été condamné pendant quelque temps à dîner seul, sans autre distraction que ses pensées, ou un livre muet dont la lecture est une fatigue en pareil cas, pour savoir combien un repas pris en compagnie est bienfaisant, et combien est indigeste un dîner triste et solitaire où les morceaux s'entassent les uns sur les autres et que l'on expédie en un quart d'heure.

J'ai dit ailleurs (1) quel parti on peut tirer des voyages pour le rétablissement de la santé, quand ils sont exécutés dans de bonnes conditions, avec entrain et bonne humeur, et comment ils deviennent une cause de souffrance pour les nerfs, quand on en fait, ce qui arrive bien souvent, un sujet de contrariétés, de contestations et de tiraillements. Ne suffit-il pas de la préoccupation exagérée des paquets, pour détruire tous les fruits d'un voyage d'agrément ?

Eh bien, beaucoup de dérangements d'estomac n'ont pour origine que des repas pris dans un état de malaise moral, de contraction, ou d'agacement nerveux. Donnez-moi une famille unie, gaiement ras-

(1) Voy. *Exercice et Voyages de santé*, p. 36.

semblée autour de la table des repas, je ne dis pas qu'elle sera à l'abri des infirmités de la nature humaine, mais, à coup sûr, les mauvaises digestions et les maux d'estomac y seront plus rares qu'ailleurs.

Venons-en aux mets eux-mêmes, à leur quantité et à leurs qualités : je suppose que, conformément aux conseils précédents, le dîner soit le principal repas de la journée, qu'il ait lieu toute affaire terminée, et qu'il n'ait été précédé que d'un déjeuner léger, dans la mesure indiquée plus haut, c'est le moment pour un homme bien portant de se livrer à son appétit, toujours avec une certaine réserve, sans doute, mais sans crainte de revenir à un bon morceau et de boire quelques coups de bon vin.

Je n'ai pas besoin de m'étendre sur la composition d'un bon ordinaire, je m'en tiens aux mœurs du pays. A Paris, et on peut dire dans toute la France, le potage, une entrée, un rôti, un plat de légumes, un entremets et quelques assiettes de dessert, constituent l'ordinaire d'une maison aisée.

L'estomac aime la variété, il a ses dispositions passagères, ses caprices, comme on dit, et ce qui lui convient dans certains moments n'est pas toujours ce qui lui plaira le mieux dans d'autres. Les personnes délicates, susceptibles, feront donc bien de ne pas persister systématiquement dans un régime spécial, elles devront faire alterner les viandes noires et les viandes blanches, la volaille et le gibier, le poisson, les légumes et les fruits tantôt crus, tantôt cuits et même quelques sucreries. Certains individus sont essentiellement carnivores, c'est-à-dire que la chair des animaux convient particulièrement à leur organisation. Ces personnes-là digèrent mieux les choses solides que les choses légères et peu nourrissantes, qui emplissent l'estomac sans grand profit pour la nutrition ; elles s'abstiennent de friandises, de crèmes, et leur repas finit avec les plats de résistance, le rôti et les légumes et un morceau de fromage ; elles ne touchent guère au dessert ; ce n'est pas une mauvaise condition, ces personnes sortent de table bien nourries et sans être gonflées.

L'assaisonnement des mets est un point essentiel. Le système médical de l'irritation a eu une grande influence sur le régime alimentaire, et la préparation des mets en a été profondément modifiée. Par crainte d'irriter les organes, on repousse les mets de haut goût, les ragoûts épicés, le poivre surtout a été proscrit, et on n'en trouve même plus sur un grand nombre de tables. C'est une exagération. Certes l'abus des charcuteries et des sauces trop relevées a de l'inconvénient, mais il ne faut pas croire que la cuisine douce et fade soit amie de l'estomac. Les organes digestifs ont besoin de stimulants, ils s'en trouvent bien, et il est bon de leur en donner dans une certaine proportion ; on se fait d'ailleurs une fausse idée de l'action des stimulants, sur la membrane de l'estomac. On se figure qu'un grain de poivre par exemple, mis en contact avec cette membrane, l'irrite au point de l'enflammer, c'est une erreur, les choses ne se passent pas ainsi. Sous l'influence d'un excitant, l'estomac sécrète une matière muqueuse, un suc particulier qui enveloppe la substance, la pénètre et la rend inoffensive ; il ne reste de son contact qu'un nouveau degré d'énergie favorable à une bonne digestion. Ce que je dis ici s'applique surtout aux substances solides, aux condiments ordinaires qui entrent dans la préparation des mets, au sel et au poivre, aux graines stimulantes et aromatiques.

Que les mets soient donc convenablement assaisonnés, relevés même suivant leur nature, qu'on ne craigne pas de poivrer une côtelette de mouton ou une tranche de filet de bœuf, ni la salade, on s'en trouvera bien, surtout si on a soin d'employer le poivre fraîchement moulu, plus aromatique ainsi et moins piquant que l'affreuse poussière éventée servie sur la plupart des tables ; il est si vrai qu'il n'en résultera aucune irritation de l'estomac, que l'on ne ressent ni altération ni soif, après un repas dans lequel on aura fait convenablement usage du poivre, la digestion n'en sera que plus facile et plus légère; le sel, que l'on craint moins et qui fait en effet partie essentielle d'une bonne alimentation, n'a pourtant pas le même avantage; un mets trop salé provoque la soif pendant toute la soirée.

Il n'en est pas de même des substances liquides, des liqueurs proprement dites et des boissons alcooliques au point de vue de leur action et de leurs effets sur l'économie; celles-ci sont rapidement absorbées, elles se mêlent au sang et pénètrent dans tous les organes. Voilà pourquoi les excès de boisson ont un si grand danger; c'est un véritable empoisonnement, et un seul abus de liqueur alcoolique peut être fatal.

Après le régime habituel, viennent les circonstances extraordinaires, les grands dîners, les repas de cérémonie qui demandent un art tout particulier dans la conduite hygiénique. Il y faut d'autant plus de prudence, d'habileté même, que la bonne cuisine, la cuisine simple et saine se perd, et que la détestable mode des dîners de restaurateur se répand de plus en plus. Les grands dîners ne se font plus à la maison, par la main d'une bonne cuisinière; on les commande au restaurateur, à tant par tête, de sorte que les sauces frelatées sont substituées au vrai jus, et que les savoureuses fricassées de poulet d'autrefois sont remplacées par d'*horribles mélanges* de viandes déguisées. Les grands dîners ne sont plus des fêtes de famille auxquelles on conviait un certain nombre d'amis que l'on se faisait un plaisir de bien traiter ; ce sont des corvées dont on se débarrasse le plus promptement possible en payant une somme plus ou moins ronde, sans avoir la peine de les composer soi-même, de les commander et d'en surveiller l'exécution. Le moindre inconvénient de ces repas, c'est d'écœurer plutôt que de stimuler l'appétit et de satisfaire le goût, de rassasier d'avance par l'uniformité, car on est à peu près sûr de rencontrer partout la même ordonnance et la même composition chimique servant de sauce à tous les ragoûts ; si vous dînez six fois en ville dans le courant de l'hiver, vous mangez six fois le même dîner.

Mais l'hygiène a plus à souffrir encore de ces repas que la gastronomie. Qui ne sait, par expérience, combien ce qu'on appelle un dîner de restaurateur a la propriété de bourrer, d'emplir l'estomac sans le satisfaire, et de préparer une digestion désagréable ?

On n'échappe à cette pénible conséquence que par une industrie que les hommes d'expérience savent pratiquer.

On ne se laisse tenter par aucun de ces accessoires qui, sous le nom de *bouchées*, de *croquettes*, vous sont offerts avant les pièces sérieuses, sous le bien faux prétexte de vous mettre en appétit.

Vous laissez passer ces œuvres culinaires mal conçues et vous attendez le poisson.

Après ce premier à-compte, bornez-vous strictement à deux ou trois plats, une entrée, une aile de volaille, quelque légume, et si vous êtes sage, si vous voulez réellement suivre les lois de l'hygiène et surtout du bien-être, restez d'autant plus sur votre appétit que vous prenez part à un grand dîner.

Méfiez-vous des entremets sucrés, des pâtisseries, et surtout des crèmes légères qui sont tout ce qu'il y a de moins digestif, après un repas copieux. Si vous terminez votre dîner brusquement, au rôti ou au premier légume, sans vous laisser aller à grignoter des friandises, et n'acceptant du dessert qu'un peu de fromage, je vous promets une digestion facile et légère, un corps et un esprit dispos pour toute la soirée.

Quant aux vins, tout le monde sait que l'usage doit en être modéré, la trop grande variété évitée. Que chacun suive son tempérament et son goût particulier pour les espèces et les qualités. Je dirai seulement que certains vins froids, comme les vins du Rhin, capables d'arrêter la digestion, seraient mieux placés dans le cours du dîner qu'à la fin ; il en est de même du vin de Champagne, aussi j'approuve fort l'usage de le servir avec le rôti plutôt qu'au dessert.

Un mot seulement des glaces. Les glaces n'ont pas d'inconvénients par elles-mêmes, mais elles peuvent incommoder sérieusement quand elles sont prises à contre-temps. Il faut ou les prendre en mangeant, comme les sorbets que l'on offre entre les deux services, ou avant de finir le repas, ou bien attendre que la digestion soit à peu près accomplie. Prises à un certain moment de ce travail, au milieu même de cet acte qui concentre l'activité vitale vers l'estomac, elles peuvent l'arrêter court, le troubler notablement, déterminer une véritable indigestion, enfin donner lieu à des accidents qui dans les grandes chaleurs pourraient être assez graves. Buvez frais, mais méfiez-vous de la glace, elle excite une soif intarissable dans les fortes chaleurs, et absorbe une quantité de liquide indigeste.

Pour montrer combien l'opération de la digestion doit être respectée et combien il y a de dispositions particulières à cet égard, je citerai le fait suivant : on sait que, pour les fumeurs en général, le meilleur moment pour satisfaire ce goût est après le repas; à peine sort-on de table, que le besoin du cigare se fait sentir. Eh bien, il y a des personnes, parfaitement bien portantes, ayant un excellent estomac, et habituées au tabac, qui ne peuvent fumer avant que leur digestion soit terminée, sous peine de la troubler et de se donner des malaises. Pour ces fumeurs, l'heure par excellence est minuit, après un bon dîner et une agréable soirée; il faut donc savoir s'observer soi-même (1).

Il va sans dire qu'une tasse de *bon* café, bien *chaud*, est le complément indispensable d'un bon repas ; mais, hélas ! combien ces deux conditions sont rares, même dans les bonnes maisons.

Il arrive assez souvent, à la suite du bon dîner, que l'on est réveillé en sursaut, par un battement de cœur accompagné de trouble. C'est le moment où le

(1) A propos de tabac, on doit en dire ce que l'on dit du vin et des liqueurs fortes. Il est clair que l'on peut en abuser, et qu'il y a une ivrognerie du tabac, comme il y a une ivrognerie du vin, et que l'un peut être aussi fatal que l'autre.

Mais que dire aux ivrognes qu'ils ne sachent aussi bien que nous?

Les malheureux qui s'énivrent savent bien qu'ils détruisent leurs facultés et qu'ils se tuent ; mais leur passion n'écoute rien, et c'est précisément l'état d'abrutissement dans lequel ils se mettent qui fait leur jouissance. C'est l'histoire des fumeurs d'opium.

Il est vrai que le tabac n'a pas l'énergie de l'opium, mais qui n'a connu néanmoins des gens d'esprit, des intelligences supérieures, qui se sont anéantis moralement et physiquement dans la fumée du tabac?

Je pourrais en citer de tristes et remarquables exemples. Mais l'abus excessif ne prouve rien contre un usage raisonnable, pas plus pour le vin que pour le tabac.

nouveau *chyle*, produit d'aliments généreux, est versé dans la circulation et pénètre avec le sang jusqu'au cœur. Il n'y a pas à s'en inquiéter, c'est l'effet naturel d'une bonne digestion, et ce trouble n'est que momentané.

Tous les membres d'une famille nombreuse de ma connaissance n'accomplissent leur digestion que vers le matin. Si on réveille ces personnes, et qu'elles soient obligées de se lever de bonne heure, on trouble infailliblement leur digestion.

DE LA GOUTTE. — HYGIÈNE DES GOUTTEUX.

Dans une visite faite il y a plus de trente ans à l'Hôtel-Dieu, le fameux chirurgien anglais Astley-Cooper demandait à Dupuytren : « Avez-vous beaucoup de goutteux à Paris ? » Dupuytren répondait : « Nous avons des gourmands. »

C'est en effet une opinion fort répandue, même parmi les médecins, que la goutte est le fruit de la bonne chère et l'on ne manque pas de faits à l'appui de cette doctrine, ne fût-ce que celui-ci, que la goutte se montre à peine chez les gens sobres de la campagne, tandis qu'elle hante volontiers les habitants des villes, riches et vivant bien. Aussi n'ôtera-t-on pas de l'esprit de certaines gens, que les goutteux sont peu à plaindre, qu'ils n'ont que ce qu'ils méritent, *fructus belli.*

Il faut distinguer pourtant entre la goutte héréditaire, *constitutionnelle*, et la goutte *accidentelle* : la première, hélas ! frappe les hommes les moins amateurs de la table et menant la vie la plus régulière; le régime le plus sévère n'y peut rien, je me trompe, il y peut quelque chose en diminuant la force et la fréquence des accès, mais il ne détruit pas la maladie et l'on n'en reste pas moins goutteux. La seconde au contraire est souvent le produit des excès de nourriture ou plutôt d'une alimentation mal entendue et de l'usage de substances contraires certains tempéraments. C'est de celle-ci seulement que je veux parler, l'autre étant une véritable maladie qui réclame les secours de la médecine plus encore que ceux de l'hygiène, et d'ailleurs ce que je dirai des précautions hygiéniques applicables à l'une pourra n'être pas inutile à l'autre.

Ce n'est pas un traité de la goutte que j'écris, ce sont quelques conseils seulement, résultat de l'observation et de l'expérience, et je les adresse aux personnes prédisposées à ce mal. Et je dirai d'abord ce qui m'est arrivé à moi-même. Si tous les médecins observateurs, se recueillant à la fin de leur carrière, racontaient ce qu'ils ont étudié sur eux-mêmes, en cas de maladies, d'incommodités, ou d'infirmités, peut-être cet ensemble ne formerait-il pas le livre le moins précieux de la médecine.

« Et j'avais cinquante ans, quand cela m'arriva ! » C'est en effet à cet âge que je fus pris pour la première fois d'un accès de goutte; il fut violent et caractérisé. Je fus surpris de ce dérangement de ma santé, si bonne jusque-là. Pourquoi la goutte à cinquante ans, et comment devenir goutteux à l'âge où cette maladie décline plutôt qu'elle ne s'accroît ? Y avait-il donc quelque changement notable dans mon genre de vie et dans mon régime ? J'avais bien quelque disposition innée à cette affection, j'en avais subi, chose rare, une attaque à dix ans, qui avait mis ma vie en danger; je produisais depuis lors avec une grande facilité, pour le moindre écart de régime, l'acide urique, compagnon ordinaire des tempéraments goutteux, mais je n'avais ressenti aucun nouvel accès, et ma santé était parfaite. Qu'y avait-il donc de changé en moi ou dans mes habitudes? J'avais quitté Paris, j'étais à Strasbourg, mais nulle part le régime alimentaire n'est plus sain. J'y vivais en garçon, ma famille n'étant pas encore venue me rejoindre. Pour simplifier mes repas, surtout le matin, où j'avais à travailler, je m'étais mis au café; deux œufs ou deux côtelettes de mouton et une tasse de café noir, composaient mon déjeuner.

Successivement, je prenais le café plus fort, et comme cela arrive presque toujours quand on le fait chez soi et qu'on y met du soin, j'en étais venu à faire usage d'un café très-aromatique et très-énergique. Je préviens tout de suite que, quand je parle des effets du café, je n'ai en vue que celui-ci, l'infusion noire et sans saveur que l'on débite dans la plupart des *cafés* étant inerte pour moi-même qui suis très-sensible à l'action du moka. Pour en revenir à mon accident, je ne voyais que ce changement dans mon régime qui pût l'expliquer; mais comment attribuer un accès de goutte à une substance qui en paraît si innocente, selon l'opinion commune, et que même certains goutteux regardent comme bienfaisante? J'essayai pourtant. M'étant abstenu de café, pendant six semaines, je n'éprouvai plus aucune douleur de goutte; ce n'était sans doute qu'une coïncidence.

Je me remis donc au café pour faire la contre-épreuve, et bientôt des douleurs rhumatismales (douleurs si voisines de la goutte) se firent sentir dans les épaules et se fixèrent dans un bras. Les bains de vapeur avec frictions furent inutilement employés. Le gros orteil s'entreprend de nouveau et j'en suis encore pour un bel et bon accès de goutte ; le café fut donc proscrit, et, tant que dura l'abstinence de cette liqueur, il n'y eut aucune apparence de goutte.

Pendant un an et plus, je me suis soumis à ces alternatives de régime, toujours avec le même résultat, et maintenant encore, l'usage un peu prolongé de café noir assez fort suffit pour faire reparaître des douleurs rhumatismales, ou pour me donner un véritable accès de goutte. On comprend qu'averti comme je le suis, je ne m'expose pas légèrement à la visite de cet hôte incommode. Je ne me livre à mon goût pour le café, que quand je suis en voyage ou aux champs et que je puis mener une vie très-active, dans laquelle se dépense l'excès de fluide nerveux que développe la nourriture ou l'usage de certaines substances.

Je me ménage d'autant plus volontiers sur le café, que cette liqueur est pour moi le breuvage le plus *intellectuel,* si je puis dire ainsi, celui qui met l'intelligence dans les meilleures conditions de travail et de production ; certes, je ne suis pas matérialiste, mais enfin je reconnais l'influence du physique sur le moral, et j'avoue qu'avec une bonne tasse de café, je suis tout ce que je peux être intellectuellement. Il ne faut pas abuser de ce moyen, car l'effet s'en use, et, quand on a pris du café pendant un certain temps, il devient une habitude et son *charme* est détruit (1).

La conclusion à tirer de ce que je viens de raconter, c'est qu'il est bon de s'observer, quand on a quelque disposition à la goutte. D'abord il est clair qu'une certaine sobriété est de rigueur, mais en outre il convient de remarquer l'influence de divers aliments solides et liquides dont on fait usage afin de s'en abstenir ou d'en éviter au moins le retour trop fréquent dans le régime.

L'observation des urines est utile aussi en pareil cas. Quand elles prennent une couleur trop foncée ou qu'elles laissent déposer un sédiment couleur de brique (acide urique), c'est un avertissement dont il faut tenir compte. L'eau, l'eau en abondance est le meilleur agent de dissolution, le plus favorable aux tempéraments sanguins, aux personnes affectées de gravelle ou disposées à la formation des calculs.

Et maintenant quel est le traitement le plus efficace, pour combattre l'accès de goutte quand il est venu?

Ce point demande explication, il faut encore s'entendre, et savoir s'il s'agit de la goutte *constitutionnelle* ou de la goutte *accidentelle*.

Pour la première, j'admets volontiers que les re-

(1) Le café n'agit pas moins comme excellent digestif que comme stimulant du cerveau.

mèdes sont dangereux par cette raison qu'étant énergiques, la nécessité d'y revenir souvent peut fatiguer les organes et produire un mal plus grave que la maladie elle-même à laquel le on les oppose.

C'est ainsi, par exemple, qu'on ne recourt pas impunément aux purgatifs violents, qui sont un des meilleurs moyens de soulagement dans les accès de goutte très-douloureux. La fameuse médecine Leroy, dans le temps de sa vogue, a tué plus de pauvres goutteux que ne l'eût fait la goutte elle-même. Mon ami Jules Janin, qui s'y connaît, avait donc raison de m'écrire un jour : « Hélas ! quel bonheur ce brin de goutte au petit doigt de mon vieux camarade ! il me vaut une aimable lettre, un cher souvenir. Il y a longtemps que la goutte est mon amie, elle est une sagesse, un repos, une inspiration. Heureux qui la mérite et qui sait bien s'en servir! Justement ce petit Horace que la goutte a mis sous tes yeux, c'est elle qui me l'a dicté ; donc, sois calme et sois patient ; méprise tous les guérisseurs ; méfions-nous des Lartigues, ils nous guérissent, mais ils nous tuent. » Précisément j'étais en train de prendre des pilules de Lartigue ; confiant en la grande expérience de mon vieil ami goutteux, je les laissai là, et je me résignai à la patience ; toutefois, j'y suis revenu depuis, sans inconvénient, et même avec avantage, car il a du bon ce remède, quand il est employé sagement et avec modération, et c'est ce que je veux expliquer ici.

Les pilules de Lartigue sont un purgatif énergique, mais n'agissant pas à la manière des purgatifs salins, qui déterminent des évacuations abondantes. C'est sur l'organe sécréteur de la bile, sur le foie, qu'elles portent surtout leur action ; elles produisent un écoulement de bile, et, en quelques heures, une demi-douzaine de ces pilules prises deux à deux, dès qu'elles ont sollicité le foie à se débarrasser de l'excès de sa liqueur, procurent du soulagement ; elles enlèvent un accès de goutte mieux que ne le feraient des émissions sanguines ou tout autre moyen, mais il est évident que ce traitement n'est efficace et sans danger, qu'à la condition d'un bon estomac, d'organes digestifs sains et même, dans ce cas, il ne faut pas y revenir trop souvent.

Y a-t-il des eaux spécialement favorables à la goutte? On connaît la grande renommée de Vichy (1), cette eau rare et merveilleuse, qui attiré des lieux les plus éloignés des milliers d'êtres souffrants, goutteux, calculeux, rhumatisants. Mais l'administration des eaux de Vichy est un vrai traite-

(1) Voyez plus haut, *Vichy*, p. 333.

ment médical, qui ne doit pas être employé indifféremment, dans tous les cas et sans tenir compte des circonstances de la maladie et des dispositions du malade ; c'est donc affaire de médecin.

Comme hygiéniste, je me borne à recommander surtout l'exercice, l'exercice violent, à la campagne, et pour moi, ma meilleure saison d'eau est l'époque de la chasse.

En résumé, si la goutte *constitutionnelle* est pour quelques-uns le résultat de la bonne chère et des excès de table, de la gourmandise, en un mot, la faute doit en être reportée pour d'autres au grand-père ou au bisaïeul, qui en auraient transmis le principe avec le sang, car on connaît des gens fort sobres qui n'en peuvent mais, et qui sont cruellement affectés de ce mal ; et que ne feraient-ils pas pour se délivrer de leurs souffrances? la diète ou tout au moins le régime sévère serait pour eux le plus doux des remèdes! mais il est probable que cette affection a des racines plus profondes dans l'économie et qu'elle a pour causes des conditions complexes et cachées. De là, la difficulté de l'atteindre.

Quant à la goutte plus bénigne, à celle qui n'est pas inhérente à la constitution même, que j'ai appelée *accidentelle*, on peut l'attaquer dans ses crises mêmes, parce qu'elles sont rares et qu'on ne risque pas de fatiguer des organes digestifs sains d'ailleurs, et capables de supporter une secousse.

Mais il faut surtout observer les circonstances qui la font naître et y pourvoir par un régime exclusif de certains aliments, ou de certaines liqueurs, par une dépense plus régulière et plus accentuée de force musculaire et de fluide nerveux, par tout ce qui peut rafraîchir le sang en portant la chaleur au dehors et en ranimant les fonctions de la peau.

Dans tous les cas, l'abstinence de mets trop substantiels et de haut goût, d'excitants, et de vins généreux, est le régime propre des goutteux en général.

DE L'EMBONPOINT ET DE LA MAIGREUR.

Ce chapitre ne sera pas long. Je ne dirai que quelques mots de l'excès d'embonpoint qui me paraît une telle infirmité, que je ne conçois pas qu'on ne mette pas tous ses soins à tâcher de la prévenir. Mais y a-t-il des moyens hygiéniques d'empêcher l'accumulation de la graisse, ou de se faire maigrir sans compromettre la santé? quelle fortune pour celui qui trouverait le secret de prévenir l'obésité et d'engraisser les personnes maigres!

A défaut de méthode certaine, il y a pourtant quelques précautions à prendre, à l'âge où l'on commence à s'arrondir, à prendre du ventre ; il est bon de se surveiller, surtout si l'on a une disposition particulière à devenir gros et gras ; et cette disposition se manifeste quelquefois de très-bonne heure. Il y a de malheureux hommes qui atteignent une ampleur démesurée avant trente ans.

Je crois bien qu'il n'y a guère de remède, quand la disposition est tellement prononcée, que tout tourne en graisse et que, sans manger beaucoup, on voit le tissu adipeux s'accumuler autour de tous les organes. Toutefois, la plupart des hommes obèses sont de grands mangeurs, et nul doute qu'ils ne pussent mettre un frein à cette tendance, avec un peu de modération dans la nourriture.

On sait quels prodiges réalise l'*entraînement* et comment par le régime on réduit les boxeurs et les jockeys à n'avoir que la fibre musculaire toute sèche. Sans pousser les choses aussi loin, on peut, en joignant l'exercice à la sobriété, s'opposer à une obésité précoce ; mais c'est du véritable exercice qu'il faut, de l'exercice jusqu'à la fatigue, et surtout le matin en s'arrachant de bonne heure au sommeil et au lit. Rien ne porte plus à l'engraissement que le séjour prolongé au lit, et nous ne craignons pas de prédire un prompt rétablissement dans l'équilibre de l'assimilation et dans les proportions du corps, aux personnes qui voudront bien se lever matin, travailler à leur jardin ou faire quelques kilomètres avant de déjeuner. Nous offrons de parier qu'on ne verra jamais un facteur rural devenir obèse.

Quelques personnes espèrent se faire maigrir en prenant du café, c'est une illusion; le café au contraire, quand il ne fait pas de mal, est propre à faire engraisser, non par la quantité des principes nutritifs qu'il renferme, mais par sa vertu digestive; il favorise si bien la digestion, il la rend si complète, qu'aucune partie nourrissante des aliments n'échappe à l'assimilation; tout ce qui peut nourrir est absorbé, sous l'influence de ce stimulant, le corps profite autant que possible de ce qui compose le repas, rien n'est perdu que ce qui est absolument inerte, la digestion se fait vite et l'estomac est promptement disposé à entrer de nouveau en fonction.

Voilà comment agissent les boissons stimulantes que l'on consomme sous le nom de café et de thé, et pourquoi elles favorisent l'engraissement, au lieu de faire maigrir.

Et la maigreur, par quel procédé la combattre? on comprendra notre impuissance à répondre à cette question en réfléchissant à ceci: ou bien la maigreur est la suite de quelque maladie organique, et alors c'est la cause qu'il faut attaquer et non l'effet, et cela ne nous concerne pas ; ou bien elle constitue le tempérament même et tient à la nature intime des organes et des fonctions, et il faudrait modifier toute l'économie pour changer la disposition à la maigreur.

On peut prétendre cependant à un résultat favorable par un régime bien dirigé, par des changements de lieux opérés doucement, sans fatigue et sans secousse, par le calme et l'apaisement des nerfs, peut-être par l'emploi de quelque eau minérale... Ah ! si l'on découvrait une source capable d'engraisser, elle aurait bientôt un culte et des adorateurs fervents, comme les nymphes de l'antiquité !

HYGIÈNE DES YEUX

Les organes se fortifient par l'exercice, ceci est vrai de toutes les parties du corps, et rien ne serait plus fatal qu'un repos absolu, même pour les organes les plus délicats; ce serait l'atrophie, ce serait la mort pour tous ceux que l'on condamnerait à l'inaction; on pourrait citer beaucoup d'exemples à l'appui de cette loi physiologique et montrer des sens et des glandes anéantis par le défaut d'action. Mais l'exercice ne doit pas dépasser certaines limites, il ne doit pas aller jusqu'à une fatigue excessive, sous peine d'inconvénients quelquefois graves.

Il en est des yeux comme de tous les autres organes, ils ne sont ni plus délicats ni moins résistants, et ils s'accommodent mieux d'un exercice régulier que d'une complète inaction. Je parle des bons yeux, bien entendu, et non de ceux qui sont naturellement faibles ou affectés de quelque disposition morbide. Il n'y a pas de différence à cet égard entre les yeux à vue longue et les yeux à vue basse. Ceux-ci jouissent dans l'opinion du monde d'une réputation usurpée; il n'est pas vrai qu'ils soient plus forts, plus infatigables que les autres, et les yeux perçants ne sont pas plus susceptibles ou plus faibles que les yeux myopes.

Quel admirable instrument que cet organe qui s'adapte sans effort et instantanément à la perception des objets situés à de grandes distances et aux points les plus rapprochés ! Comment un même appareil optique peut-il, sans changement appréciable, voir distinctement au loin, à plusieurs lieues d'éloignement, et une pointe d'aiguille placée au bout du nez ? Ah ! c'est que ce bel ouvrage est le produit d'un merveilleux artiste.

L'œil donc peut s'exercer beaucoup, même à des ouvrages minutieux, qui exigent une vive lumière, sans éprouver de fatigue nuisible. Pour ma part, j'ai fait abus des observations microscopiques, pendant de longues nuits, avec un ardent éclairage Carcel, pour étudier les transformations des animalcules infusoires, ou pour découvrir les cils vibratils à l'aide desquels ils se meuvent, et quand je me disais le matin que ma vue devait être fatiguée, que je faisais usage de lunettes bleues pour la reposer, je m'apercevais bientôt que la précaution était inutile et que mes yeux n'avaient nullement souffert.

A la vérité, j'ai des mouches volantes, des points et des filaments noirs, surtout lorsque je suis en présence d'une surface blanche, lorsque je regarde un nuage bien éclairé par le soleil. J'ai décrit ces nuages il y a plus de trente ans (1), c'est dire que j'étais jeune alors, je les ai signalés comme n'indiquant ni un affaiblissement de de la vue, ni une menace de cataracte, malgré l'opinion de notre illustre maître M. Roux qui s'en inquiétait beaucoup ; et la preuve que c'est là un état à peu près normal de l'organe, c'est que beaucoup de personnes, une fois averties, aperçoivent de ces images, que leur vue n'en est pas troublée, pas plus que la mienne qui se fait pourtant assez vieille.

Il ne faut pas confondre ces corps légers, flottant sous diverses formes dans l'œil, et qui en suivent tous les mouvements, avec des images plus compactes, apparaissant subitement après une grande fatigue des yeux, sous la forme d'une branche d'arbre, ou de tout autre aspect, qui viennent s'interposer tout à coup entre l'œil et l'objet considéré, et se transforment le soir en étincelles lumineuses; ceci est le résultat de ce que les médecins oculistes appellent un staphylôme du fond de l'œil, ou postérieur, état peu grave en lui-même,

(1) Voyez, Donné, *Cours de microscopie*. Paris, 1844, p. 485.

qui se dissiperait sans remède, mais qu'il est bon néanmoins de soigner, par le repos d'abord, puis par l'emploi de quelques dérivatifs ; mais nous sommes là sur le terrain de la médecine proprement dite, et je me hâte d'en sortir.

HYGIÈNE

DES FEMMES NERVEUSES

DES MAUX DE NERFS ET DES VAPEURS

Hélas ! que dire de ces maux auxquels je ne crois pas, ou plutôt de ces états douloureux qui sont le résultat de besoins physiques et moraux non satisfaits, auxquels la médecine et l'hygiène ne peuvent rien? Ce ne sont, en effet, ni des maladies proprement dites, ni des souffrances produites par un écart de régime. Les êtres qui les éprouvent sont d'autant plus à plaindre, que leurs maux n'ont pas de siége distinct, qu'ils n'ont pas de remède spécial, mais qu'ils résument toute une situation où le moral est encore plus affecté que le physique ; et qu'il faudrait changer toutes les conditions de leur existence pour les remettre en équilibre. Or nous n'avons pas le moyen de donner du bonheur à ceux qui en manquent, ni de procurer des satisfactions légitimes à ceux qui en sont privés, soit par leur situation sociale, soit par des unions mal assorties. Tout ce que nous pouvons faire, c'est de bien indiquer la source la plus générale de ces souffrances nullement imaginaires, dont on cherche en vain la cause et que l'on poursuit par des moyens impuissants. Au moins ne se fatiguera-t-on plus le corps et l'esprit par des tentatives de traitement sans vertu. Peut-être aussi pourrons-nous indiquer quelque procédé de soulagement réel en éclairant les esprits, ou du moins inspirer la prudence, en avertissant des dangers que l'on brave légèrement ou qu'on ne soupçonne pas.

Si tout ceci paraît un peu obscur, je vais l'éclaircir par une simple proposition. Donnez-moi une femme (car c'est surtout des femmes qu'il s'agit) mariée, ayant des enfants et un mari qui l'entoure de soins affectueux, j'affirme qu'elle n'aura ni vapeurs ni maux de nerfs. Mais cette condition si simple en apparence, si naturelle, n'est pas aussi commune qu'on le pense. Combien de femmes souffrent, sans se rendre compte elles-mêmes des causes de leur mal et sans que le monde soupçonne le secret qu'elles ignorent ! Il faut savoir soulever d'une main discrète le voile qui recouvre tant d'existences en apparence heureuses, et pénétrer d'un œil observateur les mystères de la vie humaine, pour voir les plaies cachées de beaucoup de cœurs et en sonder la profondeur.

Tantôt c'est la privation d'enfants qui ronge certaines âmes, surtout quand elles ne trouvent pas de compensation suffisante dans la tendresse d'un mari. Tantôt ce sont des mères qui se jettent avec une ardeur passionnée sur l'amour de leurs enfants. Le monde admire ce sentiment exalté qu'il appelle un dévouement sublime, sans s'apercevoir que cet excès de sensibilité n'est qu'à défaut d'un autre amour ; c'est une ressource pour remplir le vide que laissent dans le cœur l'indifférence et la froideur d'un mari. Pour moi, je me méfie de ces exaltations qui emportent tout d'un côté, et je me dis qu'une femme vraiment aimée de son mari est plus calme à l'endroit de ses enfants.

Voilà bien des causes des maux de nerfs, et je pourrais m'étendre sur ce sujet, mais je ne fais pas un traité de philosophie morale, et je ne puis qu'indiquer ici les principaux points d'où dérivent les misères auxquelles nous voudrions porter secours.

Que serait-ce si nous parlions des pauvres femmes vouées au célibat, dont le sang est enflammé et dont le cœur a des besoins ardents d'aimer ! J'ai toujours eu la plus grande pitié pour les femmes honnêtes qui ne peuvent pas se marier. J'en ai vu qui passaient les nuits étendues sur le carreau froid de leur chambre et les journées avec des malaises nerveux indéfinissables ; il n'y a pas d'enfer plus affreux que celui de ces pauvres filles.

Mais il n'est pas nécessaire d'aller jusque-là pour rencontrer bien des souffrances de l'âme réagissant sur le système nerveux.

Les femmes ont éminemment besoin d'affection, c'est leur vie et leur nourriture, aussi indispensable que la nourriture du corps. C'est d'elles surtout que l'on peut dire *qu'elles ne vivent pas seulement de pain.* Eh bien, combien peu reçoivent cette nourriture en proportion de leurs besoins ! car les hommes, au contraire, sont pour la plupart égoïstes, et leur égoïsme, joint à une certaine grossièreté, se traduit de mille manières. Combien d'entre eux dont on entend vanter dans le monde l'amabilité, la bonté, et qui sont chez eux, surtout auprès de leur femme, froids, secs, et qui sacrifient bel et bien à leurs goûts, à leurs habitudes, les goûts et les besoins de ceux qui les entourent ! Maris, voulez-vous guérir les nerfs de vos femmes : aimez-les d'abord, donnez-leur du contentement, des jouissances, des plaisirs même ; mais il ne suffit pas de les mener au bal, de les couvrir de belles toilettes, il faut que cela soit fait de bonne grâce et que vous ne comprimiez pas, par de la mauvaise humeur, l'expansion propre à détendre leurs nerfs.

Pourquoi, parlant du bal, n'ajouterais-je pas que c'est le véritable exercice des femmes, que la danse est pour elles ce que la chasse est pour les hommes.

Mais ne peut-il donc y avoir de nerfs malades avec toutes les conditions de satisfaction et de bonheur ? N'y a-t-il d'impressionables aux influences extérieures que les êtres ébranlés par un fond de tristesse ? Certes, il n'en est pas ainsi, et ce qui le prouve, c'est que la femme la plus heureuse et la plus satisfaite n'est pas à l'abri des variations atmosphériques, de l'humide et du sec, du vent aigre et du *sirocco*, et surtout du temps orageux et de l'électricité. Mais ces impressions sont passagères et ne constituent pas un état permanent, quand elles ne sont pas entretenues par la disposition de l'âme.

Quant aux remèdes, à part ceux que nous venons d'indiquer sans pouvoir les administrer à volonté, je ne vois pour la plupart des femmes du monde, élevées comme elles le sont chez nous et attaquées du mal dont nous parlons, que les exercices de la dévotion à la mode, les œuvres de charité ou les cartes, pour se distraire. Heureuses celles qui, par suite d'une éducation plus forte, trouvent en elles-mêmes les ressources et la fermeté nécessaires pour détourner au profit de l'esprit les courants qui se portent avec trop d'impétuosité vers le cœur.

LA TOILETTE ET LA MODE

Ne traitant pas cette question au point de vue de l'art, j'ai peu de chose à en dire, je ne veux que signaler quelques points touchant à l'hygiène.

La manière de s'habiller pourrait être vivement critiquée aujourd'hui, surtout chez les femmes, s'il s'agissait du bon goût ; la médecine n'a rien de grave à lui reprocher.

Ailleurs, en parlant des enfants (1), j'ai noté ce qu'il y a d'essentiel à considérer dans leurs vêtements, et je me suis surtout élevé contre l'abus que l'on fait de la flanelle, dont on les couvre des pieds à la tête sous le moindre prétexte. Cet abus existe aussi pour les personnes adultes, mais il a moins d'inconvénients que pour les enfants. La laine sur la peau est assurément une bonne chose et une utile précaution contre les intempéries, surtout dans

(1) Donné, *Conseils aux mères sur la manière d'élever les enfants nouveau-nés.* 4e édition. Paris, 1869, p. 256.

les climats à brusques variations de température, comme les climats méridionaux. Les personnes délicates, susceptibles, qui s'enrhument facilement et qui ont à ménager leur gosier, des poumons ou des entrailles impressionnables au froid, doivent se méfier des refroidissements subits qui se manifestent dans les pays chauds, à de certaines heures du jour. Tout le monde sait qu'après une chaude journée, au moment où le soleil va disparaître derrière l'horizon, l'air dans le Midi devient tout à coup vif et piquant, aux changements de saison, pour redevenir doux le soir et quand la nuit est tout à fait arrivée. Il fait plus froid à Montpellier et en Corse vers cinq heures après midi, au printemps, qu'à dix heures du soir. Il est donc avantageux de ne pas se laisser surprendre, et la laine est un bon préservatif, au cas où l'on n'aurait pas à la main un supplément de vêtement, un pardessus ou un châle.

Mais ces précautions doivent être prises avec discernement, et il ne faut pas oublier que, quoi qu'on fasse, il est bien difficile, pour ne pas dire impossible, d'éviter les surprises, et que le meilleur moyen de s'aguerrir n'est pas de se tenir constamment vêtu outre mesure dans la crainte du moindre courant d'air.

Ah! les courants d'air, nos mères les craignaient bien moins que nous, et elles ne s'en portaient pas plus mal. J'avais une vieille tante qui, par politesse, lorsqu'elle recevait une visite, disait : « Monsieur, prenez donc cette place, vous serez entre deux airs. » Quel changement dans les mœurs et dans les habitudes et quel amollissement dans les tempéraments ! Que de gens, une pareille manière de pratiquer la politesse ferait fuir aujourd'hui ! mais que de gens aussi qui en arrivent aux manies les plus ridicules, les moins sociables et en même temps les moins hygiéniques dans leurs minutieuses précautions !

On s'autorise des usages des pays méridionaux et en particulier de l'Orient, pour recommander les vêtements chauds, la laine sur tout le corps, et il n'est pas un voyageur de chez nous, allant en Afrique, qui ne se croie obligé, sous peine des plus grands dangers, de se couvrir lourdement la tête, à la manière des Arabes qui portent le turban ; on oublie que partout il y a des préjugés à côté de notions saines, et que les mahométans n'en sont pas plus exempts que les chrétiens ; ils ont leurs abus comme nous avons les nôtres, et je serais porté à croire que leur turban pourrait bien être un de ces préjugés. Ne voit-on pas en Afrique, en même temps que des Arabes coiffés de leur longue pièce d'étoffe enroulée, des indigènes (et je ne parle pas des nègres) courir tête nue en plein soleil? et tandis que l'on croit qu'il est de rigueur en Orient de se mettre sur la tête un poids énorme, les planteurs de l'Amérique, à la même latitude, sous un soleil non moins ardent, ne pensent-ils pas que le meilleur préservatif est un grand chapeau de paille bien léger? Concluons donc qu'il peut y avoir de l'exagération ici et là, chez les adorateurs de Mahomet comme chez les autres peuples, et qu'en tout pays il n'est pas mal de consulter le bon sens et la raison, sans exclure pourtant les résultats bien acquis de l'expérience.

Lorsque nous voyons en hiver, par des temps rigoureux, des femmes quitter la robe bien chaude qu'elles ont portée toute la journée, pour mettre une toilette de bal qui les laisse à moitié nues, et ne jeter sur leurs épaules qu'une pelisse légère pour ne pas froisser des garnitures toutes fraîches, nous sommes tentés de ne voir là qu'un effort de coquetterie, et de considérer comme une grande imprudence ce défaut de précaution contre le froid. Les femmes ont beau nous dire qu'elles ne ressentent pas ce froid, que même elles ont chaud; nous n'en croyons rien, ce langage ne nous paraît qu'une bravade, et nous gémissons en silence de ce dédain pour une santé qui nous est si chère. Eh bien! les femmes sont pourtant dans le vrai quand elles parlent et qu'elles agissent ainsi ; leur conduite n'est pas aussi contraire qu'il le semble aux lois de la physiologie. Il se passe en ces circonstances un phénomène bien simple et dont le médecin se rend facilement compte : il est certain que l'animation des femmes pendant les apprêts d'une soirée de plaisir, que l'excitation morale qui réagit sur le physique, donnent à leur sang une activité et par suite une chaleur à tout leur corps qui leur vaut bien un bon manteau. Loin d'avoir froid, elles ont donc réellement chaud, et il n'y a dans leur assurance à cet égard ni supercherie ni coquetterie.

Ah ! mais il n'en est plus de même à la fin de la soirée, à la sortie du bal. Toute cette excitation est tombée, le corps fatigué n'est plus soutenu par l'érétisme moral et, outre le danger d'une transition brusque, en passant de la chaleur étouffante d'un salon encombré de monde et de lumières, au froid du dehors, il y aurait grand danger à exposer, sans être bien vêtu, à l'action d'un air vif et piquant, un corps épuisé de fluide nerveux. Heureusement nos usages sont aujourd'hui d'accord avec les lois de l'hygiène, en pareille circonstance ; les femmes ne sortent plus des bals nues, comme jadis, et on n'entend plus guère aujourd'hui les lamentables histoires que nous racontaient nos mères sur la triste fin de jeunes femmes emportées presque subitement pour avoir quitté la danse sans précaution. Depuis l'invention des cachemires, qu'on était bien aise d'étaler en sortant des salons, la mode a imaginé une foule de pardessus, de *sorties de bal*, aussi commodes et aussi chaudes qu'élégantes, et il n'y a plus rien à reprocher aux femmes sous ce rapport.

Il ne me reste plus qu'à dire un mot de la gêne qu'imposent les vêtements trop serrés et les corsets. Ici encore, je me rangerai du côté des femmes, tout en blâmant les exagérations vráiment fatales de quelques-unes. Non, les corsets tels qu'on les porte maintenant et qui n'ont plus rien de ce qu'on appelait autrefois des *corps*, les corsets si bien faits, si bien ajustés, et en même temps si souples, non-seulement ne gênent en rien les fonctions des organes et ne compromettent nullement la santé, mais ils sont favorables par l'appui, par le soutien qu'ils donnent au corps, aux viscères qui tendent à être entraînés par leur poids ou qui sont mal contenus dans leurs cavités; le tout est de ne pas en venir à un excès aussi nuisible à la bonne grâce qu'au jeu des organes.

Je suis bien heureux de me rencontrer avec mon savant et spirituel confrère, M. le docteur Bouvier, dans ma conclusion sur les corsets. Je ne connaissais pas son excellent rapport à l'Académie de médecine, sur cette portion des vêtements des femmes ; ce rapport contient une histoire très-intéressante des *corps* et des *corsets ;* je viens de la lire avec un extrême plaisir, et j'y renvoie les amateurs (1).

Je conseillerais même aux hommes d'imiter un peu les femmes en ce point, et sans les inviter à porter corset, je les engagerai à ne pas se laisser trop aller à l'abandon dans leurs vêtements ; il n'est pas mal aussi pour eux, surtout à un certain âge, d'être soutenus et contenus.

(1) Bouvier, *Recherches sur l'usage des Corsets* (*Bulletin de l'Académie de médecine.* Paris, 1853, tome XVIII, p. 355).

***

AMICO MEO XIM. D.

Memoriane tenes, amicorum dulcissime, me quondam voluisse librum de immodico Veneris usu scribere, et hoc propositum meum, te contendente nonnisi latine rem posse tractari, omisisse? Nunc tamen ad priorem sententiam ex parte reversus, huic meo *de tuendâ valetudine* operi quod ad viros ingenuos sed medicinæ rudes pertinet, ultimum caput imponam, in quo, liberiore Romanorum sermone usus, quidquid ea de re, diu medicus ipse, comperi, breviter docebo. Liceat, carissime, conclusionem hanc tibi dedicare.

Querentibus olim apud Fagonem, Ludovici magni medicum, nobilissimis adolescentibus quod nimio dominarum suarum amore frangerentur, rogantibusque quonam modo vires reficere possent: « Quoties libuerit, inquit, cum eadem amica vobis impune res erit. » Quo responso, licet iis haud satisfecerit, melius dare Fago non poterat, quippe quum ea de re quid intersit inter usum abusumque nemo definire queat. Suum enim cuique modum statuunt ætas, vires, corporis habitus, ita ut vix uni satis sit quod alteri nimium. Hoc unum igitur præcipere licet : « Unus cum una consuescat. »

Imo ne dissimilior sit amantium ætas. Dum enim adultam et acrius Veneri studentem feminam vix puber adolescens satiare conatur, periculum est ne impar nimio labori pereat; quod florentissimo adolescenti nobisque dilectissimo accidit, qui ante vicesimum annum in amplexibus amicæ jam triginta annos natæ exstinctus est.

Facile autem intelligitur parum illi timendum esse cui res sit cum una femina. Plura enim interveniunt quæ viri impetum inhibeant; nempe omissa satietate quæ, ut aiunt, e similitudine nascitur, certo mensium reditu et sexcentis illis feminarum incommodis otia agere vel invitus sæpe cogitur. Si vero ad maritale conjugium respexeris, sæpiùs etiam accidit, dum gravida est uxor aut aluntur infantes, ut vir recedere debeat. Id quidem multi dolent, et inopia potiùs quam abusu laborant. Inde tamen oritur quidam habitus quo vegetum valensque corpus fit et ad concubitum ipsum aptius.

Ergo neque ante tempus Veneri indulgere, neque cupidinem sæpius mutatis amoribus ultra modum incendere, rursus vero unius amicæ amplexibus esse contenti, et senescentem equum mature solvere debent qui sanitatem tueri volunt.

Sed in his nonnulla fusius explanari debent. Dixit J. J. Russæus nihil ultra timendum adolescenti qui castitatem usque ad vicesimum annum retinuerit : qua sententia nihil verius est, sive de sanitate, sive de moribus agatur. Si quis enim præmaturo Veneris usu, præsertimque solitaria libidine semet debilitavit, necesse est, ut, ipsa in juventa senex factus, exhaustis simul corpore animoque, languentem et imbecillam ætatem trahat. Inde tot homines nihil non respuunt fastidiuntque, et miserabili adspectu tristitiam movent, generis humani non agnoscenda soboles.

Juvenis autem certam hanc, quam modo exposui, regulam, naturæ simul et moribus congruentem sequatur : uni scilicet feminæ adhærescat, eique vires et amorem, omissis aliis, impertiatur. Sic enim, nisi forte morbus acciderit, aut nimium inter ætatem amantium ardoremque interfuerit, nullum omnino periculum est ; dummodo neque fictitiis artibus, neque exquisitiore libidine, neque medicamentis sensus excitentur.

Senes vero in primis sibi consulere debent : non

enim illis sollicitanda est cupido quum jam residere et conquiescere incipit. Nec tam cito quam arbitrantur juvenes senem vires destituunt; imo frigenti, ut videtur, senectuti inest etiam tum suus vigor; ita ut sexagenarii inveniantur juvenibus valentiores, nonnullique senes multo serius etiam in Cytheræ palæstram non sine laude descendere queant. Caveant nihilominus, nec prudentiæ monita dedignentur. Neque enim ex libidine, neque ex facultate quam suppeditat vividius ingenium et Veneri nimis intentum sese agere debent; sed a fictitiis irritamentis ante omnia abhorreant.

Nec philtra tantum ficticiis rebus annumeraverim; adolescentia quoque senectutem præpostera voluptate sollicitat; senibusque cavendum est quum in adolescentularum complexu vires recipiunt. Amissis enim viribus, superest etiamtum animus ad amandum proclivis, superest venerea libido et ipsa coeundi potestas, quando vividius stimulando fit ingenium; at non sine periculosissima contentione sopitos sensus excites ut signum ab animo profectum sequantur. Non ideo senibus Venere interdicere, neque ullo ætatis tempore facultates eorum definire velim; variæ enim sunt vires, prout quisque valente aut debili corpore utitur, ac moderatum vel intemperantem in re venerea se gessit. Nonnulli etiam diutissime vigorem hunc servant, sed ea lege ut impetu vere naturali, et necessitate sola, non libidine, rapiantur. Mea ipsius memoria, senes, qui sensibus integris vigentes juventutis robur retinuisse videbantur, ob id unum fracti cecidêre, quod impares adolescentularum concubitum affectabant, adeo verum est periculum in ea re cum flagitio conjungi!

Quid nunc de iis loquar qui et in Cupidinis castris defatigati sunt, et incommoda tam inurbane de Venere dicta perpessi sunt. His duplici, ut ita dicam, sapientia opus est, ut pristinos errores corrigant. Quot enim morbos effecit veneficium illud, quod, non satis impugnatum quoad purgaretur contaminatus sanguis, legitimo, ut videtur, Veneris usu rursum excitatur! Quot, inquam, obscuros et penitus insitos affectus, quorum causa frustra quæritur, attulit hoc virus, pulchræ Cypridis nomine vocatum!

Utinam saltem plerique non ignorarent haud satis esse ad removendum usque periculum levem aliquam curationem; pestemque illam in intimas corporis partes et in ipsa viscera sæpissime demigrasse, ubi quærenda sit et lacessenda, non tantumper aliquot dies aut menses, sed per unum et alterum annum! Hoc vero pæne omnes fugit; nesciunt enim horrendam hanc pestem, majoribus nostris ignotam, facilius forsan quam inveteratos omnes morbos sanari posse, et certius ex intimo corpore evelli, modo tempus adhibeas, idoneisque remediis utaris.

TABLE ALPHABÉTIQUE
DES MATIÈRES

A

D

H

I

J

K

L

Y

FIN DE LA TABLE ALPHABÉTIQUE DES MATIÈRES.

P. 149, ligne 17, *au lieu de* Sernet, *lisez* Vernet.
P. 251, ligne 23, *au lieu de* Bourbon, *lisez* Bourbonne.

CORBEIL. — Typ. et stér. de CRÉTÉ FILS.

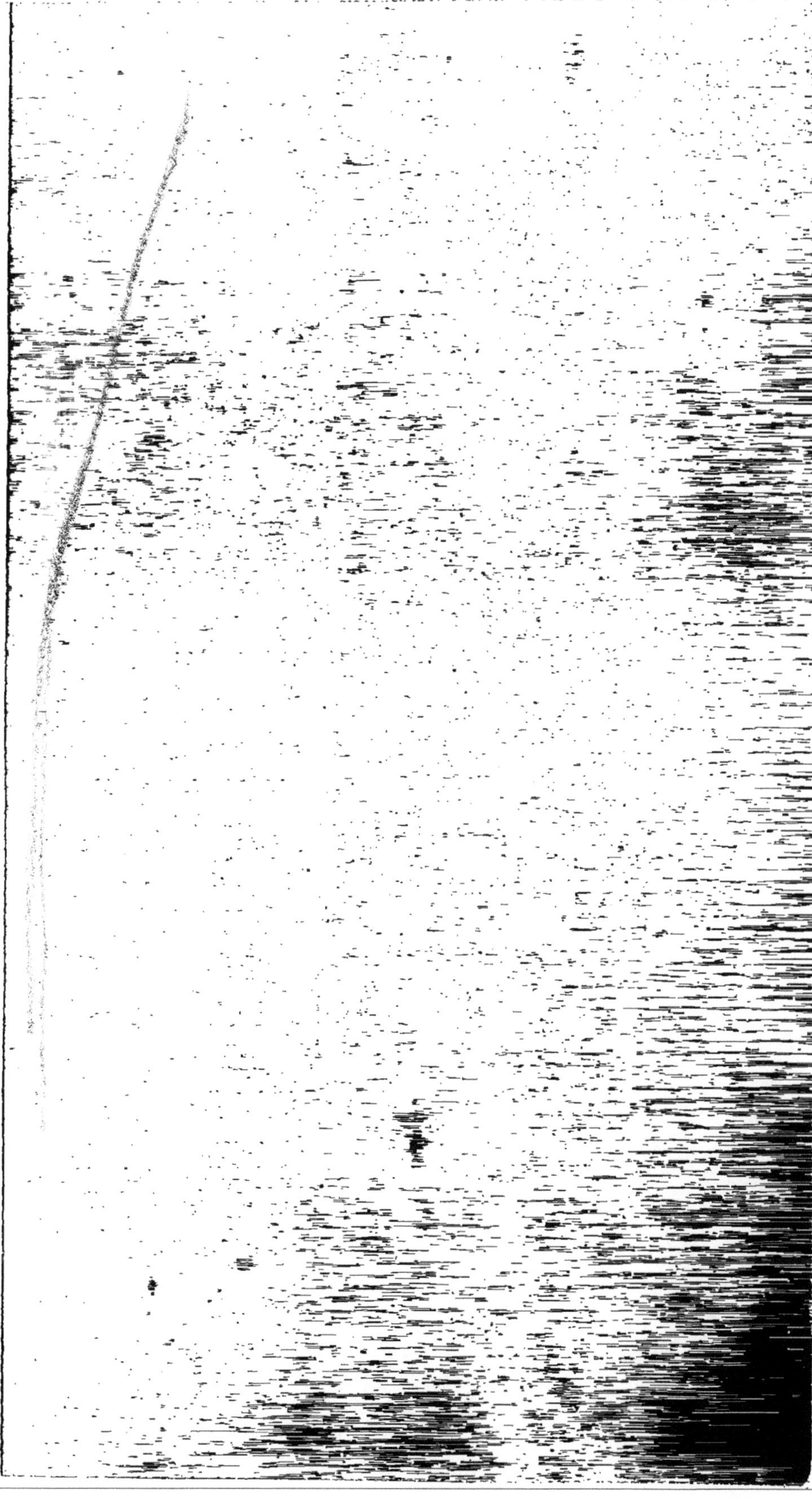

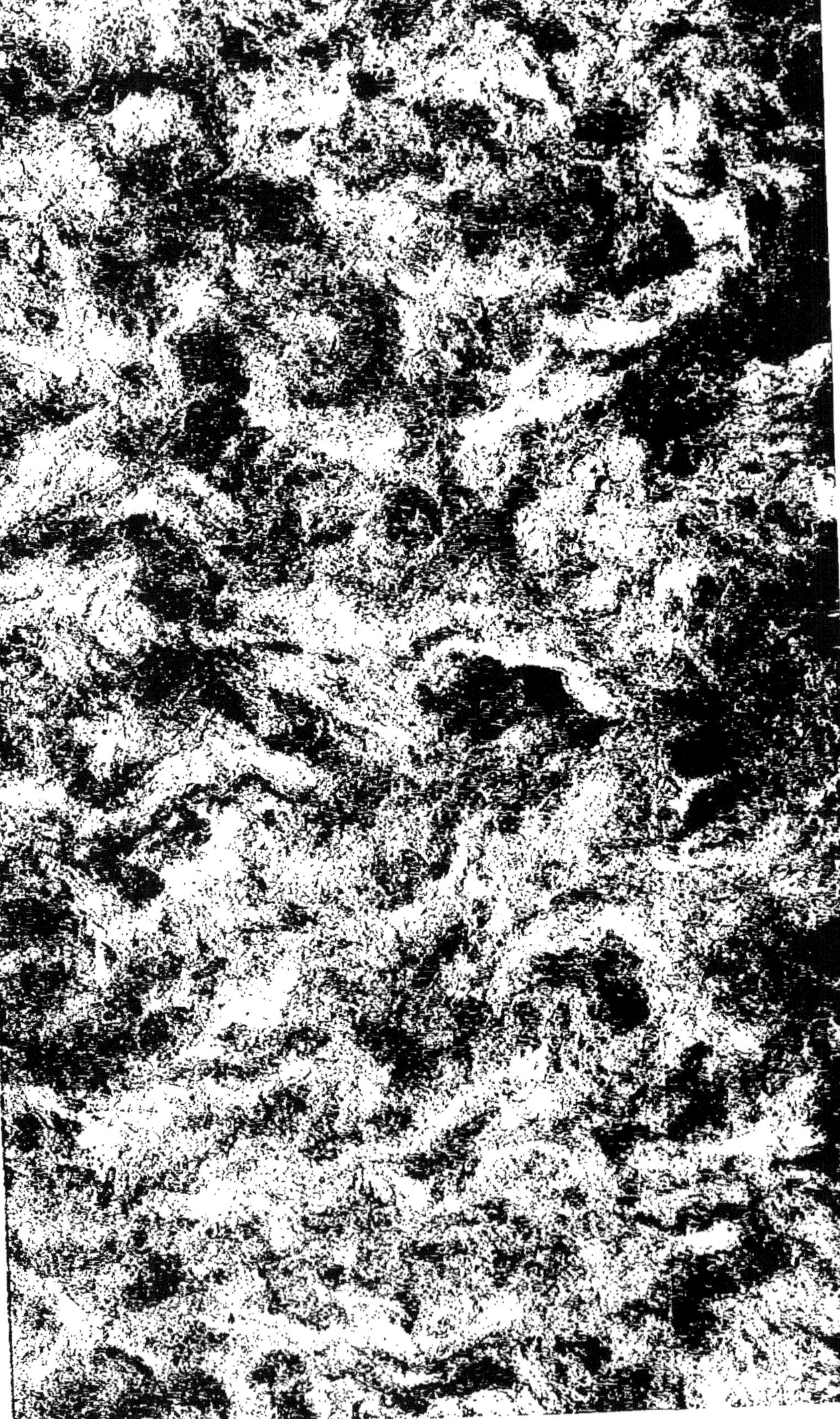

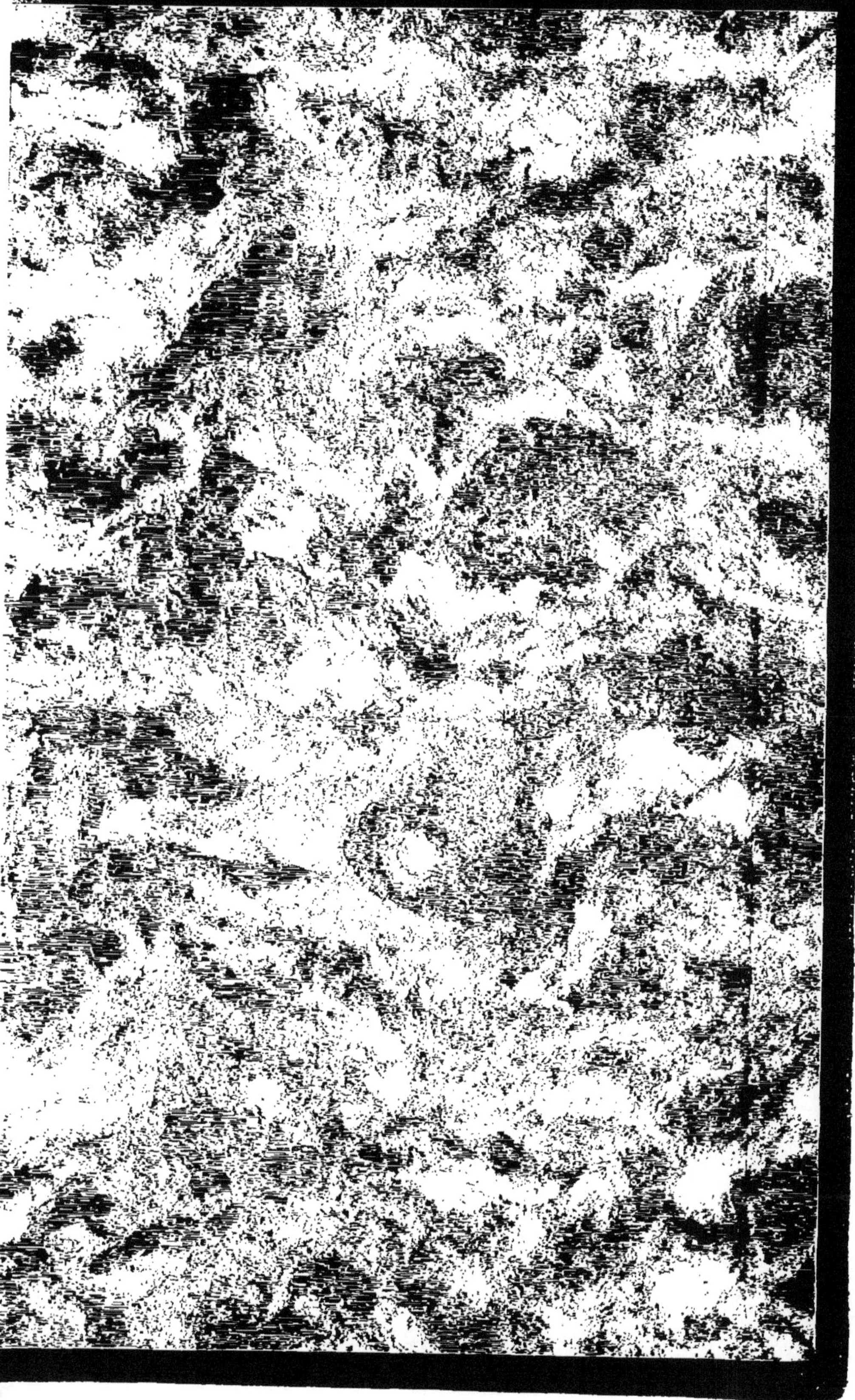

www.ingramcontent.com/pod-product-compliance
Ingram Content Group UK Ltd.
Pitfield, Milton Keynes, MK11 3LW, UK
UKHW020307200726
13857UKWH00001B/107

9 782011 921437